व्यावहारिक होमियोपैथिक चिकित्सा

व्यावहारिक होमियोपैथिक चिकित्सा

डॉ. एम.बी.एल. सक्सेना

वाणी प्रकाशन

वाणी प्रकाशन

ज्ञान के विविध आयामों के प्रकाशक

वाणी प्रकाशन का 'लोगो' विख्यात चित्रकार मक़बूल फ़िदा हुसेन की कूची से

वाणी प्रकाशन, 4695, 21-ए, दरियागंज, नयी दिल्ली-110002

वाणी प्रकाशन, अशोक राजपथ (पटना कॉलेज के सामने), पटना (बिहार)

VYAVAHARIK HOMEOPATHIK CHIKITSA

by Dr. M.B.L. Saxena

Homeopathy

ISBN : 978-93-5000-175-2

प्रथम संस्करण

मूल्य : 395/-

वाणी प्रकाशन

फोन : 0091#11#23273167, 23275710

फैक्स : 0091#11#23275710

वेबसाइट : www.vaniprakashan.in

ई-मेल : vaniprakashan@gmail.com

vani_prakashan@yahoo.com

आर.टेक ऑफसेट प्रिंटर्स द्वारा दिल्ली-110095 में मुद्रित

आमुख

आज के समय में होमियोपैथी का प्रचार व प्रसार बहुत तेजी से बढ़ रहा है क्योंकि यह विधान पर आधारित विज्ञान तथा कला का एक सामूहिक रूप है। इस चिकित्सा पद्धति के सिद्धान्त अति विश्वसनीय व हानिरहित तथा सरलतम हैं जो आज तक गलत साबित नहीं हुए हैं।

होमियोपैथिक चिकित्सा पद्धति की सर्वश्रेष्ठ विशेषता यह है कि प्रयुक्त औषधि द्रवों के प्रयोग से पूर्व मानव शरीर पर परीक्षण किया जाता है जो किसी दूसरी चिकित्सा पद्धति में नहीं है। दवाइयों को अत्यन्त कम मात्रा में दिया जाता है। इसलिए उपचार में काफी कम खर्च आता है। इन दवाइयों के कोई दुष्परिणाम भी नहीं होते जैसा दूसरी चिकित्सा पद्धति में देखा गया है, क्योंकि होमियोपैथिक दवाइयाँ जड़ी-बूटियों, धातुओं, रासायनिक पदार्थों आदि से तैयार की जाती हैं, इसलिए इनका विपरीत दुष्परिणाम नहीं होता।

मैं यह भी बतलाना चाहूँगा कि यह धारणा कि होमियोपैथी रोग को धीरे-धीरे कम करती है—इसका प्रमुख कारण यह है कि अधिकांश लोग होमियोपैथी दवा तब लेने आते हैं जब काफी समय तक ऐलोपैथिक दवा खाने के बाद भी उनका रोग ठीक नहीं होता बल्कि और जटिल हो जाता है। ऐसे में स्वाभाविक है कि यदि वे होमियोपैथिक दवा लेते हैं तो उनको स्वस्थ होने में समय तो लगेगा ही। रोग जिस प्रकार से धीरे-धीरे जड़ पकड़ता है, उसी प्रकार से वह धीरे-धीरे ही तो जायेगा। तरुण रोग चाहे वह अतिसार हो, ज्वर हो, खाँसी हो या सर्दी-जुकाम, होमियोपैथिक शक्तिकृत दवाइयाँ उन पर जल्दी ही काबू पा लेती हैं।

पुस्तक के तीन भाग हैं। भाग-1 में होमियोपैथिक मदर टिंचर द्वारा रोगों का उपचार, उनसे बनाये गये लोशन, मलहम आदि का रोगों में बाहरी प्रयोग वर्णित है। होमियोपैथी के मदर टिंचर में सम्पूर्ण औषधि पदार्थ होता है और इनके शक्तिकरण से होमियोपैथिक दवाई तैयार होती है। इसलिए यह होमियोपैथी का मुख्य सहारा है। कभी-कभी देखा गया है कि शक्तिकृत होमियोपैथिक दवाइयाँ रोगों को उभार

(ऐग्रेवेट) कर देती हैं। ऐसी स्थिति में मदर टिंचर का प्रयोग लाभदायक होता है। इसलिए आजकल इनका रोग निवारण के लिए प्रयोग बढ़ रहा है। यही नहीं, ये शरीर के पीड़ित अंगों पर असर करके उन्हें ठीक कर देते हैं और शरीर के दूसरे अंग इससे प्रभावित नहीं होते। होमियोपैथिक मदर टिंचर में औषधि के सभी गुण होते हैं, इसलिए शक्तिकृत करने की आवश्यकता नहीं होती। परन्तु होमियोपैथी के सिद्धान्त के अनुसार औषधि को शक्तिकृत रूप में दिया जाना चाहिए। इसलिए होमियोपैथिक मदर टिंचर से इलाज करने को व्यावहारिक चिकित्सा (एप्लाईड होमियोपैथिक) कहा जाता है।

दूसरे भाग में शक्तिकृत होमियोपैथिक विशिष्ट औषधियों द्वारा उपचार दिया गया है। होमियोपैथी में ऐसी दवाइयाँ हैं जिनके प्रयोग के लिए रोग के लक्षणों की गहराई तक नहीं जाना पड़ता, जैसे हर प्रकार की चोट में आर्निका सफल सिद्ध होती है और बेलाडोना स्कारलेट ज्वर में, ड्रोसिरा कूकर खाँसी में, लेडम पाल छिद्रयुक्त घावों में, हाईपेरिकम स्नायुविक क्षति में। इसी प्रकार से और दवाइयाँ भी हैं जिनके बारे में लिखा गया है।

तीसरे भाग में औषधियों के आपस में और रोग से सम्बन्ध बतलाये गये हैं साथ में यह भी बतलाया गया है कि होमियोपैथिक उपचार में किन-किन बातों का ध्यान रखना चाहिए।

हम जानते हैं कि हर वस्तु में गुण और अवगुण भी होते हैं। जैसे रसोई गैस खाना पकाने में कितनी सुखदायक होती है लेकिन उसका ठीक प्रकार से रखरखाव नहीं किया जाता तो वह जानलेवा हो जाती है। इसी प्रकार से अगर होमियोपैथिक औषधि किसी रूप में अच्छी है तो दूसरे प्रकार से कष्टदायी सिद्ध हो सकती है। इसी विचार को ध्यान में रखते हुए कुछ महत्त्वपूर्ण अंशों को इस पुस्तक में दिया गया है। कौन-सी दवा किस दवाई की परिपूरक (कम्पलीमेन्ट्री) दवा है और कौन-सी दवा किस दवा के पर्यायक्रम से दी जा सकती है, ये बातें छोटी होने पर भी होमियोपैथिक चिकित्सा के लिए आवश्यक और महत्त्वपूर्ण हैं। इन बातों का अगर ध्यान रखा जाये तो होमियोपैथिक चिकित्सा सदैव ही लाभकारी रहेगी।

होमियोपैथी चिकित्सा पद्धति के गुण और मेरे द्वारा सैकड़ों रोगियों के इसके द्वारा सफल इलाज से प्रेरित होकर मैंने इस पुस्तक को लिखा है ताकि जनसाधारण अपना इलाज स्वयं कर सके।

पुस्तक को श्रेष्ठ बनाने के लिए मैंने स्वयं के और दूसरे अनुभवी चिकिस्तकों के विचार एवं अनुभव शामिल किये हैं। उनके प्रति में हार्दिक कृतज्ञता ज्ञापन करता हूँ।

पुस्तक को इस रूप में लाने में मुझे डॉ. चित्रेश भार्गव ने महत्त्वपूर्ण योगदान

दिया जिसके लिए मैं उनका आभारी हूँ।

अन्त में मैं ईश्वर से यही प्रार्थना करता हूँ कि इस पुस्तक को पढ़ने व प्रयोग में लाने वाले हर व्यक्ति को अच्छा स्वास्थ्य प्राप्त हो। परन्तु यह तो पाठकों पर निर्भर है कि वे कितना लाभ उठाते हैं।

जनवरी 2008 **–डॉ. एम. बी. एल. सक्सेना**

1 क 9, नन्दनवन,

जोधपुर-342008

अनुक्रम

भाग-1

मदर टिंचर (क्यू) द्वारा रोग निदान

मानसिक व्याधियाँ

- एक स्थान पर नहीं रह सकता **एवेना सेटाइवा क्यू** 5-10 बूँदें दिन में तीन बार दें।
- याददाश्त शक्ति बढ़ाने के लिए **अश्वगन्धा क्यू** 5 बूँदें तीन बार दें।
- खाना खाने से पहले और परीक्षा से पहले अत्यधिक निद्रा रहने पर- **स्क्रोफुलेरिया नोड़ोसा क्यू** की 10 बूँदें दिन में दो बार दें।
- ठण्डी चीजें पीने की इच्छा, गाढ़ा गर्म दूध, दही, खट्टा-मीठा और नींबू की खटाई की इच्छा रहने पर **असाई क्यू** की 5 बूँदें तीन बार दें।
- बेचैनी, घबराहट, मृत्यु भय और उन्मत्त के साथ अगर चमकीला लाल रक्तस्राव होता है तब **एकोनाईट क्यू** की 2 बूंदें दो बार देनी चाहिए।
- बेचैनी, और जोर से कलेजा धड़कना, चलने से वृद्धि **एब्रोमा-आगस्टा क्यू,** 5 बूँद की मात्रा दो बार दें।
- कभी ना ठीक होने वाला हिस्टीरिया व सदैव अपने रोग के बारे में सोचते रहने की प्रवृत्ति है, शियाटिका का दर्द, खड़े रहने पर ज्यादा व चलने पर आराम **वेलेरियाना क्यू** 10-20 बूँदें दो बार दें।
- क्रोधी स्वभाव, किसी विषय में चित्त की एकाग्रता नहीं रहती, पढ़ने या सोने के समय मन इधर-उधर भटकता रहता है, स्मरण-शक्ति की कमजोरी, लिखने में गलती करने पर **एण्डरसोनिया-रोहिटक क्यू** की 5 बूँदें तीन बार दें।
- मिरगी के दौरे के समय **एबिसिन्थमय क्यू** की एक बूँद जीभ पर डालने से रोगी को होश आ जाता है।
- मानसिक जड़ता, स्मरण शक्ति का लोप हो जाना और बोध शक्ति का ह्रास होते जाना, उन लक्षणों में **अश्वगन्धा क्यू,** 3 बूँद की मात्रा में रोज दो बार और **ऐवेइना सेटाइवा क्यू,** 3 बूँद की मात्रा में रोज दो बार प्रयोग करें।
- किसी एक विषय पर मन को स्थिर न रखने पर **एवेना सेटाइवा क्यू** 5 से 7 बूँदें दिन में दो बार दें।

- मिरगी रोग में मानसिक शक्ति बढ़ाने के लिए और कब्ज में विशेष लाभदायक **बर्बेना क्यू** 1 बूंद की मात्रा दें।
- मिरगी रोग में **वेलेरियाना क्यू** 2-5 बूँद दो बार दें या **पोथोस क्यू** 10 बूँद दिन में तीन बार दें।
- मिरगी (ऐपीलैपसी) में **हाइड्रोसाइनिक एसिड क्यू** की 5-7 बूँदें पानी में जल्दी-जल्दी दें।
- थकावट का चाहे कोई भी कारण हो **स्टर्कुलिया क्यू** 2 से 5 बूँदें सुबह व शाम दो बार दें।
- सिर का सुन्नपन **बर्बेरिस वल्गेरिस क्यू** 2 से 5 बूँदें दो बार दें।
  सिर में जल संचय रोग में उन बच्चों के लिए जिनके रक्त में माँ-बाप से उपदांशिक प्रवृत्ति आ जाती है **काली आयोडाइड क्यू** 3 से 5 बूँदें पानी में दिन में दो बार दें।
- सिर दर्द के लिए **चियोनन्थस बी. क्यू** की 5 बूँदें सप्ताह में तीन बार दें।
- सिर दर्द जो गरमी से बढ़ता है और ठण्डी चीज प्रयोग करने से घटता है तब **ऐलो सॉकोट्राइना** 6 का 3-4 बार प्रयोग करें।
- सिर चकराना, हाथ-पैरों में दर्द, पाकाशियक गड़बड़ी के कारण **एकिरेन्थरा-एसपेरालिन क्यू** की 3-5 बूँदें तीन बार दें।
- सिरदर्द तुरन्त वापस लौटता है **चियोनैथस क्यू** की कुछ बूँदें दिन में तीन बार दें।
- सिरदर्द जैसे सिर को कसकर बाँध दिया हो—**आयोडियम क्यू** की दो बूँदें पानी में रोजाना दें।
- सिरदर्द, पित्त वमन से **आराम-कार्डस एम क्यू** की 2-3 बूँदें दिन में तीन बार दें।
- चिड़चिड़ा मिजाज, हमेशा उत्तेजित और क्रोधी स्वभाव, ध्यान किसी विषय पर एकाग्र नहीं कर सकता, भुलक्कड़ स्वभाव, स्मरण-शक्ति कमजोर, जो चीज जहाँ रखता है वहीं भूल जाता है **एब्रोमा-आगस्टा क्यू,** 5 बूँद की मात्रा दो बार दें।
- चिन्ता व परेशानी उन लोगों की जो निद्रा के लिए दवा लेते हैं **क्रेटेगस ऑक्स क्यू** की 2 से 5 बूँदें पानी में दो बार दें।
- लिखने-बोलने में गलती करना, अत्यन्त उदास, हताश और चिन्तित रहने पर **एजाडिरेक्टा इण्डिका** क्यू की 3 बूँदें दो बार दें।
- हठी अनिद्रा या पीलिया **मायरिका क्यू** की 10-15 बूँदें दो बार।
- हिस्टीरिया रोग में **पोथस क्यू** एक उत्तम औषधि है। इसकी 2-5 बूँदें पानी में कम-कम अन्तर से दें।

- परिचित व्यक्तियों के नाम भूल जाना, स्मरण शक्ति के कमजोर हो जाने पर **एजाडिरेक्टा इण्डिका क्यू** की 3 बूँदें तीन बार दें।
- रक्त संचय के कारण मिरगी का दौरा **विरेट्रम विरिड क्यू** की 5 बूँदें तीन बार दें।
- रोगी बोलते-बोलते भूल जाता है कि उसने क्या कहा और क्या कहना चाहिए **केनाविस इण्डिका क्यू** की 2-5 बूँद तीन बार दें।
- रोगी खिन्न, चित्त उदास और चुपचाप रहता है, खाते समय चक्कर आने लगते हैं। दिल धड़कता रहता है इन लक्षणों पर लो ब्लड प्रेशर के रोगी को **केक्टस ग्रेन्डीलोरा क्यू** की 2 से 5 बूँदें दिन में दो बार दें।
- शरीर के किसी भी हिस्से में ऐंठन **साइक्यूटा वाइरोसा क्यू** 5 की बूँदें रोजाना दें।
- दर्द एक स्थान पर टिक कर नहीं रह सकता **एवेना सेटाइवा क्यू** 5-10 बूँदें दिन में तीन बार दें।
- वृद्ध व्यक्तियों के शरीर में कम्पन, निद्रा में कमी व बड़ी बीमारियों के बाद टॉनिक के रूप में **ऐवेना सेटाइवा क्यू** 10 से 20 बूँदें दो बार दें।
- तीव्र उन्माद, पागलपन और अनिद्रा हो तो **रैउल्फिया सप्रेटिना क्यू** की 5 बूँदें तीन बार दें।
- जो लोग हमेशा लेटे रहना चाहते हैं तथा चिड़चिड़े हो जाते हैं उनके लिए **ऐवेना-सेटाइवा क्यू** की 2-5 बूँदें दिन में दो बार दें।
- अधिक मानसिक चिन्ता, मानसिक दुःख, अधिक अध्ययन आदि कारणों से हो तो **ऐवेना सेटाइवा क्यू** 2 से 5 बूँदें अधिक समय तक दें।
- अनिद्रा—स्नायविक कमजोरी और ऐंठन के साथ में **वेलेरियाना क्यू** 10 बूँद पानी में दो बार दें।
- अनिद्रा—दिमाग में विचारों के भरे रहने के कारण **सिप्रिपिडयम क्यू** 2 बूँद पानी में तीन बार दें।
- अनिद्रा - हृदय के रोगों के कारण **क्रेटेगस ऑक्स क्यू** 2 से 5 बूँदें दो बार दें।
- आधी रात से पहले नींद नहीं आती, जिन्दा या मृतक परिचित व्यक्तियों को स्वप्न में देखना, उनसे बातचीत करना, कई स्थानों में भ्रमण और ठण्डे पानी से स्नान करने का स्वप्न देखते रहना **एण्डरसोनिया-रोहिटक क्यू** की 5 बूँदें तीन बार दें।
- अवसाद - जिसमें तकिये से सिर उठाने पर बेहोशी आ जाये **एपोसाइनम केन क्यू** 2 से 5 बूँदें रोजाना दें।

मेरुदण्ड व स्नायुमण्डल की समस्याएँ

- ऐंठन वाले दर्द में जिसमें क्षणभर भी आराम न मिले और रोगी स्थिर न रह सके,

छटपटाता ही रहे, इन लक्षणों पर **डायस्कोरिया क्यू** की 6 बूँदें 15 मिनट के अन्तर से दें। इससे भी फायदा नहीं हो तो 30 बूँदें, **पेरिरा ब्रेवा क्यू** की 5 बूँदें गरम पानी में आधे-आधे घण्टे के अन्तर से दें।

- ऐंठन के साथ हिचकी **रेननकुलस बी क्यू** की 5 बूँदें तीन बार दें।
  बीमारी में सिर दर्द के लिए **चियोनेन्थस बी. क्यू** 5 बूँद सप्ताह में तीन बार दें।
- बायीं ओर के स्तन व चेहेरे के स्नायु शूल में **सिमिसियूगा क्यू** 2 से 5 बूँदें दिन में तीन बार।
- बायें कन्धे में दर्द, वात रोग के कारण हो तो **सिमिसियूगा क्यू** 2 से 5 बूँदें दिन में दो बार दें और **रस टोक्स** 6 सुबह व शाम दें।
- कम्पन की मुख्य दवा है **एगेरिकस क्यू** 2 से 5 बूँदें दो बार देना।
- कान का दर्द या दाँत का दर्द **एकोनाइट क्यू,** गरम पानी के साथ दें।
- केशेरुका सन्धि प्रदाह (इसपोन्डेलाइटिस) रोग में **डेसमोडियम क्यू** की 2 बूँदें पानी में दिन में तीन बार दें।
- कनपटी में स्नायविक दर्द सूरज की रोशनी से **कालमिया लेटीफोलिया क्यू** 5 से 10 बूँदें दो बार दें।
- माईग्रेन (अधकपारी) सिर दर्द में **बोराविया डिफ्जूजा क्यू** 5-10 बूँदें दो बार दें।
- माथे में टपकन वाला दर्द जो नाक से खून गिरने या ऋतु स्राव होने पर घट जाता है, सिर बहुत भारी मालूम हो और आँखें न खोल पाना **मेलिलोटस ऐल्बा** 6 तीन बार दें।
- मेरुदण्ड के भीतर की मज्जा के क्षय के कारण लकवा होने पर **कोण्डुरेंगो क्यू** की 10.12 बूँदें दो बार दें।
- शियाटिका बायीं ओर का दर्द कमर से नीचे पैर तक **एक्टीया रेसीमोसा क्यू** की 2-3 बूँदें दिन में 3 बार दें।
- शियाटिका के दर्द में **पैसी फ्लोरा क्यू** की 10 बूँदें तीन घण्टे के अन्तर से देने से आराम मिलता है।
- शियाटिका रोग में दर्द शाखाओं से बाहर की ओर से नीचे की तरफ जाता है। वर्षाकाल में रोग में वृद्धि होती है **फाइटोलैक्का-200** सप्ताह में 2 या 3 खुराक दें।
- शियाटिका दर्द कान के स्राव के साथ, दर्द बैठे रहने पर ज्यादा, लेटे रहने पर बेहतर **विस्कम एल्बम क्यू** की 5 बूँदें तीन बार दें।
- शियाटिका दर्द जिसमें बार-बार पेशाब आये और जलन हो तब **जिन्सेंग क्यू** की 5- बूँदें पानी में दो बार दें।
- शियाटिका दर्द जो बायीं तरफ की पीठ से पाँव की तरफ जाये **एक्टिया**

रेसीमोसा क्यू 2 से 3 बूँदें तीन बार दें।

- स्त्रियों का अत्यन्त भोग विलास के कारण स्नायु-मण्डल कमजोर हो जाता है और उन औरतों को अनिद्रा परेशान करती है तब **एवेना-सेटाइवा क्यू,** 3 बूँद की मात्रा में रोज 3 खुराक और रात में सोते समय **पैसिफिलोरा-इन्कारनेटा** क्यू की 30 बूँद की मात्रा में गर्म पानी के साथ दें।
- सिर दर्द (सवेरे 10 बजे से 3 बजे तक) में **नेट्रम म्यूर क्यू** की 5 बूँदें जब दर्द न हो रहा हो तभी दें।
- सिर दर्द माथे के पिछले भाग से आरम्भ होकर गर्दन और ऊपर ब्रह्म तालू और वहाँ से कनपटी पर चला जाता है। सिर दर्द के साथ मिचली भी रहती है **आनोसमोडियम क्यू** 2-5 बूँदें दिन में दो बार।
- सिर दर्द जिसमें ऐसा लगे कि सिर कस कर बाँधा हुआ है **आयोडियम क्यू** 2 से 5 बूँदें पानी में रोज दो बार दें।
- पक्षाघात के लिए **लेथाइरस सेटाइबा क्यू** की 2-5 बूँदें दिन में 3 बार दें।
- पीठ की तरफ से शरीर अकड़ जाता है। रोगी चिल्लाता है, पीड़ा के कारण अकड़न अजीब प्रकार की होती है **नक्स वोमिका क्यू** की चौथाई बूँद गर्म पानी में डाल कर 15-15 मिनट से दें।
- पुराने शियाटिका में **रेननकुलस क्यू** का बाहरी प्रयोग करें।
- **पैसीफ्लोरा** और **वेलेरियाना क्यू** का प्रयोग स्नायु मण्डल के रोग से पीड़ित रोगी जिन्हें ऐंठन व दमे के दौरों के कारण नींद नहीं आती। इन दोनों औषधियों की 2-5 बूँदों की एक खुराक जल्दी-जल्दी दें। रात में सोते समय अवश्य दें।
- पूर्ण पक्षाघात, मस्तिष्क की समस्याओं के साथ **हेलिवोरस नाइग्रा क्यू** 3-4 बूँदें दिन में तीन बार दें।
- रोगी को बेचैनी, तेज बुखार व खाँसी, श्वास कष्ट, सीना फैलाने पर कष्ट **आयोडियम क्यू** दो से चार बूँद दिन में तीन बार दें।
- रोगी के माथे पर सिकुड़न और पुतलियाँ फैल जाती हैं और एक ओर की टाँग व दूसरी ओर की भुजा अनैच्छिक रूप से हिलती रहती है। सिर दर्द में अचानक चिल्लाना, तकिये में सिर को घुसाता है **हेलेवोरस क्यू** दो बूँद पानी में दो बार दें (मस्तिष्क एवं रीढ़ की झिल्ली का प्रदाह होने पर भी)।
- रोगी दर्द के कारण चिल्लाता है और दोहरा हो जाता है। पेशाब में लाल तलछट ईंट के रंग की या सफेद, पेशाब गन्दली लाल और खून के रंग की रहने पर **ऑसिमम कैन क्यू** 5-6 बूँद दर्द होने पर दें।
- शरीर के किसी भी हिस्से में ऐंठन **साइक्यूटा वाइरोसा क्यू** 5 बूँदें रोजाना दें।
- शरीर के किसी भी भाग में कैसा भी दर्द, मेरुदण्ड दर्द, सिर दर्द और बच्चों के

ज्वर में सुस्ती के साथ किसी भी प्रकार के दर्द में **डेस्मोडियम मोजिटिक्म क्यू** 2-5 बूँद तीन बार दें।

- सख्त और सम्वेदनशून्य पीठ बैठने या खड़े होने की स्थिति में दर्द, **बवेरिस बल्गेरिस क्यू** 2-5 बूँदें दिन में दो बार दें।
- स्नायविक दुर्बलता, नींद ना आना, स्नायु की गड़बड़ी व पाचन के कष्ट दूर होते हैं **हाइड्रास्टिस क्यू** की 5-10 बूँदें पानी में तीन समय देने से।
- दाँत का दर्द **पलाण्टेगो क्यू** का बाहरी प्रयोग करें।
- छाती का दर्द लगातार रहने वाला **फाइकस रेलोजिसा क्यू** 5 से 6 बूँदें दिन में दो बार दें।
- दर्द कन्धे के दायीं तरफ **काईअस एम क्यू** 2 से 3 बूँदें दो बार दें।
- दर्द के समय बन्द कमरे में रहना चाहता है व दर्द के समाप्त होते ही खिड़की व दरवाजे खोल देना चाहता है **केम्फर क्यू** 2 बूँद तीन बार दें।
- दर्द तिल्ली के दायीं तरफ व लगातार व दर्द पेट में **चियोनेन्थस क्यू** 2 से 5 बूँदें तीन बार दें।
- दर्द स्तन ग्रन्थियों में, रजोनिवृत्ति काल में **एक्टिया रेसीमौसा क्यू** 2 से 3 बूँदें तीन बार दें।
- दर्द छोटे-छोटे जोड़ों में जो चलने-फिरने में बढ़ता है **एक्टिया रेसेमोसा क्यू** 2 बूँदें पानी में तीन बार दें।
- दर्द आँखों से दूसरी दिशाओं में चला जाता है **बर्बेरिस वल्गेरिस क्यू** 2 से 3 बूँदें तीन बार दें।
- दर्द अचानक अँगुलियों व अँगूठे में **बर्बेरिस वेल्गेरिस क्यू** 2 से 5 बूँदें दो बार दें।
- दर्द : गठिया, किडनी, पित्ताशय व पीठ के दर्द में **बर्बेरिस वल्गेरिस क्यू** 2 से 5 बूँदें दो बार दें।
- वृद्ध व्यक्तियों के शरीर में कम्पन, साथ में निद्रा में कमी या बड़ी बीमारियों के बाद टॉनिक के रूप में **ऐवेना सैटाइवा क्यू** 10 से 20 बूँदें दो बार दें।
- चोट लगने वाले दर्द के साथ अगर अंग के किसी भी स्थान से काले रंग का पतला रक्त स्राव हो तब **हेमामेलिस क्यू** 8-10 बूँदें दो बार देने से लाभ होता है।
- तलवे की ऐंठन में **फ्रैक्सिनास ऐमरिकाना क्यू** 5-10 बूँदें पानी में दिन में दो बार दें।
- उँगुलियों में झुन-झुन व सुन्नपन, कलाई व एड़ी में अत्यन्त दर्द **प्रॉपाइनेमिन क्यू** 10-15 बूँदें 6 ओन्स पानी में डालकर रखने और 1-2 चम्मच हर दो घण्टे के बाद दें; घटने पर दवा का अन्तर बढ़ा दें।

- अनिद्रा रोग में **पेसिफ्लोरा क्यू** 20-23 बूँद की मात्रा 2 बार दें।
- आधा सीसी का दर्द अम्ल पित्त या जिगर के ठीक तरह से काम न करने से होता है **चियोनेन्थस बी. क्यू** 2 से 5 बूँद दो बार दें।

आँख व दृष्टि दोष

- मोतियाबिन्द (लोशन) **यूफ्रेशिया क्यू** की 10 बूँदें एक ओंस डिस्टिल वाटर में डालकर दिन में 3 बार प्रयोग करें।
- मोतियाबिन्द (लोशन) **जेबोरेन्डी क्यू** 5 भाग डिस्टिल वाटर में एक भाग मिलाकर प्रयोग करें। यह दूरदृष्टि रोग भी दूर करता है।
- मोतियाबिन्द का बढ़ना रोकने के लिए **फोस्फोरस** 30 एक मात्रा रोज दें।
- मोतियाबिन्द में लोशन बनाने हेतु **युफ्रेशिया क्यू** 10 बूँदें 15 एम एल डिस्टिल वाटर में डाल कर बना लें, इसका दिन में तीन बार प्रयोग करें।
- दिन में ना देख पाना **रेननकुलस बी 6** तीन बार दें।
- रोगी की पुतलियाँ फैल जाती हैं और एक ओर की टाँग व दूसरी ओर की भुजा अनैच्छिक रूप से हिलती रहती है। सिर दर्द, अचानक चिल्लाना, तकिये में सिर को घुसाता है **हेलेबोरस क्यू** दो बूँद पानी में दो बार दें।
- दर्द आँखों में जो विभिन्न दिशाओं में जाये **बर्बरिस वल्गेरिस क्यू** की 2-3 बूँदें दिन में तीन बार दें।
- स्राव जल्दी, अल्पमात्रा में काला व दुर्गन्धी होता है, जो सिर्फ चलने-फिरने से होता है और आराम के समय बन्द हो जाता है **लिलियम टिग्रिनम-30** तीन समय दें।
- आँखों में रुधिर आना, पलकें ऊपर उठी रहना और एक वस्तु का दो दिखना **विरेट्रम विरिड क्यू** की 5 बूँद तीन बार दें।
- आँखों में धुँधलापन और रात्रि में अन्धापन **स्ट्राईचिनम बी क्यू** 5-10 बूँदें दिन में दो बार दें।
- आँख में रक्त या आँख व दृष्टि दोष आने पर **हेमामेलिस क्यू** का प्रयोग करें, 2-5 बूँदें दिन में तीन बार दें।
- आँख, नाक से पानी गिरने पर **मामोर्डिका चेरेन्सिया क्यू** की 5-10 बूँद की मात्रा में तीन बार दें।

कान व श्रवण सम्बन्धित रोग

- बधिरता रोग में शोरगुल कान में से सुनाई देता है **ग्रेफाइटिस 30** तीन बार दें।
- बचपन से गूँगा परन्तु सुन सकता है **एग्रोफिस न्यूटेन्स क्यू** 1 बूँद 3-4 बार दें।

- कान का दर्द, दाँत का दर्द **एकोनाइट क्यू** की 2-5 बूँदें गरम पानी में जल्दी-जल्दी दें।
- कान में टपकन वाला दर्द **प्लैण्टेन्गो क्यू** की 2-4 बूँदें कान में डालकर रुई लगा दें दर्द जल्दी ठीक हो जाता है।

नाक, गला व स्वर यन्त्र के रोग

- ठण्ड लगकर गला बैठ जाना **पॉलिपोरस पाईनिकोला क्यू** 5 बूँद तीन बार दें।
- बढ़ा हुआ **टांसिल एडिफिस न्यूटेंस क्यू** 2-5 बूँदें पानी में दिन में दो बार दें।
- प्रति वर्ष विशेष मौसम में नजला, जुकाम होते रहने पर **आयोडियम क्यू** केवल 1 बूँद देकर छोड़ दें, आवश्यकता पड़ने पर दुबारा दें।
- स्थूलकाया व गलगण्ड और कष्टदायक कोष्टबद्धता में **फिउकस वेसिक्युलोसस क्यू** एक चम्मच थोड़े से पानी में मिलाकर दिन में तीन बार दें।
- सर्दी, खाँसी, ब्राँकाटिस, बच्चों की हूप खाँसी में खाँसते खाँसते गला अवरुद्ध हो जाता है, शरीर ऐंठकर कड़ा हो जाता है, चेहरा नीला हो जाता है तब **जस्टीसिया एडाटोडा (वासक) क्यू** की 5 बूँद रोज 3 बार दें।
- स्वर भंग, गले व छाती में दर्द में **पोपूलस केनाडिकेन्स क्यू** 2-3 बूँद तीन बार दें।
- दुखता गला **फाइटोलाका क्यू** और **सिमिसियूगा क्यू** को बराबर की मात्रा में मिलाएँ और दो घण्टे के अन्तराल से 5 बूँदें दें।
- नकसीर - **एकलेफा इण्डिका** व **साइनाडोन डक्टालोन क्यू** 5 बूँद एक-एक बार दें।
- नाक से रक्तस्राव, सिर पर दबाव के साथ, लाल चेहरा तथा ज्वरग्रस्त क्रियाएँ **एरिजिरोन क्यू** की 2-3 बूँदें दिन में दो बार दें।
- नाक का रक्त रोकने के लिए **ट्रिलीयम क्यू** को बाहरी प्रयोग में लाया जा सकता है।
- टांसिलाइटिस - मवाद के साथ फाइटो लेक्का क्यू की 2-4 बूँदें दिन में दो बार दें।
- टांसिल जिनमें मवाद पड़ जाये **फाइटोलेक्का क्यू** 2 से 4 बूँद दो बार दें।
- टांसिल की अतिवृद्धि **एग्रेफिस न्यूटेन्स क्यू** 2 से 5 बूँद दो बार दें।
- गले में खराश **फाइटोलेक्का क्यू** और **सिमीसीफूगा क्यू** दोनों को समान मात्रा में मिलाकर दो घण्टे के अन्तर से दें।

मुँह, मसूड़े व दाँत सम्बन्धित रोग

- मुँह, मसूड़े और गले के घाव में **कॉचलेरिया क्यू** की 20-40 बूँद और पानी 1

ओन्स में डालकर कुल्ला करने से आराम मिलता है।

- दाँत क्षय होने पर दाँतों का दर्द कान, आँख, नाक तक फैल जाता है **प्लैन्टेगो-मेजर क्यू** के बाहरी प्रयोग से सभी प्रकार के दाँत का दर्द तुरन्त शान्त हो जाता है।
- अक्ल दाँत निकलते समय भयंकर दर्द **चैरेन्यस क्यू** 5-7 बूँदें जल्दी-जल्दी दें और इसका बाहरी प्रयोग न करें।

छाती, फेफड़े व कफ की व्याधियाँ

- धूल के कारण दमा **पोथोस क्यू** की 10-10 बूँदें दो बार दें।
- यक्ष्मा की पहली अवस्था में धीमा बुखार, कष्टप्रद सूखी खाँसी, रक्त मिला श्लेष्मा निकलना ऐसे लक्षण पर **ओसिमम सैंकटम क्यू** की 5 बूँद 3 बार दें।
- खाँसी-जिसके साथ दायें अस्थिफलक के नीचे दर्द हो **चेलिडोनियम क्यू** 2 से 5 बूँदें दो बार दें।
- खाँसी, कुक्कुर खाँसी जिसमें काफी बलगम निकलता है। रेशेदार सफेद कफ जो बड़ी मात्रा में निकलता है, साथ में वमन **कॉकस केक्टाई क्यू** 2 बूँदें पानी में दो बार दें।
- खाँसी के साथ जलन **मेंथा पाइप्रटा क्यू** 2 से 5 बूँदें तीन बार दें।
- खाँसी के दौरे के साथ खड़खड़ की आवाज, और कफ का अत्यधिक जमाव **सेनेगा क्यू** 2 से 5 बूँदें दो बार दें।
- खाँसी जिसमें श्लेष्मा का अत्यधिक जमाव जो गाढ़ा तारदार और अधिक मात्रा में आये, जिसके साथ उल्टी भी हो **कोकस केक्टाई क्यू** 2 बूँद तीन बार दें।
- खाँसी दायें कन्धे के नीचे दर्द के साथ **चेलिडोनियम क्यू** 2-5 बूँदें दिन में 3 बार दें।
- खाँसी दुर्गन्धयुक्त कफ के साथ, रोगी स्वयं भी अपने बलगम तथा श्वास में दुर्गन्ध महसूस करता है। ऐसी खाँसी सामान्यतः ब्रोंकाइटिस या निमोनिया के बाद होती है **सेंगुनेरिया केन क्यू** की 2-3 बूँदें दिन में तीन बार दें।
- खाँसी, कफ ढीला व जिसमें गंदी बदबू, कफ व श्लेष्मा व श्वास में से गंदी बदबू जो मरीज को स्वयं को भी आती है **सेंगुनेरिया केन क्यू** 2 से 3 बूँदें तीन बार दें।
- खाँसी रात में अधिक बढ़ती हो, खाँसते-खाँसते रोगी तंग हो जाता हो, छाती में तेज दर्द हो तो **सोलिडेगो वाइप्रा मदर टिंचर** 10 से 15 बूँदें दो बार दें।
- खाँसी रात में अधिक बढ़ती हो, खाँसते-खाँसते रोगी तंग हो जाता हो, छाती में तेज दर्द हो तो **एकलाइफा इन्डिका क्यू** की 2-5 बूँद दिन में तीन बार दें।
- क्षय के रोगियों में बार-बार होने वाली खाँसी **सोलिडेगो वाइप्रा क्यू** 10 से 15

बूँदें दो बार दें।

- क्षय रोग में जब रक्तस्राव बहुत ज्यादा परिणाम में होता है तब **जस्टीसिया रूब्रम क्यू** की 5 बूँद की मात्रा में रोज तीन बार दें।
- श्वास लेने में कठिनाई, हाँफना, हृदय सम्बन्धी जलोदर के साथ नाड़ी की तेज गति के लिए **क्रेटीगस ओएक्स क्यू** की 2-5 बूँदें पानी में दिन में तीन बार दें।
- इन्लूएन्जा न्यूमोनिया और ब्रोकाइटिस में शोथ के साथ ज्वर, यकृत और प्लीहा का बढ़ जाना साथ ही चेहरे पर, आँखों और तलहटी में जलन **इगलफोलिया क्यू** की 5 बूँदें दो बार दें।
- पुरानी ब्रोकाइटिस हर साल जाड़ों में बढ़ती है **सेनेगा क्यू** 5 बूँद तीन बार दें।
- रोगी को साँस लेने में कष्ट, धीमी नब्ज जिसके कारण लेट नहीं सकता, छींकने से आराम मिलता है **नाजा क्यू** 4 बूँदें दिन में एक बार दें। आराम मिलते ही बन्द कर दें।
- शोथ रोग में जब रोगी दमे से पीड़ित हो तब **ब्लैटा ओरियेन्टेलिस क्यू** की 2-3 बूँदें पानी में बार-बार देनी चाहिए।
- सभी प्रकार की खाँसी को दूर करती है **अमलकी क्यू** की 5 बूँदें दिन में तीन बार साथ में **जस्टीसिया आधाटोडा क्यू** की 3 बूँदें भी दें।
- सीने में दुःखन, खिंचावट, गोली लगने का सा दर्द, बायें बाजू की नाड़ी कमजोर व सुस्त, दिल में व दिल के पर्दों में सूजन **केक्टस ग्रेन्डीफ्लोरा क्यू** की 2 बूँदें एक या दो बार दें।
- साँस लेने में कठिनाई, घबराहट **सैनेगा क्यू** 2-5 बूँदें हर दो घण्टे से दें जब तक राहत न मिले।
- सोने के लिए बिस्तर पर लेटते ही साँस लेने में कठिनाई और दम घुटने का अहसास होने के कारण परेशानी **ग्रिडेलिया क्यू** की 2-3 बूँदें पानी में डालकर जल्दी-जल्दी दें।
- सर्दी के बाद में होने वाला पुराना श्वसन रोग या मूत्र में आग्जेलेट का आना **नाइट्रोम्यरेटिक एसिड क्यू** 5 से 10 बूँदें दो बार दें।
- सूखी, तीव्र खाँसी के साथ जरायु से अधिक तेज रक्तस्राव हो तो **ब्लूमिया आडोरेटा क्यू** की 5 बूँदें तीन बार दें।
- दमे के खिंचाव में **यर्बासेण्टा क्यू** 5 से 6 बूँदें दो घण्टे के अन्तर से देने पर लाभ होता है।
- दमा का रोगी जो कमजोर हृदय वाला व शराब पीने का आदि हो—**र्स्टकुलिया क्यू** दिन में तीन बार 5-5 बूँदें दें।

- दमा के कष्टदायक आक्षेप में **पेसिफ्लोरा क्यू** 15-30 बूँद 10-15 मिनट के अन्तर से कई बार दें।
- दमा के दौरे में तत्काल राहत के लिए **ब्लेटा ओरिएंटिलिस क्यू** की 3-4 बूँदें पानी में डालकर हर दो घण्टे से दें।
- दमा में मल त्यागने से आराम **पोथस क्यू** 5 बूँद तीन बार दें।
- दमा, कण्ठ तथा सीने में सूखापन तथा जलन के साथ तलवे तथा हथेलियों में जलन, मुँह का कड़वा स्वाद **सेंग्वेनेरिया केन क्यू** की 3-4 बूँदें पानी में तीन बार दें।
- दमें में जब किसी प्रकार से आराम न मिले तब **वाइबर्नम क्यू** की 5 बूँदें पानी में हर दो घण्टे बाद दें।
- छाती का ट्यूमर **स्कॉफुलेरिया नोडोसा क्यू** 2-5 बूँद तीन बार दें।
- छाती में दबाब और श्वांस में कष्ट, जोर से साँस लेने को रोगी बाध्य होता है, दायीं छाती में दर्द, पहले सूखी खाँसी रहती है, बाद में खांसते खांसते खाँसी तेज हो जाती है साथ ही मितली और वमन भी होता रहता है, बलगम गाढ़ा व पीला रहता है **असाई क्यू** की 5 बूँदें तीन बार दें।
- छाती में कमजोरी, दुबला पतला शरीर, खाँसी रात के 10 बजे के करीब आती है और दही सा जमने वाला पतला रक्तस्राव आता है। इन लक्षणों पर **फॉसफोरस क्यू** 2-3 बूँदें तीन बार दें।
- श्वास यन्त्र की बीमारी में कुछ कदम चलते ही साँस तेज हो जाने पर **नाइट्रि स्पिरिटस डलसिस क्यू** की 4 बूँद की मात्रा में गुनगुने पानी में 15 मिनट के अन्तर से दें।
- तीसरे पहर मामूली सूखी खाँसी के साथ आवाज फँस जाती है तो **एजाडिरेक्टा इण्डिका क्यू** की 3 बूँद दिन में दो बार दें।
- तेज श्वास-प्रश्वास, छाती में धँसते जाने का भाव और कमजोरी, खाँसते समय इतना जोर से छाती और दोनों बगलों में दर्द होता है कि रोगी को बाध्य होकर छाती को दबाकर रखना पड़ता है **एब्रोमा-आगस्टा क्यू,** 5 बूँद की मात्रा दो बार दें।
- जुकाम में **आयोडियम क्यू** की एक बूँद सीधे जीभ पर लें।
- जैसे ही बिस्तर पर जाता है वैसे ही श्वास की तकलीफ शुरू हो जाती है वह सो नहीं पाता है **ग्राण्डेलिया क्यू** 2-3 बूँद पानी के साथ दें।
- आक्षेपिक हूपिंग खाँसी में **यर्वासेण्ट क्यू** 2-5 बूँद 2 घण्टे के अन्तर से दें।
- अफीम खाने में **ऐवना सैटाइवा क्यू** 15 से 20 बूँदें दिन में दो बार देते रहने से प्रतिरोधक का काम करती है। अफीम खाने की आदत छुड़ाने के लिए

बर्वेरिस वल्गेरिस क्यू भी लाभदायक है। इसका प्रयोग भी **एवेना सेटाइवा क्यू** की तरह करें।

- लगातार रहने वाले छाती के दर्द में **फाइकस रेलिजोसा क्यू** पाँच से छः बूँदें दिन में दो बार दें।

रक्त नलिकाएँ व हृदय रोग

- एन्जाइना पेक्टोरिस में **ऐमाइल नाइट्रोसम क्यू** की 5-10 बूँद रूमाल में डालकर सुँघाएँ।
- एन्जाइना का दर्द जो बायीं तरफ की बाँह से उँगुलियों की तरफ जाता है व उँगुलियां सुन्न हो जाती हैं **लेट्रोडेक्टस क्यू** 10-15 बूँदें दो बार दें।
- एन्जाइना पेकटोरिस में **ऐमायल नाइट्रोसम क्यू** की कुछ बूँदों को रूमाल में डालकर सुंघाएँ।
- शरीर के विभिन्न हिस्सों में रक्तस्राव गंदले रंग का **मिलीफोलियम क्यू** 2-5 बूँदें दिन में दो बार दें।
- हृत्पिण्ड की यान्त्रिक और क्रिया सम्बन्धी सभी प्रकार की गड़बड़ी के साथ ही कमजोरी भी विद्यमान रहे **क्रेटेगस क्यू** की 5-8 बूँद गुनगुने पानी में तीन बार दें।
- हृत्पिण्ड का दर्द, तेज नाड़ी, क्षीण, अनियमित भी सविराम नाड़ी, तेज श्वास के कष्ट में **क्रेटेगस क्यू** की 10 बूँद की मात्रा में रोज तीन बार देनी चाहिए।
- हृदय क्षेत्र में जल संचय **एडोनिस वरनेलिस क्यू** की 5 से 10 बूँद दो बार दें।
- हृदय क्षेत्र में या किडनी क्षेत्र में जल संचय के कारण मूत्र कम आना साथ ही अत्यधिक प्यास **एपोसाइनम केन क्यू** 3 बूँद दिन में तीन बार दें।
- हृदय की कमजोरी, हृदयगत लक्षण ऐसे व्यक्तियों में परेशानी, उत्तेजना व उदासी के लक्षण होते हैं। थकान में भूख ना लगना विशेष लक्षण है **क्रेटेगस ऑक्स क्यू** 2 से 5 बूँदें पानी में जल्दी-जल्दी दें।
- हृदय का टॉनिक–**अर्जुनाटर्मिनोलिया क्यू** की 5 बूँदें दिन में दो बार दें।
- हृदय के ऊपर ऐसा लगे जैसे कुछ कस कर बँधा है **केक्टस जी क्यू** 2 से 5 बूँदें दो बार दें।
- हृदय के बढ़ जाने पर रोगी में धड़कन व रक्त संचय, साँस लेने में कष्ट इन सब कारणों से घुटन का अनुभव होता है **केक्टस ग्रेंडीलोरा क्यू** 2 से 5 बूँदें दिन में दो बार।
- हृदय के जलोदर रोग में **ऐडोनिस वरनेलिस क्यू** 5-10 बूँद तीन बार दें।
- हृदय के चारों ओर दर्द और धड़कन, पेट के पास डूबने की सी अनुभूति में

सिमिसिफ्यूगा क्यू 2 से 5 बूँदें दिन में दो बार दें।

- हृदय में पानी भरने के साथ ही यह हृदय को शक्ति देने का काम करती है, श्वसनी व हृदयिक दमा, धड़कन व श्वसन कष्ट के साथ, मूत्र कम आना, शराब की लत **स्ट्रोफेन्थस क्यू** 10-10 बूँदें दो बार दें।
- हृदय में जब एकाएक बायीं छाती में दर्द हो जो बायें कन्धे से बायें हाथ तक जाये, साँस लेने में कठिनाई हो, रोगी जल्दी-जल्दी साँस लेता है और अधिक बेचैनी महसूस करता है। ठण्डा पसीना आता है। कभी-कभी मरीज बेहोश हो जाता है, ऐसी अवस्था में **ऐमायल नाइट्रोसम क्यू** की 2-5 बूँदें रूमाल में डालकर रोगी को सुंघा देनी चाहिए।
- हृदय में जमा विक्षेपों को घोल देता है **क्रेटेगस आक्स क्यू** की 5-5 बूँदें दिन में दो बार दें।
- हृदय शूल में, चलने पर ज्यादा दर्द होने पर **ब्रायोनिया क्यू** दो बार दें।
- ठण्डा पीला चेहरा, होंठ नीले, शरीर ठण्डा, ठण्ड लगने के कारण बुखार आने पर भी शरीर को ढकना पसन्द नहीं करता है **केम्फोरा क्यू** 2 से 5 बूँदें तीन बार दें।
- बीमारी चाहे कुछ भी हो अगर किसी भी द्वार से निकलने वाला रक्त बहुत ही चमकीला और लाल होता है तब **फिक्कस रेलीजियोसा क्यू** की 5 बूँद दिन में दो बार दें।
- बायीं बाँह सुन्न हो जाती है, हृदय में दर्द व दबाव, हृदय की चाल अनियन्त्रित, हर तीसरी व चौथी धड़कन रुक जाती है, गोली मारने का - सा दर्द जो सीने से कन्धे की हड्डी तक जाता है **केल्मिया लेट क्यू** 2 से 3 बूँद दिन में तीन बार व **रस टोक्स 6** सुबह व शाम दें।
- ब्लड प्रेशर में रोगी खिन्न, चित्त उदास और चुपचाप रहता है, खाना खाते समय चक्कर आने लगते हैं। दिल धड़कता रहता है, ऐसे में **केक्टस ग्रेन्डीफ्लोरा क्यू** 2 से 5 बूँदें दिन में दो बार दें।
- **केक्टस ग्रेंडीफ्लोरा क्यू** की 4-5 बूँदें एक ओंस पानी में डालकर दिन में 2 या 3 बार देने से दिल का धड़कना ठीक हो जाता है।
- हिचकी में **सिनामोन क्यू** की 2-5 बूँदें पानी में दें।
- निम्न रक्तचाप में **एलियम सैटाइवा क्यू** 30 से 40 बूँदें (यह दवा केवल मांसाहारी के लिए ही लाभप्रद है) दें।
- हाई ब्लड प्रेशर को ठीक करने की **रौउल्फिया सर्पेन्टिना** एक महोषधी है। इसकी क्यू शक्ति की 5-10 बूंद रोज 2 बार देने से रक्तचाप कम हो जाता है।
- पुराना रक्त संचय दायीं ओर कन्धे के नीचे की ओर लगातार दर्द करता है

चेलिडोनियम क्यू 5 बूँदें तीन बार सुबह, दोपहर व शाम को दें।

- रक्त विशाक्तता में **ऐचीनेशिया क्यू** की 4-5 बूँदें दिन में तीन बार दें।
- रक्तक्षय के बुरे प्रभाव के लिए **चायना क्यू** की 3-4 बूंदें तीन बार दें।
- रक्तस्राव शिरायों से शरीर के किसी भी अंग जैसे नाक, फेफड़े, आँतें, गर्भाशय, मूत्राशय आदि। खून प्रचुर और गहरे रंग का, खून का थक्का नहीं बनता **हेमामिलिस वी क्यू** की 2-5 बूंदें दिन में दो बार दें।
- रक्तस्राव शरीर के किसी स्थान से काला, ढेला जैसा रक्त निकलने पर **थेलेप्सी बुर्सा पेस्टोरिस क्यू** की 5 बूंदें दिन में तीन बार दें।
- रक्तस्राव तथा मूत्रशय की समस्याएँ **ऐंगल मामोलस क्यू** की 3-4 बूंदें दिन में दो बार दें।
- रक्तस्राव काला टुकड़े वाला और बदबूदार होने पर **क्रोकस सेटाइवा क्यू** 2 से 4 बूंदें तीन बार दें।
- रक्तस्राव गर्भाशय में अर्बुद के कारण, रक्तस्राव रक्त काला, लाल व जमा हुआ **ट्रिलीयम पी. क्यू** तीन बार दें।
- रक्तस्राव के लिए मुकुना एक क्यू की 5 बूंदें व साथ ही **फाइकस रेलिजियोसा क्यू** 5 बूँदों का भी प्रयोग उपयोगी सिद्ध होता है।
- रक्तस्राव में ऐसा लगे कि गुदा में खपच्ची लगी हुई है, अत्यधिक कब्ज के साथ पेट में दर्द **कॉलिनसोनिया क्यू** 2-5 बूँद तीन बार दें।
- रक्तस्राव रोकने की प्रमुख औषधि है **हेमेंमेलिस वर्जिनिका क्यू** 10 से 12 बूंदें दो बार दें
- रक्तस्राव शरीर के विभिन्न अंगों में रक्त काला, चमकदार, जमा हुआ, तारदार **क्रोकस सेटाइवा क्यू** 2 से 3 बूंदें तीन बार दें।
- रक्तस्राव अत्यधिक बेहोशी के साथ, दृष्टिहीनता व कानों में आवाज **चायना क्यू** 2 चम्मच पानी के साथ तीन बार दें।
- रक्तचाप को नियंत्रित करता है और हृदय को शक्ति प्रदान करता है **क्रेटेगस क्यू** 10-10 बूँदें दो बार दें।
- शरीर के किसी भी द्वार से या किसी भाग से किसी भी बीमारी में प्रचुर मात्रा में रक्तस्राव में **जिरैनियम मेकुलेटम क्यू** की 10 बूँद 15 मिनट से लेकर 3 घण्टे के अन्तर से दें।
- सभी प्रकार के हृत्पिण्ड के रोग और स्थानीय या सर्वांगी शोथ में **कनवेलेरिया मेजेलिस क्यू** की 5 बूँदों की मात्रा में रोज तीन बार दें।
- सीने में दुःखन, खिंचावट, गोली लगने का सा दर्द, बायें बाजू की नाड़ी कमजोर व सुस्त दिल में व दिल के पर्दों में सूजन **केक्टस ग्रेन्डीलोरा क्यू** की 2 बूंदें

एक या दो बार दें।

- साँस घुटे, धड़कन हो और ऐसा अनुभव हो मानो कि हार्ट फैल हो जायेगा **क्रेटेगस ऑक्स क्यू** 2 से 5 बूँद दिन में दो बार, **रस टोक्स 6** सुबह व शाम दें।
- सर्दी लगने की शुरुआती अवस्था में **केम्फर क्यू** की दो या तीन बूँदें शक्कर या मिल्क ऑफ शूगर में देने से तुरन्त लाभ होता है।
- उच्च रक्तचाप **क्रेटेगस क्यू, पेसीफ्लोरा क्यू, राउवुलफिया क्यू,** और **ग्लोनाइन 6 एक्स** सभी समान मात्रा में मिलाकर तीर बार दें।
- उच्च रक्तचाप, निद्रा में बाधा के कारण **क्रेटेगस ऑक्स** 5 बूँदें पानी में तीन बार दें।
- चमकीले लाल रंग के रक्तस्राव के साथ लगातार मितली आये तब **इपिकाक क्यू** 2-3 बूँद तीन बार दें।
- चमकदार लाल रंग का स्राव, ऊँचाई से गिरने के दुष्परिणाम, भार उठाने के दुष्परिणाम, गर्भवती स्त्रियों में वरिकोज शिराओं का उभरना, मस्सों से स्राव **मिलिफोलियम क्यू** 10-12 बूँदें दो बार दें।
- चमकदार लाल रक्त स्राव, अथवा अत्यधिक मासिक स्राव में **फाइकस रेलिजोसा क्यू** 5 से 10 बूँदें दो बार दें।
- जब धमनी की प्राचीरें कठोर हो जाती हैं या धमनी में चूना या पपड़ियाँ जम जाती हैं तब **क्रेटेगस क्यू** 2 से 5 बूँदें दिन में दो बार दें।
- जब धड़कन के साथ हृदय के पास वाले स्थान में दर्द होता है। धड़कन किसी परिश्रम से बढ़ती है। मरीज को गले में सिकुड़न का अनुभव होता है व चक्कर आते हैं तब **आइरिस वर्स क्यू** 2 से 5 बूँदें दो या तीन बार दें।
- जब किसी भी बीमारी की अन्तिम अवस्था में नाड़ी लोप हो जाये, उस समय **मकरध्वज** का प्रयोग करने से नाड़ी पलट आती है। इस दवा की क्यू शक्ति की 5 बूँद प्रति 10-15 मिनट पर दें। यदि नाड़ी पलटने में विलम्ब हो तो इस दवा के साथ पर्यायक्रम से **केटेगस क्यू** की 5 बूँद की मात्रा में जल्दी-जल्दी प्रयोग करें।
- जब स्राव में बहने वाले रक्त का रंग गहरा काला हो और रक्त स्राव बहने का कारण एनिमिया, श्वास कष्ट, दुर्बलता या भूख की कमी हो तब **हैमेमेलिस क्यू** दो से पाँच बूँदें दिन में दो बार दें।
- अकड़न सा दर्द व जलन, अधिक परिणाम में रक्त स्राव, कभी-कभी अपने आप रुधिर बहता है, तब नीले रंग के मस्से गुदा से बाहर आ जाते हैं और जिनसे रुधिर के काले जमे हुए थक्के निकलते हैं। रोगी की कमर में अधिक दर्द हेमेमैलिस क्यू 2-5 बूँदें दिन में तीन बार दें।

पाचन सम्बन्धित रोग

- **एल्फा एल्फा क्यू** के सेवन से भूख और बल बढ़ता है। कमजोरी दूर करने व भोजन के पाचन में इसकी विशेष क्रिया है। शारीरिक व मानसिक शक्ति बढ़ाकर यह वजन बढ़ाती है। बहु मूत्र रोग के रोगी की पेट की गड़बड़ी भी ठीक करती है। इसकी 10-15 बूँदें पानी में तीन बार दें।
- खाना खाने से पहले और परीक्षा से पहले अत्यधिक निद्रा आने पर **स्क्रोफुलेरिया नोडोसा क्यू** की 10 बूँदें दिन में दो बार दें।
- खाने के बाद भी पेट में खालीपन महसूस करना या शून्यता बनी रहती है। रोगी खाने से घृणा करता है और उसे कठोर कब्ज रहता है **हाइड्रास्टिस क्यू** 2 से 5 बूँदें दो बार दें।
- खाने के बाद भी पेट में खालीपन महसूस और गम्भीर कब्ज से पीड़ित रहने पर **हाइड्रास्टिस केन क्यू** की तीन बूँदें दिन में दो बार दें।
- खूनशुदा आँव जिसमें पहले रक्त निकलता है बाद में मल निकलता है और पेट में दर्द के रहने पर **फाईकस इन्डिका क्यू** 4-5 बूँदें दो घण्टे के अन्तर से दें।
- खूनशुदा बवासीर के लिए **एस्कुलस मल्हम** का प्रयोग करें।
- खूनी बवासीर में **हाइपैरिकम क्यू** लगाने के लिए और खाने के लिए **डॉलिकोस क्यू** 5-10 बूँदें दिन में दो बार दें।
- खूनी पेचिश में जब नाभी प्रदेश के आसपास अकड़न भरा दर्द रहता है और शौच में लाल रुधिर निकलता हो तब **हमेमैलिस क्यू** की 2-4 बूँदें पानी में डालकर दिन में तीन बार दें।
- बार-बार मल का वेग लेकिन दर्द के कारण पाखाना निकलता ही नहीं और खड़े होने पर दर्द में वृद्धि में **प्लेन्टागो मेजर क्यू** का बाहरी प्रयोग एवं भीतरी प्रयोग क्यू 2-5 बूँदें तीन बार दें।
- बवासीर की हर तकलीफ दूर करने के लिए **प्लेन्टागो क्यू** 2 से 4 बूँद दिन में दो बार दें।
- बवासीर का दर्द, रेक्टम में फटे फटे घाव, मल त्यागने के कुछ घण्टे बाद जलन **सिडमए क्रे क्यू** 5 बूँद की मात्रा में तीन बार दें।
- बवासीर के मस्सों में स्पर्श सहिष्णुता यहाँ तक कि टिश्यू पेपर का स्पर्श भी सहन नहीं कर सकता **म्यूरेक्स क्यू** 5 बूँदें दिन में तीन बार दें।
- बवासीर में केवल खून ही निकलने पर **हेमामेलिस क्यू** 2 से 5 बूँदें दिन में तीन बार दें।

- बवासीर में **लूफा विण्डल क्यू** की 20 बूँदें 1 ओंस पानी में मिलाकर बाहरी प्रयोग में लायें।
- बवासीर स्त्रियों में जो प्रसव के दौरान और बाद में शुरू हो **कॉलिनसोनिया क्यू** 2 से 5 बूँदें दो बार दें।
- बवासीर जिसमें रक्त स्राव नहीं होता—**एस्क्यूलस क्यू** 1 ड्राम मात्रा में 1 ओंस वेसलीन में मिलाकर बाहरी प्रयोग में लायें।
- बवासीर रक्तस्राव, रक्त काला, जमा हुआ, अत्यधिक दर्द, बवासीर का रंग बैंगनी **हेमोमिलिस क्यू** 2 से 5 बूँदें दो बार दें।
- बवासीर से रक्तस्राव प्रचुर मात्रा में, अधिक पीड़ा, भारीपन मालूम होना, ऐसा महसूस होना कि पीठ टूट जायेगी **हेमोमिलिस क्यू** की 2-5 बूँदें हर छः घण्टे से दें।
- बवासीर दर्द अत्यधिक **हाइपेरिकम परफोरेटम क्यू** 2 से 5 बूँदें दो बार दें।
- कृमि जनित पेट रोग में जिसमें पेशाब लाल होता है उसमें **एम्बेलिया राइस क्यू** 4-5 बूँदें दिन में तीन बार दें।
- कब्ज कठोर अत्यधिक गैस तथा बवासीर की परेशानी, 4-5-6 दिन तक मल त्यागने की इच्छा न रहना। इस कारण कमजोरी महसूस होना—**कालिनसोनिया क्यू** 2-5 बूँदें दिन में तीन बार दें।
- कब्ज मल त्यागने की अक्सर शंका और हर बार लगता है कि सन्तुष्टि नहीं हुई है **नक्स वोमिका क्यू** दो बूँदें पानी में दो बार दें।
- कब्ज और बवासीर के साथ कलेजे में जलन होने पर **एटिस्टा इण्डिका क्यू** की 3 बूँदें तीन बार दें।
- कठिन कब्जियत में **क्रोटन-टॉटिंग क्यू** की 1 बूँद, 1 ओंस पानी में रात को सोते समय दें।
- कब्जियत-मल कड़ा, थोड़ा, गाँठ-गाँठदार या ज्यादा परिमाण में मुलायम मल होने पर भी **एजाडिरेक्टा इण्डिका क्यू** की 3 बूँद दिन में तीन बार लेने से लाभ होता है।
- कैटेरल जॉण्डिस में अगर यकृत बड़ा हो जाये और उसके साथ कब्ज, मल व पेशाब पीले रंग का, गर्मी के दिनो में पीलिया होना, खाने में अरुचि **चियौनेन्थस वर्निमिया क्यू** 5 बूँद पानी में तीन बार दें।
- मोटे मनुष्यों में पेट की गड़बड़ी रहती है, मल त्यागने में कठिनाई होती है, उनका मोटापा कम करने के लिए **एसकुलेंटाइन क्यू** की एक चम्मच 4 ओंस गर्म पानी में मिलाकर भोजन से एक घण्टा पूर्व दिन में दो बार दें।
- मस्से, पारे के दुष्परिणाम के बाद में उपदंश रोग, मुँह का पक जाना, मासार्बुद,

व अल्सर **नाइट्रिक एसिड** उच्च शक्ति सप्ताह में दो बार दें।

- मंदाग्नि और अजीर्ण के रोगियों को **कैरिका पेपैया क्यू** 5 बूँद की 1 खुराक हर खाने से आधा घण्टा पहले और दूसरी खुराक भोजन के 15 मिनट के बाद देने से आराम हो जाता है।
- मुख के घाव, मसूड़ा फूलना व रक्त निकलना, पैर में दर्द, कब्ज, भूख न लगना **एगेव अमेरिकाना क्यू** 2-5 बूँद पानी में तीन बार दें।
- मतली के साथ कब्ज रहने पर **मामोर्डिका वेरेन्सिव क्यू** की 5-10 बूँदें तीन बार दें।
- मल पानी जैसा पतला, पीला, दर्दरहित, अनजान में ही जल्दी-जल्दी पाखाना होता है व मल त्याग के बाद अत्यन्त दुर्बलता, अत्यन्त प्यास, वमन, नाड़ी क्षीण और पेशाब बन्द हो जाता है **एकिरेन्थरा-एसपेरालिन क्यू** की 3-5 बूँद तीन बार दें।
- मल सूखा और कड़ा, मल निकालने के लिए ज्यादा जोर लगाना पड़ता है। पाखाने के समय गले में सूखापन **एण्डरसोनिया-रोहिटक क्यू** की 5 बूँदें तीन बार दें।
- मलद्वार का फिस्टुला जिसमें अत्यधिक कब्ज जलन व गुदा में कुलबुलाहट रहती है। मस्सों के कारण चक्कर आते हैं **हाइड्रास्टिस क्यू** 2-6 बूँद दिन में दो बार दें। एक ड्राम **केलेण्डला क्यू** एक ओंस पानी में डालकर उसका लोशन बनाकर बाहरी प्रयोग में लाने से फिस्टुला में आराम मिलता है।
- किसी बीमारी के आराम होने के बाद यदि भूख नहीं लगे तो **ल्यूकस एसपेरा क्यू** की 10 बूँद की मात्रा में प्रति दिन 3 बार दें।
- हिचकी **केम्फोरा क्यू** 2 बूँद शक्कर में बार-बार दें।
- पित्त पथरी शूल के समय **कार्डुअस मेंरियेनस मदर टिंचर** की 10 बूँद 15-20 मिनट के अन्तर से देने से दर्द में कमी आ जाती है।
- पित्तजनित सिर-दर्द, सिर चकराना और दायीं कनपटी में टपकन का दर्द होने पर **एजाडिरेक्टा इण्डिका क्यू** की 3 बूँद पानी में तीन बार लेने से लाभ होता है।
- पित्त या पथरी के दर्द में **थेलेप्सी वर्सा पैस्टोरिस क्यू** की एक या दो बूँदों की मात्रा में आधे-आधे घण्टे से देने पर दर्द में आराम मिलता है।
- पित्त की उल्टी **कार्डुअसएम क्यू** 2 बूँद दो बार दें।
- पित्त के वमन के साथ पित्त पथरी, यकृत का बढ़ना व पीलिया, जीभ पर नक्शे सा निशान, रात में पसीना **टेरेक्सेकम क्यू** 10-20 बूँदें दो बार दें।
- पित्ताशय की पथरी **थलास्पी बी, चेलिडोनियम, कार्डुअस** और **बरबेरिस वलगेरिस**

इन सभी के क्यू को समान मात्रा में मिलाकर 5-5 बूँदें दिन में तीन बार दें।

- पित्त का दर्द और पित्ताशय की पथरी का दर्द कम करने और पित्त को पतला करने के लिए, पथरी को बनने से रोकने के लिए और बनी हुई पथरियों को बाहर निकालने के लिए जब रोगी को कब्ज रहता है, मल खड़िया के रंग का, पेशाब काली, पेशाब में शक्कर और त्वचा का रंग पीला पड़ जाता है। इन लक्षणों पर **चियोनेथस वर्जिनिया क्यू** की 5 बूँदें 4-4 घण्टे के अन्तर से दें।
- पित्त विकार के साथ भीषण सिर दर्द **बर्बेरिस-एक्विफोलिया क्यू** एक महाऔषधि है। इस दवा की क्यू शक्ति 3 बूँद की मात्रा में रोज तीन बार दें।
- पित्त पथरी का दर्द अगर गठिया रोग के साथ हो तब **आर्टिका यूरेन्स क्यू** 2-5 बूँदें दिन में दो बार दें।
- पित्त पथरी के कारण दर्द में **कार्डुअस मेरिनस क्यू** 5 बूँद जल्दी-जल्दी दें। इस दवा के नियमित रूप से सेवन करने पर नई पित्त पथरी नहीं बनती।
- पित्त पथरी के दर्द में दर्द लिवर के स्थान पर बहुत तेज होता है जो कन्धे के फलक के नीचे से उठकर नाभि तक जाता है तब **चेलिडोनियम क्यू** 2 से 5 बूँदें दिन में तीन बार दें।
- पित्त पथरी के दर्द में आराम के लिए **चेलिडोनियम क्यू** 4-5 बूँदें तीन बार दें या **हाइड्रास्टिस क्यू** की 2-5 बूँदें दिन में तीन बार दें (हाइड्रास्टिस रोगी के अन्दर के कपड़े पीले रहते हैं)।
- पित्त-पथरी से उत्पन्न पाण्डु रोग में **कार्डुअस क्यू** रोज 3 खुराक 3 बूँद की मात्रा में प्रयोग करना चाहिए।
- स्त्रियों में अत्यधिक रक्त स्राव होने के कारण दुर्बलता, हिलने-डुलने पर बढ़ना, सिर चकराना, भूख न लगना **मेनिस्परनम क्यू** 4-5 बूँदें तीन बार दें।
- तिल्ली बढ़ना जिसके कारण बार-बार मलेरिया ज्वर का आना **चियोनेन्थस क्यू** 2 से 5 बूँदें दो बार दें।
- तिल्ली दर्द और साथ में तिल्ली क्षेत्र में कष्ट **सियेनोथस क्यू** कुछ बूँदें पानी में दिन में चार बार दें।
- **जिनसेंग क्यू** भूख बढ़ाता है और शक्ति प्रदान करता है, इसकी 5 बूँदे तीन बार दें।
- लिवर का बढ़ जाना व केंसर, लिवर के पास जलन वाला दर्द, पीलिया व पित्त पथरी का दर्द **कोलेस्टेरिनम 3 एक्स** दिन में तीन बार दें।
- लिवर के बायें लोव में तेज दर्द जो नीचे की ओर फैलता है **चिनोन क्यू** 1-5 बूँदें तीन बार दें।
- **हाइड्रोक्लोरिक ऐसिड क्यू, अल्फा अल्फा क्यू** और **इग्नेशिया क्यू** तीनों को

समान मात्रा में मिलाकर लेने से भूख बढ़ती है। इस मिक्चर की 5-10 बूँदें पानी में मिलाकर खाना खाने से आधा घण्टा पूर्व दें।

- हुक वर्म निकालने के लिए **चिनोपोडियम क्यू** दस बूँदें पानी में दो-दो घण्टे के अन्तराल से दिन में तीन बार दें।
- भयानक कै जिसमें पेट की अन्तड़ियाँ तक हिल जाती हैं तब **लूफा एमेरा क्यू** 3-4 बूँद हर कै के बाद दें।
- भूख बढ़ाने, दुर्बलता दूर करने, पेट के रोगों के लिए **केरिका पेपेया क्यू** की 5-10 बूँदें खाना खाने से पहले देने से पाचन क्रिया में सहायता मिलती है।
- पर्यायक्रम से कभी कब्जियत और कभी अतिसार, अतिसार के बाद दुर्बलता, मल में सफेद आँव और खून मिला या काले रंग का मल **असाई क्यू** की 5 बूँद तीन बार दें।
- पीलिया रोग में हल्का सिर दर्द, आँखों में पीलापन, जुबान पर पीली परत, पेशाब का रंग पीला, सीधी तरफ की पसली के नीचे दर्द, खट्टी चीजें खाने की इच्छा, नींद का अच्छी तरह से ना आना तब **आर्टिका यूरेन्स क्यू** 2 से 5 बूँद दिन में दो बार दें।
- पीलिया, सीधी तरफ के अस्थिफलक में दर्द, यकृत क्षेत्र में दर्द मुँह का कड़वा स्वाद, जीभ पर पीली परत जिस पर दाँत के निशान पड़ जाते हैं, पेशाब पीली, भूख में कमी, वमन व मितली **चेलिडोनियम मेजस क्यू** 2 से 3 बूँद तीन बार दें।
- पाखाना और पेशाब करते समय यकृत व प्लीहा में दर्द होने पर **असाई क्यू** का प्रयोग करना चाहिए। इसकी 5 बूँदें तीन बार दें।
- पाकाशय में जलन और खट्टी डकार, कभी-कभी मतली और वमन होता है। श्लेष्मा मिला पानी जैसा वमन होता है, अत्यन्त तेज प्यास रहने पर भी थोड़ा थोड़ा पानी पीता है और पानी पीते ही तुरन्त वमन हो जाता है **एकिरेन्थरा-एसपेरालिन क्यू** की 3-5 बूँदें तीन बार दें।
- पाचनशक्ति को अच्छा बनाने के लिए **केरिका पपाया क्यू** की 5 बूँदें भोजन से पहले आधे-आधे घण्टे से दें।
- पुरानी रक्तमय आँव की बीमारी में पहले रक्त निकलता है और बाद में मल, रक्त स्राव के समय पेट में बहुत दर्द **फिकस इण्डिका क्यू** 4-5 बूँदें 2 घण्टों के अन्तर से दें।
- पुराने से पुराने अतिसार में **छपारो अमरगोसा** जादू जैसा काम करती है। इस दवा की क्यू शक्ति की 2 से 4 बूँद की खुराक रोज 3-4 बार दें।
- पुराने दस्त के कारण बराबर वजन कम होते जाना **लियाट्रीस स्पाईकेटा क्यू** दें।

- पेट की गड़बड़ी, पेट फूलना, अम्ल, मतली कै आदि और पेशाब की बीमारियाँ जैसे जलन, कूथन शलेष्मा आदि, प्रॉस्टेट का बढ़ना **पॉपुलस ट्रिमुलायडम क्यू** पाँच बूँद तीन बार दें।
- पेट का कड़ापन, डकार व वायु भी नहीं निकल सके **रेफेनस क्यू** 2-3 बूँद तीन बार दें।
- पेट का कैंसर, भोजन का वमन, पेट सख्त होना, निरन्तर जलन और दर्द, भोजननली का सिकुड़ जाना—**कोडुरेगो क्यू** की 5 बूँदें पानी में दें।
- पेट कड़ा पड़ना व माँसपेशियों के जकड़े जाने के अनुभव पर **नक्स वोम क्यू** 1 से 4 बूँदें हर पन्द्रह मिनट से तीन बार प्रतिदिन दें।
- पेट के अल्सर में खून की उल्टी व बदरंगा मल आता है **हेमेमेलिस क्यू** 2-5 बूँदें दिन में दो बार।
- पेट के अल्सर में कब्ज रहती है। पेट अन्दर की तरफ धंस जाता है, घबराहट रहती है, सिर में दर्द, अधिकतर खून की उल्टी होती है **हाइड्रास्टिस क्यू** 2-5 बूँदें पानी में दो बार दें।
- पेट में कीड़े **यूस्तिलेगों क्यू** 2 बूँद पानी में तीन बार दें।
- पेट में कैंसर, खाने की उल्टी, पेट में जलन व दर्द **कोन्ड्युरेन्गो क्यू** 2-5 बूँदें दो बार दें।
- पेट में वायु-संचय होने पर **अकुआ-टाइकोसिस क्यू** का प्रयोग करने पर वायु शान्त हो जाता है। जिन्हें लगातार मंदाग्नि, अजीर्ण की शिकायतें घेरे रहती हैं उन्हें इस दवा की क्यू, 5 बूँद की मात्रा में रोज 4 खुराक सेवन करने पर पाचन शक्ति बढ़ जाती है।
- पेट में गर्मी मालूम होती है, पेट हवा से भरा मालूम होता है। पाखाना होने के समय भी बहुत ज्यादा वायु निकलती है। बार-बार वेग से गैस आती है पर पाखाना नहीं होता **लेकनैन्थिस क्यू** दो से चार बूँद दिन में दो बार दें।
- पेट फूलने की उत्तम औषधि है **यूकस वी क्यू** 5-6 बूँदें पानी में 2-3 बार देने से आराम मिल जाता है।
- प्लीहा या प्लीहा सम्बन्धित रोग, कान से कम सुनाई देना, सिर चकराना और सिर में शब्द होना **क्वेर्कस ग्लेण्डियम क्यू** 10 बूँद 3-4 बार दें।
- प्लीहा का बढ़ जाना, उसमें दर्द रहना और वह स्थान भारी मालूम होना, प्लीहा की वृद्धि के साथ जाड़ा बुखार आना **सियेनोथस आमे रिकान्स क्यू** की 5 बूँद दिन में तीन बार दें। **मदर टिंचर** और इसकी 20 बूँद एक ओंस ओलिव ओयल में मिलाकर प्लीहा स्थान पर मालिश करने से विशेष फायदा होता है।
- प्लीहा का बहुत बड़ा हो जाना, प्लीहा का नया या पुराना प्रदाह, बायीं कोख के भीतरी भाग में दर्द होना, इन लक्षणों में **सियेनोथस** से आराम हो जाता है।

इसकी 2-5 बूँद तीन बार दें।

- प्लीहा रोग में **लूफा विण्डल क्यू** 5 बूँद से लेकर 15-20 बूँद रोग के अनुसार दें। अगर रोग में दस्त होने लगे तब इसकी मात्रा 15-20 बूँद 2-3 बार दें।
- रक्तयुक्त बवासीर में **ब्लूमिया ओडोरेटा क्यू** 2-3 बूँदें तीन बार दें अथवा निचली शक्ति का भी प्रयोग कर सकते हैं।
- रक्तमय या सफेद आँव में (शरद ऋतु से जाड़ों तक) **अटिस्टा इण्डिका क्यू** 2 बूँद जल्दी-जल्दी देना चाहिए।
- रोज पाखाना नहीं होता। मल कड़ा, ढेला जैसा, सूखा, काला, गाँठ-गाँठ और बहुत जोर लगाने पर किसी-किसी दिन निकलता है तब **एब्रोमा-ऑगस्टा क्यू,** 5 बूँद की मात्रा में दो बार दें।
- रोगी को राक्षसी भूख रहती है, कितना ही खाता है, फिर भी अत्यन्त भूख बनी ही रहती है। रात में बहुत परिणाम में पानी पीता है तब **एब्रोमा-ऑगस्टा क्यू** 5 बूँद सुबह व शाम दें।
- शरद्काल से जाड़ों तक के दिनों में रक्त या सफेद आँव **अटिस्टा इण्डिका क्यू** 2 बूँद बार-बार प्रयोग में लायें।
- शुष्क व पीली त्वचा, तिहना की ओर लगातार दर्द, धीमा-धीमा सिर दर्द, कब्ज, यकृत में भारीपन और उसके कटे होने का आभास होता है तब **चेलीडोनियम क्यू** 5 बूँदें तीन समय दें।
- सन्निपातिक ज्वर या दीर्घकालीन ज्वर के बाद की नितान्त दुर्बलता में **सिमूल क्यू** शक्ति की 5 बूँद की मात्रा रोज 3 बार देने से रोगी तुरन्त बलिष्ठ हो जाता है।
- सभी प्रकार की आमाशय में कमजोरी, अवसन्नता, भूख की कमी रहने पर **होलारेना एन्टि-डेसेन्ट्रीका क्यू** की 5 बूँद तीन बार दें।
- सभी प्रकार का आँव मिला और खून मिला आमाशय, चाहे वह साधारण हो या सांघतिक, **एटिस्टा इण्डिका क्यू** की 3 बूँद दिन में चार बार दें।
- सायटिका रोग में **निक्टैन्थिस आरवर ट्रिसटिस क्यू** या 3 एक्स की 3-5 बूँदें तीन बार दें।
- सुबह व रात्रि में पानीदार मल में रस **एरोमेटिक क्यू** 30 बूँदें पानी में डाल कर दें।
- सफेद व खूनशुदा आँव में **सेफाकेण्डा इण्डिका क्यू** 2-3 बूँद की मात्रा में 3-4 बार दें।
- सूत कृमि व फीता कृमि को निकालने के लिए **लेक्समेश क्यू** 4 एम एल को आधा गिलास पानी या दूध के साथ रात में दें।

- सूती और छोटे कृमि, नाक खोदना, नाभि के चारों ओर दर्द होना, कृमिजनित उपसर्गों में जहाँ सिना विफल हो जाती है वहाँ **एटिस्टा इण्डिका** से शीघ्र लाभ मिलता है।
- उल्टी सभी प्रकार के खाने से **ऐमयेगेडेलस क्यू** 5-10 बूँदें दें अल्प अन्तराल से दें।
- उल्टी, किसी प्रकार का खाना सहन नहीं होता **ऐमाइगडेल्स परसिका क्यू** 5-10 बूँद 3-4 बार दें।
- दस्त पुराना–**चेपारो क्यू** 2 से 3 बूँद तीन बार दें।
- दस्त व वमन अचानक व शरीर में ठण्डक का अहसास **केम्फर क्यू** शक्कर में एक बूँद दें।
- दस्त चाहे नया हो या पुराना, खूनी दस्त चाहे नया हो या पुराना, चाहे बच्चों में हो या बूढ़ों में **इगल-मारमेलस क्यू** की 5-20 बूँदें हर दो या तीन घण्टे बाद दें।
- दस्त अदल-बदल कर सूजन के साथ में **एपोसाइनम केनाविनम क्यू** की 2 से 5 बूँदें दिन में तीन बार दें।
- दस्त, जलोदर के साथ **एपोसाइनम केन क्यू** 2 से 5 बूँदें दो बार दें।
- दर्दयुक्त बवासीर के मस्से **नेगुंडो क्यू** 10-10 बूँद दो बार दें।
- वृद्ध व्यक्तियों की ऐसीडीटी के लिए **हाइड्रास्टिस क्यू** 2 बूँदें दिन में दो बार दें।
- वमन करते समय पाकाशय में जलन, प्लीहा और पेट के ऊपरी भाग में भी जलन, सुबह और भोजन के समय पेट के ऊपरी भाग में जलन और भारीपन, ठण्डा पानी पीने से मिचली हो जाती है **एण्डरसोनिया-रोहिटक क्यू** की 5 बूँदें तीन बार दें।
- वमन और दस्त का प्रबल वेग होने पर जहाँ **इपिकाक** विफल हो वहाँ **लूफा अमरा** या **लूफा फिटीडां** तुरन्त कै और दस्त को बन्द कर देती है। इसकी क्यू शक्ति की 5 बूँद कम अन्तर पर बार-बार दें।
- वमन, पतले दस्त, दाँत में दर्द, प्लीहा के बढ़ जाने पर **कैलोट्रोपिस-लेक्टम क्यू** उपयोगी सिद्ध होता है। इसकी 2-3 बूँद तीन बार दें।
- वायु-विकार में डकार से क्षणिक आराम मिलता है। राक्षसी भूख, मांस और दूध की प्रबल इच्छा रहती है और तरल पदार्थों की अनिच्छा रहने पर **एटिस्टा इण्डिका क्यू** की 2-5 बूँदें तीन बार दें।
- वायुविकार में, पेट सख्त महसूस हो, डकार व वायु का न निकलना **रेफेनस एस क्यू** की तीन बूँदें दिन में दो से तीन बार दें।
- **वेरवेरिस वलगेरिस क्यू** की 5 बूँदें पानी में जल्दी-जल्दी देने से पित्त पथरी के दर्द में आराम मिलता है।

- नाक बन्द, टाँसिल बड़े, दस्त आँव मिले, ठण्डी हवा लगने से नाक व गले से श्लेष्मा निकलना **एग्राफिस न्यूटैन्स क्यू** 1 बूँद दिन में तीन बार।
- नाभि के चारों ओर अकड़न वाला दर्द मानो किसी ने हाथ से कसकर दबा रखा है। पेट के बल लेटने से पाकाशय में वायु की गड़गड़ाहट और बेचैनी का भाव होने पर **एजाडिरेक्टा इंडिका क्यू** की 3 बूँद दिन में तीन बार दें।
- नाभि के चारों तरफ तेज दर्द के साथ मल में ताजा लाल रक्त आता है तब **आटिस्टा इण्डिका क्यू** 2-5 बूँदें चार-पाँच बार दें।
- अम्ल शूल, सब प्रकार का अजीर्ण, खाना अनपचा, वायु-संचय, खट्टी वमन व डकार, खाने के बाद भोज्य पदार्थ के वमन में **एटिस्टा क्यू** की 3 बूँदें तीन बार दें।
- अतिसार या रक्तशुदा आँव रोग में **एगली मारमालोस क्यू** 10-20 बूँदें दिन में दो बार दें।
- अतिसार रहने पर **मामोर्डिका वेरेन्सिया क्यू** की 2 बूँदें कम अन्तर से बार-बार दें।
- आँव व खून मिले दस्त या हरे रंग के दस्त, आँव, पित्त, खून या बिना खून के दस्त के साथ नाभि प्रदेश में दर्द और कूथन के लक्षण पर **सिफालेण्ड्रा इण्डिका क्यू** 5 बूँदें तीन बार दें।
- आमाशय की गड़बड़ी में, अपच, पतले दस्त और वायुविकार हो तब- **कोलियस-मालाबारिकस क्यू** की 2 बूँद की मात्रा में प्रति दिन तीन बार दें।
- आँव की नई प्रादाहिक दशा में जिसमें अधिक मात्रा में खून और आँव गिरे साथ में पेट में दर्द रहने पर **होलारिना एण्टिडिसन्टिरिका क्यू** 3-5 बूँदें तीर बार दें।
- आँव और बवासीर के रक्तस्राव में **ब्लूमिया ऑडोरेटा क्यू** 2-3 बूँदें 3 बार दें।
- अच्छी तरह खाने के बाद भी भूख का महसूस होना **कैसकारा क्यू** 2-5 बूँदें दिन में 2 बार दें।
- अत्यधिक पित्त के कारण हाथ पैर में असह्य जलन, सिर दर्द जो धूप लगने के कारण बढ़े **सिफालेण्ड्रा इण्डिका क्यू** की 5 बूँद तीन बार दें।
- अजीर्ण रोग में रोगी कुछ नहीं खाता और कमजोर और सुस्त हो जाता है। खाते ही पेट दर्द हो जाता है। कै के साथ सब कुछ निकल जाता है। बगैर स्वाद की डकार आती है, प्यास रहने पर भी पानी नहीं पीता **कैरिका पपाआ क्यू** की 5-6 बूँद खाना खाने के तुरन्त बाद दें।
- अजीर्ण, अम्ल, अतिसार, पेट में वायु-संचय की प्रवृत्ति हो तो **मूथा क्यू** की 2-5 बूँदें तीन बार दें।
- अनायास पाखाना निकल जाता है **हाइड्रास्टिस क्यू** 2 से 5 बूँदें दिन में दो बार दें।
- अगर स्तनों में दूध इकट्ठा हो जाये या स्तन खूखने लगे और जल्दी-जल्दी छोटे

होने शुरू हो जायें तब **चिमाफिला अम्बेल्लटा क्यू** 5 बूँद पानी में दिन में तीन बार दें।

- गर्मियों के दिनों में दस्त हो जाते हैं। रोगी के हाथ-पैर ठण्डे हो जाते हैं और वह ठण्ड महसूस करता है **केम्फर क्यू** की 2-5 बूँदें शक्कर में डाल कर एक या दो बार दें।
- गर्भवती स्त्री में खूनी बवासीर लगातार खून आना। खून बन्द होने पर हृदय में कठिन पीड़ा। मलद्वार में काँच या धारदार चाकू अड़ा होने का आभास, रात में तकलीफ ज्यादा व भयानक कब्ज, मल कड़ा व गेंद की तरह गोल होता है **कोलिनसोनिया क्यू** 10 बूँदें गर्म पानी में सुबह व शाम दें।
- गुदा की स्थानच्युति जो वापिस नहीं जाता है **रूटा जी क्यू** बाहरी प्रयोग हेतु।
- गुदाद्वार का भगन्दर, साथ में बवासीर के लक्षण और खुजली **बर्बरिस वल्गेरिस क्यू** की 5 बूँदें दिन में 2 बार दें।
- गेस्ट्रीक अल्सर और साथ ही में खून की उल्टी **जिरेनियम मेंकुलेटम क्यू** 5 से 7 बूँद दिन में तीन बार दें।
- गेस्ट्राइटिस (खाते ही पेट में दर्द) **आरजीमोनिया क्यू** 1-10 बूँद 2-3 बार दें।
- ग्रीष्म ऋतु के दस्त या सर्दी से पैदा हुए दस्त में या एकाएक नये दस्त शुरू हो जाने पर, पाकस्थली में दर्द, हाथ पैर और मुँह ठण्डा हो जाता है **कैम्फर क्यू** की 5 बूँद की मात्रा में तीन बार दें।

मूत्र तन्त्र सम्बन्धित रोग

- क्षय के रोगियों में बार-बार होने वाली खाँसी, किडनी में रोग कम व मुश्किल से आने वाला मूत्र, मूत्र में एल्बुमिन, मूत्र में खून व श्लेष्मा, किडनी के रोग के कारण पैरों की सूजन **सोलिडेगो क्यू** 15 बूँद दो बार दें।
- बार-बार दर्दयुक्त और कष्टमय पेशाब की इच्छा, पेशाब में रेत जमे, शिशन ग्रंथियों का बढ़ जाना **ट्रिटिकम क्यू** पाँच बूँद दिन में तीन बार दें।
- कमजोरी के साथ किडनी प्रदेश में दर्द में **एरिंजियम क्यू** 5 से 10 बूँदें दिन में दो बार दें।
- मुख सूखा, आपेक्षिक गुरुत्व अधिक, रात में बार-बार पेशाब आना, शरीर में जलन ऐब्रोमा **ऑगस्टा क्यू** 1-3 बूँदें दिन में 3-4 बार दें।
- मूत्र बार-बार आना, दर्द जांघों से नीचे की तरफ जाता है **पैरेरा ब्रेवा क्यू** 2 से 3 बूँदें तीन बार दें।
- मूत्र की तकलीफ में थलास्पी **बर्सा पेस्टोरिस क्यू** 2 से 5 बूँदें दो बार दें।
- मूत्र के बिल्कुल बन्द हो जाने पर जलसंचय **लियाट्रीस स्पाइकेटा क्यू** 20-60 बूँदें दें।

- मूत्र में शक्कर की मात्रा को कम करने के लिए **चियोनेथस क्यू** की 8-10 बूँदें पानी में प्रतिदिन तीन बार लेनी चाहिए या **एसिड फॉस क्यू**, रस **ऐरोमेटिका क्यू** और **अल्फाल्फा क्यू** को बराबर मात्रा में मिलाकर इस संयोग की 5 बूँदें दिन में तीन बार लेने से शक्कर की मात्रा कम हो जाती है।
- मूत्र में क्रिटाइन की अधिकता को **आर्टिका यूरेन्स क्यू** की 8-10 बूँदें कम कर देती हैं।
- मूत्र में पित्त व शक्कर का आना **चियोनेन्थस क्यू** 5 से 7 बूँदें दिन में तीन बार दें।
- मूत्र में ओक्जेलेट का आना, पेशाब की तकलीफ के कारण चलने में तकलीफ **वर्बेरिस वल्गेरिस क्यू** 5 बूँदें तीन बार दें।
- मूत्र में ओगजेलेट का आना **नाइट्रोम्यूरेटिक एसिड क्यू** 5-10 बूँदें दो बार दें।
- मूत्र पथरी जिसमें बार-बार पथरी बनने लगती है **हाइड्रेन्जिया क्यू** 5 बूँदें दो बार दें।
- मूत्र व किडनी सम्बन्धित रोगों जैसे मूत्र में एल्व्यूमिन व खून आना, यूरेमिया में मूत्र का रुक जाना **वेसिकेरिया कम्युनिस क्यू** 5 से 10 बूँदें हर तीन घण्टे में दें।
- मूत्र-वृद्ध व्यक्तियों में बूँदों में लगातार मूत्र आना **कोपाईवा क्यू** 2 से 3 बूँदें दो बार दें।
- मूत्र रोध में जलन और तकलीफ के साथ एकाएक पेशाब रुक जाने पर **कैम्फर क्यू** की 3 बूँद की मात्रा में प्रत्येक 10-15 मिनट के अन्तर से देने से रोग ठीक हो जाता है।
- मूत्राशय की पथरी **थलास्पी बर्सा क्यू** 5 बूँद पानी में तीन बार दें।
- मूत्राशय का प्रदाह, गॉनोरिया, प्रॉस्टेटाइटिस, पेशाब में कष्ट, पेशाब में पीब या श्लेष्मा, पेशाब के बाद जलन में **पिचि पिची क्यू** 10-20 बूँद दिन में दो बार दें।
- मूत्राशय में ऐसा प्रतीत हो कि भर गया है, पेशाब गाढ़ी, खून मिली व काले रंग की, पेशाब की निरन्तर इच्छा और दबाव रहे जिसके कारण पेशाब करते समय दर्द जो जाँघों तक जाये। पेशाब करते समय रोगी घुटने और सिर जमीन पर टेकता है। सुपारी में तेज दर्द, मूत्र नलिका में खुजली **परेरा ब्रेवा क्यू** 5 बूँद दिन में तीन बार **रस टोक्स 6** सुबह व शाम दें।
- मूत्राशय में दर्द-मूत्र लाल, रेतयुक्त, मूत्र को एकत्रित करने पर वो तल में जम जाये **ऑसिमम केन क्यू** 2 से 3 बूँदें दो बार दें।
- मूत्राशय से श्लैष्मिक झिल्ली का निकलना, पेशाब में लाल बालू के कण और

रक्तस्राव, और मूत्राशय प्रदाह में कोलियस **एरोमेटिकस क्यू** की 10-15 बूँदें तीन बार दें।

- मूत्राशय व मूत्र नली में मरोड़ वाला दर्द। बार-बार पेशाब करने की इच्छा रहे जो बड़े कष्ट से आये, मूत्राशय में खराश मालूम हो तब **एरिन्जियम एक्वाटिकम क्यू** 5-10 बूँदें दिन में दो बार दें।
- मूत्राशय में दर्द ऐसा लगे मानों मूत्राशय मूत्र से भरा हुआ है। बार-बार मूत्र के लिए जाकर उसे खाली करने की इच्छा, मूत्र सामान्य मात्रा में निकलता है **इक्विसेटम हाईमेल क्यू** 3-4 बूँदें दिन में दो बार दें।
- मूत्र ग्रन्थि में प्रदाह, जलन और पेशाब बनना रुक जाने पर तथा मूत्राशय में प्रदाह, जलन, चिलका मारने वाला दर्द आदि के साथ पेशाब के रुक जाने पर **लूड-सेरिफोलियस क्यू** की 5 बूँद की मात्रा में एक घण्टे के अन्तर से दें या जल्दी-जल्दी दें।
- किडनी रोग में कम व मुश्किल से आने वाला मूत्र, मूत्र में एल्बूमिन, रक्त व श्लेष्मा, किडनी रोग के कारण पैरों में **सूजनी मोलीडेगो वाइप्रा क्यू** 10-15 बूँदे दो बार दें।
- हाथ पैरों में सूजन, गुर्दे की बीमारी के कारण **सेनिशिओं ओरियस क्यू** 2 बूँद दिन में दो बार दें।
- भूख बढ़ाने व पाक स्थली के रोगों में **न्यूफर ल्यूटियम 3 एक्स** 1-2 ग्रेन की मात्रा में दिन में तीन बार दें।
- पेशाब बन्द हो जाना, पेशाब निकलने में तकलीफ तथा सर्वांगी शोथ रहने पर **सिंडन-डैक्टीलोन क्यू** का प्रयोग अति लाभदायक होता है। इसकी 5 बूँद की मात्रा जल्दी-जल्दी दें।
- पेशाब की बीमारी जैसे बार-बार पेशाब का वेग, पेशाब में जलन और काटने फाड़ने वाला दर्द, पेशाब में रक्त, पीव, और श्लेष्मा आदि में **यूवा उर्सी क्यू** 15-20 बूँद दो बार दें।
- पेशाब की बार-बार इच्छा किन्तु पेशाब ना आए, वृद्धों में ज्यादा परेशानी जिसके कारण शिशन ग्रन्थियों का बढ़ जाना होता है **सैबल सैरूलेटा क्यू** 4-5 बूँदे दिन में तीन बार दें।
- पेशाब की बार-बार इच्छा, पेशाब करते समय कष्ट व दर्द और मूत्राशय में खुजली और पथरी के कारण पेशाब का रुक जाना **ट्रिटिकम क्यू** 5 से 6 बूँद तीन बार।
- पेशाब की तेज हाजत, पेशाब में एल्मूनकास्ट आदि में **ब्रेकिग्लोटिस** 3 तीन बार दें।

- पेशाब करते समय जाँघों में दर्द होता है **बर्बेरिस वल्गेरिस क्यू** 5 से 6 बूँदें सुबह, दोपहर, व शाम तीन बार दें।
- पेशाब रोकने की शक्ति का ह्रास, पेशाब लगने पर एक मिनट नहीं रोक सकता, पेशाब में जलन व दर्द **ट्रिब्यूलस टेरेस्ट्रिस क्यू** 10-20 बूँद दिन में तीन बार दें।
- पेशाब उतरना मुश्किल हो जाये तब **स्टेंगमेटा क्यू** की 10-15 बूँदें आधा कप पानी में दें। अगर आराम न आये तो दो बार दें।
- पेशाब गंदा व दुर्गन्धित जिसमें रस्सी जैसा पीव व खून मिले टुकड़े आयें। पेशाब करते समय तीव्र दर्द, पेशाब के बाद मूत्र नलिका में भार, पेशाब करने के पूर्व अधिक जोर लगाना पड़े। खड़े होकर टाँगें खोलकर या शरीर को आगे झुका कर पेशाब करना पड़ता है तब **छिमाफिला क्यू** 2-3 बूँदें चार बार दें।
- पेशाब का वेग रहने पर भी बड़े कष्ट से पेशाब आता है। रोगी को ऐसा अनुभव होता है कि मूत्र नली भरी है, कभी मूत्रस्थली और पीठ में दर्द रहने पर **थलास्पी ब्रुसा पेस्टोरिस क्यू** 10-15 बूँद की मात्रा कई बार सेवन करने से ज्यादा फायदा होता है।
- रक्तस्राव मूत्राशय में पथरी के कारण, मूत्राशय में तेज खुजली **एरीगांन क्यू** की 2-5 बूँदें दिन में दो बार दें।
- रक्तमय पेशाब का धीरे-धीरे निकलना और पेशाब में सफेद तलछट के जमा होने पर **हाइड्रेंजिया क्यू** 5-6 बूँदें दिन में तीन बार दें।
- रक्तस्राव मूत्राशय में पथरी के कारण मूत्राशय में तेज जलन **इरिगिरोन क्यू** 2 से 5 बूँद दो बार दें।
- राइट्स क्रेम्प, अँगुलियाँ, अँगूठे व कलाई में लिखते समय दर्द **ब्रेकिग्लोटिस** 3 दिन में तीन बार दें।
- रोगी खूब पानी पीता है परन्तु पेशाब नहीं आता और ना ही पसीना, शरीर में कोष्ठ जल संचय के कारण फूल जाते हैं **एपोसाइनम क्यू** 5-6 बूँद दो बार दें।
- रोगी को पेशाब करते समय जलन, नलिका के सिरे पर सूजन व लाली, सफेद या पीले रंग की पीब, इन्द्रियों के दबाने पर दर्द, रोगी टाँगें मिलाकर नहीं चल सकता। अण्डकोष में खिंचाव, ऐसा अनुभव हो कि पेशाब की नली में गाँठें पड़ गई हों, सिर में दर्द तब **केनेबिस सेटाइवा क्यू** 2 से 5 बूँदें दो बार दें।
- छोटी-छोटी गुर्दे की पथरी निकालने के लिए **स्टिगमाटा क्यू** की 20 बूँदों की मात्रा दिन में तीन बार, **रस टोक्स 6** सुबह व शाम दें।
- वृद्धों को मूत्र लगातार बूंदों में टपकता रहता है **कोपाइवा क्यू** की 3-4 बूँदें दिन में दो बार दें।

- जननेन्द्रिय सूजी रहती है, पेशाब करते समय धार बन्द हो जाती है। पेशाब थोड़ी आती है। पेशाब करने के पश्चात तीव्र दर्द और कोखने का आभास, दर्द युक्त स्राव, पेशाब की इच्छा बार-बार हो, एकाएक पेशाब लगे जिसे रोकना कठिन होता है, जोड़ों में दर्द, सुपारी के ऊपर मस्से रहते हैं **तब थूजा क्यू** 2-3 बूँदें चार बार दें।
- अपने आप मूत्र का बार-बार आना **म्यूरेक्स क्यू** 2-5 बूँदें दो बार दें।
- आंक जैलूरिया (पेशाब में ओकजलेट) **नाइट्रोम्युरियटिक ऐसिड क्यू** 3-5 बूँद दिन में तीन बार दें।
- अगर पेशाब में लाल बालू की सी तलछट रहे तब **लाइको 6 या 200** दें। अगर इससे फायदा न हो तो **अर्टिका यूरेन्स क्यू** की 5-10 बूँदें या **कोकस केक्टाई क्यू** की 5 बूँदें तीन बार दें।
- गर्भाशय से अत्यधिक रक्त स्राव **रस एरोमेटिक क्यू** आधा चम्मच दो बार।
- गुर्दे की पथरी या छोटे टुकड़ों को बाहर निकालने में **अर्टिका यूरेन्स क्यू** 5-5 बूँदें पानी में डालकर तीन बार दें।
- गुर्दे की समस्या, तेज दर्द, सुन्नता के साथ, गुर्दे के क्षेत्र में कड़ापन, कमजोरी महसूस होना, सोते समय और सुबह के समय अधिक तकलीफ **बर्बरिस वल्गेरिस क्यू** की 2-5 बूँदें दिन में 2 समय दें।
- गुर्दे का दर्द एक या दोनों गुर्दों से शुरू होकर गर्भाशय से होकर मूत्रथैली तक जाता है, वहाँ से मूत्रमार्ग की ओर जाता है, मूत्रमार्ग में जलन, बायीं ओर अधिक, पुरुषों में वीर्यनली में से दर्द अण्डकोश तक जाता है। थोड़ा हिलने-डुलने में दर्द **बर्बरिस वल्गेरिस क्यू** की 5 बूँदें दिन में 3 समय दें।
- गुर्दे का दर्द जो नाभि से शुरू होकर सभी दिशाओं में फैलता है **बर्बरिस वल्गेरिस क्यू** की 5 बूँदें गुनगुने पानी में हर 15 मिनट बाद दें जब तक आराम न मिले।
- गुर्दे के शोथ के कारण हाथ व पाँव में शोथ आ जाने पर **सेनेसीयो ओरियस क्यू** की 4-5 बूँदें दिन में चार बार दें।
- गुर्दे में जब भयानक दर्द, अस्थिरता, पसीना और वमन होता है **थेलेस्पी बर्सा पेस्टोरिस क्यू** की एक या दो बूँदे आधे-आधे घण्टे से दें।

गुप्तांग व जनन सम्बन्धित रोग

- शिशन ग्रंथियों के बढ़ जाने पर **ट्रिटिकम क्यू** पाँच बूँदें तीन बाद दें और सुबह और शाम **रस टोक्स** 6 दें।
- प्रमेह, स्नायविक, शारीरिक और मानसिक दुर्बलता के साथ में **ट्रिबुलस टेरेरिस क्यू** की 5-8 बूँदों की मात्रा में रोज 3 बार दें।
- सुजाक-मूत्राशय में असहनीय खुजली व दर्द और टांगों को पास-पास रखकर

चल भी नहीं सकता **केनेबिस सेटाइवा क्यू** 2 बूँदें तीन बार दें।

- सुजाक **थूजा क्यू** 5 बूँदें पानी में सुबह व शाम दें।
- सुजाक की नवीन और उग्र अवस्था में अगर अधिक प्रदाह व दर्द होने पर **केनाविस इडिका क्यू** 2-5 बूँद तीन बार दें।
- उपदंश रोग की गोण अवस्था में और उपदंश की वजह से प्रथम अवस्था में रक्तहीनता होने पर **कैलोट्रोपिस जाइजेन्शिया क्यू** की 3-4 बूँद दिन में तीन बार दें।
- उपदंश जनित अनेक प्रकार के घाव और चर्म पर कई प्रकार के उद्‌भेद में **कैलोट्रोपिस-जाइजेन्शिया क्यू** के बाहरी प्रयोग से अति लाभ होता है।
- जलन के साथ दर्द युक्त बूँद-बूँद आने वाला स्राव, पेशाब की निरन्तर इच्छा, स्राव हरा व दर्द युक्त **कोपाईवा क्यू** 2 बूँदें चार बार दें।
- गुनोरिया की प्राथमिक और प्रदाहिक अवस्था में थोड़ा पतला, थोड़ा स्राव, मूत्राशय में हल्का प्रदाह, ज्यादा जलन और दर्द, रोगी पाँव को फैलाकर चलता हो तो **केनाविस-रोटाइवा क्यू** की 5 बूँद रोज 4 बार दें।
- गुनोरिया रोग में **वेसिकेरिया कोम क्यू** की 5 बूँद रोज 3 बार दें।
- गनोरिया रोग की पहली अवस्था में जब पतला हो, मूत्र नली के स्पर्श करने या दबाने या चलने से दर्द मालूम हो तब **कैनाबिस सैटिवा मदर टिंचर** की 5 बूँदें चार ओन्स पानी में मिलाकर उसमें से एक चम्मच रोजाना तीन बार देते रहें आराम मिल जायेगा या इस दवा की सी.एम. शक्ति की केवल एक खुराक देने से रोग ठीक हो जाता है। अगर इस दवा के मदर टिंचर के प्रयोग के बाद प्रवाह कम होकर पीव गाढ़ा और पीला हो जाय तब **मर्कसोल-30** प्रतिदिन तीन समय दें।

पुरुष जननांगों से सम्बन्धित रोग

- धातु की शिकायतों और धातु-दौर्बल्य में **डेमियाना क्यू** की 3 बूँद की मात्रा में रोज तीन बार दें और इस दवा के साथ **एवेना सेटाइवा क्यू** की 3 बूँद की मात्रा में रोज दो बार दें।
- धातु सम्बन्धी सभी रोगों में, कलेजे की कमजोरी, दिल जोर से धड़कना, छाती में दर्द आदि लक्षणों में **एस्पैरेगस-ओफिसिनैलिस क्यू** की 5 बूँद तीन बार दें।
- ध्वज भंग और वीर्य सम्बन्धी गड़बड़ी में **अश्वगंधा क्यू** की 3 बूँद रोज तीन बार दें।
- ध्वजभंग, धातुदौर्बल्य, स्नायविक दुर्बलता में **सिमूल क्यू** की 2-5 बूँद तीन बार दें।
- ऋतुस्राव में कष्टदायक दर्द शरीर के सभी स्थानों पर विशेषकर नीचे की तरफ

जाता है **बर्बेरिस वल्गेरिस** 5 बूँदें तीन बार दें।

- इन्द्रियों के अगले भाग में सूजन, उत्तेजना, दर्दयुक्त गाढ़े पीले पीब का स्राव, सीवन पर गहरी पीड़ा, जलन व खुजली करने से सूजन। पेशाब थोड़ी मात्रा में, गुर्दों में तीव्र दर्द, ऐसा प्रतीत हो कि नलिका में कोई गोली डाल दी है तब **ओलियम सेन्टाली क्यू** की दस बूँद शक्कर या बताशे में दें।
- बार-बार स्वप्न दोष हो जाता है, शीघ्रपतन की शिकायत रहती है, स्त्री प्रसंग की इच्छा ही नहीं होती तो **एवेना सटाइवा क्यू** की 2 बूँद की मात्रा में रोज दो बार दें। साथ में एल्फा एल्फा क्यू की 3 बूँद की मात्रा दिन में दो बार दें।
- कमजोर जननेन्द्रिय वाले अगर 5 बूँद की मात्रा में 3-4 खुराक **कैम्फर क्यू** की लें तो उनके लिंग में उत्तेजना आ जाती है परन्तु इसके लगातार सेवन करने से ध्वजभंग भी हो जाता है।
- कमजोरी के साथ वीर्य स्खलन में-**एरिंजियम क्यू** 5 से 10 बूँदें दिन में दो बार दें।
- कामवासना के स्वप्न देखना, ज्यादा स्त्री प्रसंग करने की प्रबल इच्छा और उसके दुष्परिणामों के लिए **ओरिगेनम क्यू** की 5 बूँद की मात्रा में 3 बार दें।
- कामेच्छा का पूर्ण रूप से लोप हो जाना, कामेन्द्रियाँ ढीली, इन्द्रिय आकार में छोटी, जिसके साथ मल त्याग या पेशाब करते समय वीर्य निकल जाये। अण्डकोषों व इन्द्रियों में दर्द रहे तब **न्यूफर ल्युटियम क्यू** 2 से 3 बूँदें तीन बार लम्बे समय तक प्रयोग करें।
- मर्करी के पश्चात उपदंश रोग में **केलोट्रोपीस क्यू** 2-5 बूँदें छः घण्टे के अन्तर से। यह औषधि उपदंश रोग की द्वितीय स्थिति में उपयोग में लाई जाती है और घावों को शीघ्र ठीक कर देती है। त्वचा के धब्बे खत्म कर देती है। रक्तस्वल्पता को हटा देती है। पाकाशय में सूजन इस औषधि का विशेष लक्षण है।
- लिंग की शिथिलता, अण्डकोष का फूल कर लटक जाना, नपुंसकता, कामेच्छा का अभाव, रतिक्रिया में असमर्थ, लिंगमूड पर सफेद जख्म **एब्रोमा-ऑगस्टा क्यू,** 5 बूँद की मात्रा दो बार दें।
- लिंग में ठण्डेपन का आभास, वीर्य सम्बन्धी दुर्बलता, लिंग में दर्द, सूजन, पीले रंग का गाढ़ा पीब सा स्राव आये तब **एगनस केस्टस क्यू** 2 से 5 बूँदें तीन बार दें।
- हस्तमैथुन के बाद भी स्वतः वीर्य का निकल जाना **सेलिक्स नाइग्रा क्यू** की 30 बूँदें दो बार दें।
- पुरुष जननेन्द्रिय में प्रबल और अस्वाभाविक उत्तेजना रहने पर या स्त्री प्रसंग

करने की शक्ति क्षीण होने पर **एजाडिरेक्टा इण्डिका क्यू** की 3 बूँद दिन में तीन बार लेने से लाभ होता है।

- पुरुष जननेन्द्रियाँ की दुर्बलता, इन्द्रियों की उत्तेजना, लगातार शुक्र क्षय, हिचकी **जिनसेंग क्यू** 2-5 बूँद तीन बार दें।
- पुरुषों में रति रोग **सेलिक्स नाइग्रा क्यू** 10 से 20 बूँदें दो बार दें।
- पुरुषत्व घट जाने पर लिंग में कड़ापन नहीं आता। पेशाब न आने पर और जोर लगाने पर वीर्य पतन हो जाता है। वीर्य में शुक्राणु की कमी में **डामियाना क्यू** 10-20 बूँद सुबह व शाम लम्बे समय तक दें। आराम आने पर बन्द कर दें।
- पुरुषों में रतिजन्य रोग **सेलिक्स नाइग्रा क्यू** 10-20 बूँदें दिन में दो बार दें।
- पेशाब नलिका में सुरसुराहट, पीला व गाढ़ा स्राव, उत्तेजना के समय मूत्र नलिका में सुरसुराहट व दर्द तब **यूस्टिलेगो क्यू** 2 से 4 बूँदें 4 घण्टे के अन्तराल से तीन बार प्रयोग करें।
- प्रोस्टेट ग्लेण्ड के बढ़ जाने पर पेशाब की नली में मानो कुछ अड़ा हुआ है या अटका हुआ है **सेबाल सेरूलेटा क्यू** 2-3 बूँद दिन में तीन-चार बार दें।
- प्रोस्टेट ग्रन्थि की वृद्धि **पोपुलस ट्रेमुलॉइड क्यू** की पानी में 5 बूँदें दिन में तीन बार दें।
- प्रोस्टेट ग्रन्थियों में शोथ की वजह से जब पेशाब ना उतरे तब **परेरा ब्रेवा क्यू** 5 से 10 बूँदें दिन में दो बार दें।
- प्रोस्टेट ग्रन्थियों की शोथ की वजह से पेशाब पूरी नहीं आती है तब **हाइड्रेन्जिया क्यू** की 6 बूँदें सुबह व शाम दें। रोग की नई या पुरानी अवस्था में जब पेशाब करने में कठिनाई और जलन हो तब **सैबेल सैरूलेटा क्यू** 10 से 30 बूँदें गरम पानी में कई दिनों तक दें।
- प्रोस्टेट ग्रन्थियों का बढ़ जाना **पोप्युलस टी क्यू** 5 बूँदें पानी में तीन बार दें।
- रोगी की इन्द्रियों में स्पर्श असह हो गया हो और उतेजना के पूर्व अथवा एकाएक वीर्यपात हो जाये, शारीरिक दुर्बलता हो गई हो तो **एसिड फॉस क्यू** 2 से 5 बूँदें छः घण्टे के अन्तर से तीन बार दें।
- शीघ्रपतन वालों को **ओसिमम ग्रेटिसिमम क्यू** (श्याम तुलसी) की 10 बूँद दिन में 3 बार लेने पर स्त्री संभोग में ज्यादा विलम्ब से स्खलन होता है और कामोत्तेजना भी ज्यादा रहती है।
- शुक्राणु की कमी और इन्द्रिय की उतेजना समाप्ति पर **योहिम्बिनम क्यू** एक अच्छी दवा है, इसकी 5-10 बूँदें तीन बार दें।
- शुक्राणुओं की कमी जिसके साथ में काम शक्ति की कमी **फॉस्फोरिक एसिड क्यू** 2 बूँद पानी में तीन बार दें।

- शुक्राणुओं की कमी **फाइकस इन्डिका क्यू** 2 से 5 बूँदें दो बार दें।
- सम्भोग के बाद कमर में दर्द **कैनेबिस इण्डिका क्यू** दो बूँद पानी में दो बार दें।
- स्वप्न दोष रोग में **फाइक्स इण्डिका क्यू** 5-10 बूँदें पानी में दिन में दो बार दें।
- स्वप्न दोष, धातु का पतलापन, शीघ्र पतन, नपुंसकता, लिंग का शिथिल हो जाना और सभी प्रकार की धातु सम्बन्धी गड़बड़ी रहने के साथ किसी भी प्रकार के स्नायविक विकार में **नूफर ल्यूटियम क्यू** की 5-10 बूँदें तीन बार दें।
- स्वप्नदोष को दूर करने के लिए **अमालकी क्यू,** 5 बूँद की मात्रा में रोज तीन बार प्रयोग करने से रोग ठीक हो जाता है।
- वीर्यपात **थुजा क्यू** पाँच बूँदें सीधे जीभ पर, जब तक आराम न मिले।
- फाइमोसिस (लिंगाग्र चर्म का आगे पीछे न होना) **जैकाराण्डा क्यू** की 2-5 बूँद तीन बार दें।
- जब वीर्य में शुक्राणु ना हो जिससे नपुंसकता आ जाये, शिशन नलिकायों से स्राव निकले, इन्द्रिय शिथिल व कमजोर जिसके द्वारा सम्भोग ना कर सके या शुक्राणु शीघ्र खत्म हो जाये। वीर्य में शुक्राणु ना रहे और सम्भोग इच्छा न रहे या समाप्त हो जाये तब **डेमियाना क्यू** की 20 बूँदें पानी में सुबह व शाम को दें।
- जो लोग अपनी कामेच्छा को हमेशा शान्त रखना चाहते हों उन्हें **एगलीफोलिया क्यू** की 3 बूँद की मात्रा में नित्य सेवन करनी चाहिए।
- जननेन्द्रिय की कमजोरी, पाखाना-पेशाब करते वीर्य निकल जाना, अवैध रीति से शुक्र क्षय से ध्वजभंग **ट्रिब्यूलस टेरेस्ट्रिस क्यू** 10-20 बूँद दिन में तीन बार दें।
- नींद में स्वप्नदोष, बुरे और अश्लील स्वप्न देखना, बार-बार लिंग की उत्तेजना, पेशाब करते समय बूँद-बूँद वीर्यपात और जलन, कमर में दर्द, बेचैनी और सुस्ती में **थाइमॉलम** की 5 बूँदें तीन बार दें।
- नपुंसकता, यौनशक्ति में कमी आना **योहिम्बिनम क्यू** की दो से पाँच बूँदें दिन में दो बार दें।
- नपुंसकता चाहे अधिक सम्भोग, अधिक वीर्यपात, सुजाके, उपदंश या किसी भी अन्य कारण से हो तो **डामियाना क्यू** की 10 बूँद दिन में तीन बार रोजाना प्रयोग करनी चाहिए।
- अण्डकोष के कैंसर के लिए **गेलीयम एपेराइन क्यू** आधा ड्राम एक कप पानी या दूख में तीन बार दें।
- अण्डकोष में पानी भर जाना **ऐम्पेलॉप्सिस क्यू** 5-6 बूँदें तीन बार कुछ समय दें।

- अण्डकोषों का दर्द **यूस्टिलेगो क्यू** 2 से 5 बूंदें तीन बार दें।
- अत्यन्त स्त्री-सहवास, हस्तमैथुन की प्रवृत्ति के कारण मानसिक दुर्बलता हो जाना, स्मरण शक्ति की अत्यन्त कमजोरी हो जाने पर **एवेना-सेटाइवा क्यू,** 3 बूँद की मात्रा में रोज 2 खुराक और साथ ही **अश्वगंधा क्यू,** 2 बूँद की मात्रा में रोज 2 खुराक दें।
- गंदे स्वप्न के साथ स्वतः वीर्यपतन **सेनेशियों क्यू** 5 बूँद तीन बार दें।
- गुनोरिया की प्रथम प्रादाहिक अवस्था के बाद जब स्राव पीव की तरह गाढ़ा पीला हो जाये और पेशाब करते समय मूत्रनली में जलन हो तब **क्यूबेब क्यू** की 3 बूँदें चार बार दें।

स्त्री रोग

- **एल्यूमेन क्यू** की पाँच बूँदें और **जेन्थेजाइलम क्यू** की पाँच बूँदें, मासिक धर्म समाप्त होने के 5-7 दिन तक लेने से गर्भ नहीं ठहरता है।
- धीरे-धीरे आने वाला प्रचुर मासिकस्राव, गहरे रंग का थक्का बनने वाला और दुर्गन्धयुक्त **हेलोनिएस डायोका क्यू** 2-5 बूँदें दिन में दो बार दें।
- यदि स्तनों का आकार छोटा हो जाये तो इसके लिए **सैबेल सैरूलेटा क्यू** का प्रयोग करना चाहिए।
- यदि मासिक धर्म न आये या दो-तीन बूँद आकर रुक जाये, कभी-कभी मासिक के रुक जाने के कारण नाक से खून आये तब **सेनेशियो क्यू** 2 से 3 बूँद दिन में 2 या 3 बार।
- यदि स्तन अत्यधिक बढ़ जाये तो **चिमाफिला क्यू** 10 बूँदें की दो खुराक दें।
- योनि द्वार पर मस्से होने पर **केलेण्डूला ऑफ क्यू** की 2-5 बूंदें कम अन्तर से दें।
- योनि में जलन **बर्बरिस वल्गेरिस क्यू** की 2-5 बूँदें दिन में तीन बार दें।
- युवा लड़कियों में अनियमित ऋतुस्राव जो 3-4 महीने से होता है उसको नियमित करने के लिए **टर्नेरा या डेमियाना क्यू** 10 से 15 बूँदें दो बड़े चम्मच पानी में डालकर तीन बार दें।
- खून की मात्रा अधिक, रक्त पतला व चमकदार, लाल होने पर **मिलिफोलियम क्यू** 10 बूँदें आधा कप पानी में तीन खुराक दें।
- ऋतुस्राव बन्द होने पर फेफड़ों से रक्त आने लगे **मिलिफोलियम क्यू** 2 से 4 बूँदें तीन बार दें।
- ऋतुस्राव की खराबी के कारण शरीर में बिजली के झटके के समान स्नायुशूल, जरायु से सबन्धित सिर दर्द, अत्यधिक कमजोरी **सिमिसिफ्यूगा क्यू** 2 से 5 बूँदें सुबह, दोपहर व शाम को दें।

- ऋतु स्राव के समय अधिक दर्द जो सुबह से कम हो जाता है किन्तु ऋतुस्राव होते ही दर्द चला जाता है **वाइबर्नम ओप्युलस क्यू** 2 से 5 बूँदें तीन बार दें।
- ऋतुस्राव शुरुआत में कम फिर अधिक जो लम्बे समय तक चलता है, जिसके कारण कमजोरी हो जाती है और अधिक दर्द होता है **थेलेस्पी बर्सा क्यू** चार पाँच बूँदें दिन में दो बार दें।
- ऋतुस्राव से पहले दाहिने गुर्दे और मूत्राशय में शोथ हो जाने पर मूत्र थोड़ा आता है जो गहरे रंग का खून मिला होता है **सेनेशियों क्यू** 2 से 4 बूँदें तीन बार दें।
- ऋतुस्राव को नियमित करने के लिए **अशोका क्यू** 5 से 10 बूँद गरम पानी में प्रतिदिन दो बार दें।
- ऋतुस्राव चाहे मात्रा में कम हो या ज्यादा, लेकिन रक्त काला, थक्का-थक्का जैसा होता है, कभी-कभी पीला भी होता है तब **एब्रोमा-ऑगस्टा क्यू,** 5 बूँद की मात्रा दिन में दो बार दें।
- ऋतुस्राव अत्यधिक जिसके साथ में नीचे जाने वाला दर्द **फाइकस रेलिजियोसा क्यू** 10 बूँदें पानी में दें।
- ऋतुस्राव बहुत मात्रा में, स्थायी ऐसा कि पहला ऋतुस्राव समाप्त नहीं होता कि दूसरा शुरू हो जाता है। प्रारंभ में कपड़े में सामान्य दाग मात्र लगता है। दूसरे दिन जरायु में दर्द, वमन और बहुत मात्रा में काला व ढेले के रूप में रक्तस्राव आता है, **थेलेस्पी बर्सा पैस्टोरिस क्यू** दो से पाँच बूँद दिन में तीन बार दें।
- श्वेत प्रदर के साथ रक्त आने पर **कैनाबिस इण्डिका क्यू** 5 बूँद तीन बार दें।
- श्वेत प्रदर-मासिक धर्म से 5-6 दिन पहले **सिड्रॉन क्यू** की 3-4 बूँदें दिन में तीन बार दें।
- झूठी प्रसव वेदना के कारण होने वाला रोग जल्दी और बार-बार होने वाला गर्भपात **वाइर्बनम ऑप्यूलस क्यू** 5 बूँदें 4 घण्टे के अन्तराल से दें।
- बहुत कम समय तक मासिकस्राव **जिनसेंग क्यू** 2 से 3 बूँदें दिन में दो बार दें।
- बाधक ऋतु-शूल में दर्द के समय सर्वप्रथम **पॉसिफ्लोरा-इन्कारनेटा क्यू,** 60 बूँद की मात्रा में गर्म पानी के साथ 1 खुराक देना चाहिए। इससे दर्द शान्त हो जायेगा। इसके 2 घण्टे बाद **एब्रोमा-ऑगस्टा क्यू,** 5 बूँद की मात्रा में और **जेन्थोजाइलम क्यू,** 5 बूँद की मात्रा में प्रत्येक दिन गर्म पानी के साथ अदल-बदल कर प्रति एक घण्टे में दें।
- बाधक ऋतुशूल की बीमारी में, रोगिणी के तलपेट में अत्यन्त तेज बिंधने वाला दर्द, ऋतुस्राव के दो दिन पहले ही से भयंकर दर्द, रक्त काला और थक्केदार

जैसा होता है तब **एब्रोमा रेडिक्स क्यू** की 5 बूँद दिन में दो बार दें।

- बांझपन—स्त्रियों में **थलास्पीबुसा पेस्टोरिस क्यू** 5 बूँद तीन बार दें।
- बांझपन महिलाओं का **क्लोव आयल** (लौंग का तेल) की 10-15 बूँदें शक्कर में डालकर देने से गर्भधारण करने में मदद मिलती है या **थेलेस्पी बर्सा डेस्टोरिस क्यू** की 5 बूँदें रोजाना देने पर भी उपयोगी होता है।
- बच्चे का दूध छोड़ने के बाद दूध सुखाने के लिए **अर्टिका यूरेन्स क्यू** 2 से 4 बूँदें दो बार दें।
- बच्चे को स्तनपान कराते समय सीने में दर्द जो पूरे शरीर में फैलता है या सीने में मरोड़ **फाइटोलाका क्यू** की 5 बूँदें दिन में दो बार दें।
- कष्टमय मासिक, गुर्दे में दर्द व हाजमा कमजोर **एग्रिमोनिया क्यू** 1-10 बूँद की मात्रा में दिन में 2-3 बार दें।
- कष्टप्रद मासिक धर्म, कभी-कभी मरोड़युक्त दर्द सभी दिशाओं में फैलता है और नीचे जाँघों तक जाता है **बर्बेरिस वल्गेरिस क्यू** की 5 बूँदें दिन में तीन बार दें।
- कष्टप्रद मासिकधर्म, दर्द पीठ से शुरू होता है, कमर व गर्भाशय तक जाता है, फिर वहाँ मरोड़ होता है **वाईबर्नम ओप्यूलस क्यू** की 5 बूँदें दिन में 3 बार दें।
- कष्टदायक ऋतुस्राव युवा लड़कियों में जिसमें पेट की व अन्य अंगों की सूजन हो **एपोसाइनम केन क्यू** 5 से 10 बूँदें तीन बार दें।
- कष्टदायक ऋतुस्राव, दर्द पीछे से शुरू होकर गर्भाशय तक जाता है **वाइर्बनम ऑप्यूलस क्यू** 2-5 बूँदें दो बार दें।
- कम व दबा हुआ मासिक धर्म **सेनेशियों क्यू** की 2-5 बूँदें तीन बार दें।
- मासिक धर्म के बजाय मुँह या नाक से खून आये जिसमें खिंचने वाला दर्द रहे तब **हैमेमेलिस क्यू** 2 से 5 बूँदें तीन बार दें।
- मासिक धर्म रोग में **अशोका क्यू** की 4-5 बूँदें दिन में दो बार देने से अधिक होने वाला रक्तस्राव ठीक हो जाता है।
- मासिक धर्म सदा अनियमित, मासिक मात्रा में अधिक या कम, गहरा लाल, थक्केदार, दर्द एक कूल्हे से दूसरे में जाये **सिमिसीयूगा क्यू** 2 से 5 बूँदें दो बार दें।
- मासिक धर्म दब जाने से हिस्टीरिया रोग का दौरा हो जाता है तब **सेनेशियों क्यू** की 2-5 बूँदें पानी में दो बार दें।
- मासिक के समय ऐंठन व खिंचने वाला दर्द जो शरीर के दूसरे भाग में जाता है तब **कालोफाइनम क्यू** की 2-3 बूँदें दिन में 3-4 बार दें।
- मासिक में अत्यधिक दर्द—**ऐब्रोमा ओगस्टिफोलिया क्यू** की 15 बूँदें पानी में हर 6 घण्टे से दें।

- मासिक स्राव यदि रुक जाये तो, किसी और स्थान से रक्तस्राव शुरू हो जाये तो **सेनेशियों क्यू** 2 से 5 बूँदें दिन में दो बार दें।
- मासिक स्राव थोड़ी सी देर के लिए या फिर उसका तुरन्त बन्द हो जाना - **जिन्सेंग क्यू** 2 से 3 बूँद तीन बार दें।
- मासिक स्राव अनियमित **पेस्टोरिस यूर्सटलेगो क्यू** 2 से 5 बूँदें तीन बार दें।
- मासिक स्राव अनियमित, समय से पहले, रजः स्राव थोड़े या बहुत समय तक चलता है। रक्त का रंग काला व रक्त थक्का थक्का सा तो **ऐब्रोमा रेडिक्स क्यू** 1-3 बूँदें दिन में 3-4 बार दें।
- मासिक समय से आये किन्तु बहुत कम मात्रा में **अशोका क्यू** 5 बूँद पानी में दो बार दें।
- मासिक से पहले सिर दर्द और मासिक के समय अधिक दर्द जो जांघों तक जाता है तब सिमिसिफ्यूगा क्यू 2 से 5 बूँद छः घण्टे के अन्तराल में तीन बार दें।
- मासिकधर्म रुकने पर शरीर के अन्य किसी भाग से रक्तस्राव आरम्भ हो जाना **सिनेसियो ऑरियस क्यू** की 2-5 बूँदें दिन में दो बार दें।
- मासिकधर्म को नियमित करने के लिए **अशोका क्यू** 5-10 बूँदें गुनगुने पानी में प्रतिदिन दें।
- मासिकधर्म में अधिक स्राव, पतला, चटक लाल रंग का **मिलिफोलियम क्यू** 10 बूँदें पानी में मिलाकर दिन में 2 या 3 बार दें।
- हिस्टीरिया रोगग्रस्त या हिस्टीरिया के दौरे, ऋतु के पहले हिस्टीरिया के दौरे, ऋतु के समय या ऋतु के बाद में तीव्र कामेच्छा और अधिक रजःस्राव में **कैनेबिस इण्डिका क्यू** 2 से 5 बूँदें तीन बार दें।
- थोड़ा-थोड़ा मासिक स्राव होता रहता है या लाल रंग का प्रदर स्राव होता है तब ऐजाडिरेक्टा इण्डिका क्यू की 3 बूँद दिन में दो बार दें।
- स्त्रियों में कमजोरी **ऐलेट्रिस फेरिनासा क्यू** सुबह व रात 5 बूँदें।
- विलम्बित प्रसव, नकली प्रसव, गर्भ स्राव, फूल अटक जाने पर **कॉलोफाइलम क्यू,** की 5 बूँद की मात्रा में एक औंस पानी के साथ प्रत्येक 10 से 30 मिनट के अन्तर से एक-एक चम्मच दें।
- जिन स्त्रियों के स्वभावतः गर्भपात हो जाता है उन्हें वाइबर्नम क्यू की 5-10 बूँद तीन बार प्रतिदिन दी जानी चाहिए या **मातृवत्सा दोष** - मरी सन्तान पैदा होती है।
- जिन स्त्रियों को अधिक दिनों से मासिक स्राव रुक गया हो उन्हें **ट्राइकोसैन्थिस डाइयोका क्यू** की 30 बूँद की मात्रा में रोज 3 बार खिलाने से प्रचुर मात्रा में मासिक स्राव होने लगता है।

- जिन औरतों को बार-बार मरा हुआ बच्चा पैदा होता है, उन्हें गर्भावस्था के तीसरे महीने से **सिमिसिफ्यूगा क्यू** 2 बूँद के हिसाब से रोज 1 मात्रा सेवन कराने से जिन्दा बच्चा पैदा होता है।
- नियत समय से पूर्व व अधिक मात्रा में होने वाले ऋतु स्राव के साथ प्रसव जैसी पीड़ा **एलेट्रिस फेरिनोसा क्यू** 2 से 5 बूँदें सुबह, दोपहर, शाम तीन बार दें।
- लिकोरिया (प्रदरस्राव) रक्तमिश्रित काला, दुर्गन्धी जो ऋतुस्राव से एक-दो दिन पहले या बाद में होता है **थेलेप्सी बर्सा** पैस्टोरिस क्यू दो से पाँच बूँद दिन में तीन बार दें।
- हर प्रकार के अधिक ऋतु स्राव में **हाइड्रास्टिस क्यू** 4-5 बूँदें दिन में दो बार दें।
- हर प्रकार के अत्यधिक ऋतु स्राव होने पर **फाइकस रेलीजोसा क्यू** 2-3 बूँदें दिन में दो बार दें।
- भीग जाने से ऋतु स्राव का रुकना, ऋतु स्राव के स्थान पर श्वेत प्रदर आना, ऋतु स्राव में अधिक खून आना, ऋतु के समय में दर्द, कमर में दर्द, ये सब लक्षण ऋतु स्राव में भीग जाने अथवा ठण्डे पानी में स्नान करने से हो जाते हैं **सेनेशियों ओरियस क्यू** 2 से 4 बूँदें दें।
- पीलिया के कारण ऋतुस्राव का आना बन्द हो जाता है **चियोनेन्थस क्यू** 2 से 5 बूँदें तीन बार दें।
- प्रसव के बाद ठण्ड लग जाने से पागलपन या डीलीरियम या प्रसव के बाद जरायु का नियमित संकोचन ना होने पर, मैला पानी या नारबेल के ना निकलने पर जरायु कभी दूसरी ओर चला जाता है तब एक्टिया रेसीमोसा क्यू 2 से 4 बूँद तीन बार प्रयोग करें।
- प्रसव के बाद की कमजोरी में **अलफलफा क्यू** के साथ **एलेट्रिस-फेरिनोसा** क्यू, 3 बूँद की मात्रा में रोज सुबह-शाम दो बार प्रयोग करने से स्त्रियों के भीतरी यन्त्र, तन्तु और मांसपेशियाँ मजबूत हो जाती हैं और किसी को मालूम भी नहीं होता कि प्रसव हुआ है, साथ ही दूध की मात्रा बढ़ जाती है जिसके कारण बच्चा भी सबल और निरोग रहता है।
- प्रसव के बाद महिलाओं के पेट, जाँघ व स्तन पर स्ट्रेज के निशान बनने पर **बर्बेरिस एक्वा क्यू** और **केलेण्डूला क्यू** की 5-10 बूँदें पेट्रोलियम जेली में मिलाकर नियमित रूप से मसाज करने पर कुछ दिनों में धीरे-धीरे निशान कम होने लगेंगे।
- प्रसव के बाद स्तन का दूध घट जाने या न रहने पर **आर्टिका यूरेन्स क्यू** 5 बूँद गर्म पानी में डालकर 3-4 घण्टे के अन्तर से दें।
- प्रसव के समय ऐंठन व दर्द **वाइबर्नस ऑप्युलस क्यू** 2 से 5 बूँदें आधा कप

पानी में दें।

- प्रसव हो जाने के बाद दर्द या प्रसव के बाद बहुत ज्यादा रक्त स्राव होने पर **सिकेल कोर क्यू** 5-15 बूँद प्रति दो घण्टे के अन्तर से दें।
- प्रसूति के झूठे दर्द में **वाइबर्नम ऑप्युलस क्यू** 2 या 3 बूँदें कम समय के अन्तर से देने पर आराम मिलता है।
- प्रचुर मात्रा में पीले रंग का प्रदर में **सियोनायस क्यू** 5-10 बूँदें तीन बार दें।
- प्रचुर मासिकस्राव, थकान, एक मासिक धर्म से निवृत होने के बाद दूसरा शुरू हो जाता है **थेल्पसी बर्सा पेस्टोरिस क्यू** 5 बूँदें दिन में दो बार दें।
- प्रचुर मासिकस्राव, तेज लाल रंग का, थोड़ा चलने पर हर दो सप्ताह में आ जाता है, फिर विस्थापित गर्भाशय के कारण गहरे रंग के थक्के **ट्रिलियम पेंडुलम क्यू** की 2 से 5 बूँदें दिन में 3 बार दें।
- रक्तस्राव गर्भाशय में फायब्राइड या ट्यूमर के कारण, रक्त लाल या गहरे रंग का और थक्केदार **ट्रिलियम पी क्यू** 2-5 बूँदें दिन में दो बार दें।
- रात में धीमा मासिकधर्म **बोविस्टा क्यू** 5 बूँदें दिन में तीन बार दें।
- रजोनिवृत्ति के समय स्तनों के नीचे दर्द **एक्टीया रेसीमोसा क्यू** की 3-4 बूँदें दिन में दो बार दें।
- स्त्री की बायीं छाती के ठीक नीचे के हिस्से में दर्द **सिमिसिफ्युगा क्यू** चार से पाँच बूँदें दिन में दो बार दें।
- स्राव रुका हुआ और कम मात्रा में **सेनेशियो क्यू** 2 से 5 बूँदें सुबह, दोपहर व शाम को दें।
- स्तन में सूजन ठण्ड के कारण, स्तन में दर्द जो पीठ की तरफ जाता है **फाईटोलेक्का क्यू** 2 से 4 बूँदें दो बार दें।
- स्तन में गाँठें, स्तन सूजे हुए, पत्थर से कड़े और दर्दयुक्त **फाइटोलेक्का क्यू** 10-15 बूँदें दो बार दें।
- स्तनपान कराने वाली महिलाओं में दूध की मात्रा बढ़ाने के लिए **लेक्टुसा वाइरोसा क्यू** 10-10 बूँदें दो बार दें।
- स्तनों का पूर्ण विकास नहीं होने पर **अशोका क्यू, सैबाल सैरूलेटा क्यू,** एविना **सेटाइवा क्यू** और **अल्फा क्यू** दवाओं को समान मात्रा में मिलाकर इस संयोग की 10-10 बूँदें सुबह और शाम नियमित रूप से लेने पर अविकसित स्तन विकसित होने लग जायेंगे। अगर इस इजाज से फायदा नहीं हो तब **सैबाल सैरूलेटा क्यू** की 10-10 बूँदें और साथ-साथ में **लिसियिन 3 एक्स** की तीन गोलियाँ एक सुबह, एक दोपहार और एक शाम में लें। **सैबाल सैरूलेटा क्यू** और गोलियाँ लेने में कम से कम दो घण्टे का अन्तर रखें।

- दो महीने के प्रसव को समाप्त किया जा सकता है **गोसिपीयम क्यू** 10 बूँदें दिन में तीन बार दें।
- छोटे स्तन जो पूर्ण विकसित न हो पाए हों **सैबाल सेरूलेटा क्यू** की 3-4 बूँदें दिन में दो बार दें।
- दुबली-पतली लड़कियों के जरायु से पानी जैसा स्राव निकलना, मासिक के रूप में या प्रदर के रूप में, और साथ में मिचली हो तो **एब्रोमा-ऑगस्टा क्यू,** 5 बूँद की मात्रा में दो बार दें।
- दूध के साथ रक्त का आना **फाइटोलाका क्यू** की 3-4 बूँदें दिन में दो बार दें।
- श्वेत प्रदर, बार-बार गर्भपात, बच्चेदानी के रोग में **ऐलिट्रस फेरीनोसा क्यू** की 5-10 बूँद दो बार दें।
- चमकदार लाल रंग का स्राव, ऊँचाई से गिरने के दुष्परिणाम या भार उठाने के दुष्परिणाम से गर्भवती स्त्रियों में वरिकोज शिराओं का उभरना **मिलिफोलियम क्यू** 10-12 बूँदें दो बार दें।
- चमकदार लाल रक्त अथवा अत्यधिक मासिक स्राव **फाइकस रेलिजोसा क्यू** 5 से 10 बूँदें दो बार दें।
- चोट लगने या बगैर किसी कारण से गर्भस्राव होने पर कमर में दर्द, तलपेट में दर्द, श्लेश्मा निकलना, गर्भ का नीचे की तरफ सरक जाना, इसमें अक्सर 2-3 महीने का गर्भ नष्ट होता है तब **वाइबर्नम प्रुनिफोलियम क्यू** 2 से 4 बूँदें दें।
- फील पाँव, कुष्ठ रोग और रक्तामाशय में **कैलोट्रोपिस जाइगेण्टिया क्यू** की 3-4 बूँद दिन में तीन बार दें।
- जरायु की शिथिलता के कारण बार-बार गर्भपात होने पर **एलेट्रिस फेरिनोसा क्यू** की 10-10 बूँद दिन में दो बार लें।
- जरायु की स्थानच्युति में लगातार **एलेट्रिस क्यू,** 2-5 बूँद की मात्रा में रोज 3 खुराक अधिक दिनों तक खिलाते रहने पर जरायु अपने स्थान पर आ जाता है।
- जरायु की स्थानच्युति, अतिरजः, प्रदर और जरायु की अन्य गड़बड़ियों के साथ बाँझपन, सिर दर्द, थकावट, गर्भपात की प्रवृत्ति में **हेलोनिस क्यू** की 5 बूँद की मात्रा में तीन बार दें।
- जरायु की गड़बड़ी, अनियमित ऋतुस्राव और अतिरजः में **एब्रोमा रेडिक्स क्यू,** 4 बूँद की मात्रा में रोज तीन बार दें। साथ में **अशोका क्यू** 3 बूँद की मात्रा में रोज दो बार दें।
- जरायु के बढ़ जाने या स्थान से हट जाने, जरायु में अर्बुद होने व पीठ में भीषण दर्द होने पर **फ्रेक्सिकेनस-अमेरिकाना क्यू** की 5 बूँद की मात्रा में तीन बार दें।
- जरायु से हर प्रकार के रक्तस्राव में जल्दी-जल्दी बहुत मात्रा में चमकीला लाल

रक्त निकलने और वह बहुत दिनों तक जारी रहने पर **फिक्कस इण्डिका क्यू** की 5 बूँद की मात्रा में रोज 3-4 खुराक दें।

- जरायु से रक्तस्राव चाहे दो मासिक स्रावों के बीच हो या महीने में कई बार हो या रक्तस्राव चालू रहे तो **एलेट्रिस-फेरिनोसा क्यू** की 5 बूँद की मात्रा में दें, इसके सेवन से जरायु से रक्तस्राव आना बन्द हो जाता है।
- अण्डाशय के बढ़ जाने और उसमें दर्द होने पर **सेबाल सेरूलेटा क्यू** की 5 बूँदें दिन में दो बार दें।
- अधिक मासिकस्राव में नीचे जाने वाला दर्द **फिकस रेलीजियोसा क्यू** हर 6 घण्टे पर 5 बूँदें दें।
- अधिक रक्तस्राव के कारण कमजोरी और कान में घण्टी बजने की आवाज आये और स्राव काला होने पर **चायना क्यू** 2 से 5 बूँदें दिन में दो बार दें।
- अनियमित मासिकधर्म साथ में अण्डाशय में दर्द **यूस्टिलेगो क्यू** 2 से 5 बूँदें दिन में दो बार दें।
- औरतों का मासिक स्राव रुका हुआ हो और तलपेट प्रदेश में भयानक दर्द, पेशाब में फास्फेट (सफेद पदार्थ) निकलता हो, कनपटी में दर्द हो तो **एवेना-सेटाइवा क्यू,** 3 बूँद, **अशोका-जेनोसिया क्यू,** 3 बूँद और **पैसिफ्लोरा-कारनेटा क्यू,** 15 बूँद, तीनों को मिलाकर एक खुराक बनाना चाहिए। इसको दिन में दो बार दें।
- अत्यन्त भोग-विलास के कारण स्त्रियों का स्नायु-मण्डल जर्जरित हो जाता है। ऐसी स्थिति में उन औरतों को अनिद्रा परेशान करती है। **एवेना-सटाईवा क्यू,** 3 बूँद की मात्रा में रोज 3 खुराक और रात में सोते समय **पैसिफ्लोरा इनकारनेटा क्यू,** 30 बूँद की मात्रा में दें।
- अगर सात-आठ महीने का गर्भ हो जाने पर रजः स्राव होकर गर्भ गिर जाने की सम्भावना हो तो **केनाबिस इन्डिका क्यू** की 2-5 बूँद तीन बार दें।
- गर्भिणी के पैरों की ऐंठन के लक्षणों या जरायु और डिम्बाशय के अपेक्षित दर्द के साथ मासिक में गड़बड़ी होने पर **वाइबर्नम ऑप्युलस क्यू** लाभ करता है। इसकी 5-10 बूँदें 4 घण्टे के अन्तर से दें।
- गहरे रंग का प्रदर **थलास्पी क्यू** 2 से 5 बूँद दो बार दें।
- गर्भाशय की गाँठों के साथ मासिक अधिक और अधिक दर्द हो तो **थलास्पी बुरसा पेस्टोरिस क्यू** 5-10 बूँदें पानी में दो बार दें।
- गर्भाशय का कैंसर (ट्यूमर) जिसमें अधिक रक्तस्राव हो तो **थलास्पी बी क्यू** की 5-5 बूँद पानी में चार बार दें।
- गर्भाशय के ट्यूमर में **सीकेल कोर क्यू** की 10 बूँद पानी में प्रति 6 घण्टे के अन्तर से दें। ट्यूमर के टुकड़े निकलने के बाद दिन में एक बार 10 बूँदें फिर दें।

मानसिक स्थिति के अनुसार **सीकेल कोर** 1 एम की एक खुराक दें।

- गर्भाशय से अत्यधिक रक्तस्राव **रस एरोमेटिक क्यू** आधा चम्मच पानी में डाल कर दें।
- गर्भाशय की कमजोरी के कारण यदि गर्भपात हो जाता हो तो **कोलोफाइलम क्यू** 3 बूँदें तीन बार दें।
- गर्भाशय का खिसकना, गर्भपात के बाद कमर में दर्द, श्वेत प्रदर के तिक्त स्राव के कारण भग में खुजली और गर्भाशय के रोग के कारण अवसाद **हेलोनियस डी. क्यू** दिन में तीन बार 10-12 बूँदें दें।
- गर्भाशय का टॉनिक, साथ ही गर्भाशय की गाँठों के लिए सर्वोतम औषधि है **फ्रेक्सीकेनस अमेरिकाना क्यू** मदर टिंचर 10 से 15 बूँदें दो बार दें।
- गर्भाशय में पथरी **हाइड्रेस्टिस क्यू** 2 से 5 बूँदें दिन में तीन बार दें।
- गर्भाशय स्थानच्युति अतिवृद्धि में **फ्रेक्सीकेनस अमेरिकाना क्यू** 10-15 बूँदें दो बार दें।
- गर्भाशय में दर्द के साथ रक्तस्राव गहरे रंग का तथा थक्केदार थक्के बड़े-बड़े, प्रचुर रक्तस्राव, थकान, पहला मासिकस्राव समाप्त होते-होते दूसरा शुरू हो जाता है **थेलेस्पी वी. पेस्टोरिस क्यू** की 5 बूँदें हर छः घण्टे के बाद दें।
- गर्भाशय से रक्तस्राव—**फाइकस रेलिजोसा क्यू** हर तीन घण्टे पर पानी में 5 बूँद दें।
- गर्भाशय का खिसक या बढ़ जाना **फ्रेक्सिकेनस अमेरिकाना क्यू** की 10-15 बूँदें एक बार दें।
- गर्भाशय में पथरी **हाइड्रेस्टिस क्यू** पानी में 5 बूँदें दिन में दो बार दें।
- गर्भाशय में फायब्रायड, दर्दयुक्त मासिकस्राव और पैरों में मरोड़ **फ्रेक्सिकेनम अमेरिकान क्यू** की 2-5 बूँदें दिन में दो बार दें।
- गर्भाशय से रक्तस्राव प्रचुर प्रवाह, हर दो सप्ताह पर पीला चेहरा, आसानी से मूर्छित हो जाना, हृदय का तेज स्पंद, कानों में आवाजें सुनाई देना, पेट में दर्द का अहसास **टिलियम पेण्डुलम क्यू** 5 बूँदें दिन में तीन बार दें।
- गर्भावस्था में कै ज्यादा और सवेरे कै के साथ मुँह पर ठण्डा पसीना, पुरानी कै की बीमारी में बहुत श्लेष्मा की कै और बहुत ज्यादा कै होने पर **लोबेलिया इनफ्लेटा क्यू** की 2-5 बूँदें जल्दी-जल्दी दें।
- गर्भनिरोध **साइक्लामेन क्यू** की 5 बूँदें या **जेंथोजाइलम क्यू** की 5 बूँदें, मासिक धर्म समाप्त होने के दिन से आरम्भ करके 7 से 10 दिनों तक लगातार लेने से गर्भधारण करने से बचाव हो सकता है।
- गर्भपात या गर्भस्राव के बाद जरायु से तेजी के साथ रक्तस्राव होने पर **ब्लूमिया**

ओडोरेटा क्यू की 5 बूँद तीन बार दें।

- गर्भपात की प्रवृत्ति **वाइबर्नम ऑप्यूलस क्यू** 5 बूँदें पानी में तीन बार दें।
- गर्भपात की प्रवृत्ति, झूठी प्रसव वेदना, अचानक से पेट में ऐंठन व दर्द, ऋतुस्राव देर से, कम व कुछ घण्टों तक चलने वाला होता है, जल्दी व पहले हो जाने वाला गर्भपात, जिससे बन्ध्यत्व हो जाता है **वाइबर्नम ओ. क्यू** 5-10 बूँदें तीन बार दें।
- गर्भपात के लिए दो माह तक का गर्भ गिराया जा सकता है **गोसिपियम क्यू** दो चम्मच पानी में 10 बूँदें 3 बार दें।
- गर्भपात के दुष्प्रभाव के कारण रक्तस्राव, एल्ब्यूमिनेरिया मधुमेह आदि **हेलोनिएस डायोका क्यू** की 2-5 बूँदें दिन में 3 बार दें।
- गर्भिणी स्त्रियों की रक्त-स्वल्पता, नितान्त दुर्बलता और शरीर के दुबलेपन में **अलफलफा क्यू** एक उत्तम औषधि है। इसे रोज भोजन के बाद 30 बूँदें दूध में या पानी में देने से अधिक लाभ होता है।

हड्डियाँ, जोड़ व मांसपेशियों के रोग

- बायें कन्धे में दर्द, वात रोग के कारण हो तो **सिमिसिफ्यूगा क्यू** 2 से 5 बूँदें दिन में दो बार प्रयोग करें और **रस टोक्स 6** सुबह व शाम दें।
- कमर की मांसपेशियों में वात का दर्द, कमर सख्त और उसमें खिंचावट रहती है **एक्टिया रेसीमोसा क्यू** 5 से 7 बूँदें दिन में दो बार दें।
- मोच आ जाने और कुचल जाने पर **बेलिस पिरेनिस क्यू** 2-5 बूँद तीन बार दें।
- मांसपेशियों का दर्द **फाइटोलक्का क्यू** 2 से 5 बूँदें दो बार दें।
- मांसपेशियाँ स्वाभाविक रूप से काम करना छोड़ दें और उनमें पक्षाघातिक अवस्था धीरे-धीरे बढ़ती जाये तो **अश्वगंधा क्यू,** 2-3 बूँद की मात्रा में नित्य तीन बार प्रयोग करें।
- हड्डियों के टूटने पर हड्डियों को जोड़ने के लिए **सिम्फाइटम क्यू** की 5-10 बूँदें दो बार दें।
- हड्डियों में हाड़तोड़ दर्द के साथ डेंगू बुखार **युपेटोरियम पर्फ क्यू** की 2-5 बूँदें दिन में तीन बार दें।
- हड्डियों में चोट, आँखों की चोट, कुश्ती लड़ने से पीठ में दर्द या अत्यधिक वासना में लिप्त होने से पीठ में दर्द **सिम्फाइटम क्यू** 10-20 बूँदें बाहरी प्रयोग के लिए।
- पीठ तथा टाँगों का कड़ापन दूर करने के लिए **जिनसेंग क्यू** की 4 बूँदें पानी में डालकर 2-3 बार दें।

- पैरों में वात के कारण दर्द और चलने में असमर्थता **वर्बेरिस वल्गेरिस क्यू** दिन में तीन बार दें।
- छाती से कन्धे की हड्डी तक अथवा कन्धे की हड्डी से दर्द बायीं छाती में जाये स्तन के नीचे दाहिनी छाती में **कॉटिलिडन क्यू** की 2-5 बूँद तीन बार दें।
- दर्द मांसपेशियों में, कुचले जाने का सा दर्द, हड्डियों, मेरुदण्ड, घुटना और जाँघों में दर्द **चायना क्यू** 2 से 3 बूँदें तीन बार दें।
- दर्द गठिया के कारण, गुर्दे में, गाल ब्लेडर तथा पीठ में **बर्बरिस वल्गेरिस क्यू** की 3-4 बूँदें दिन में तीन बार दें।
- वात रोग जिसके साथ खाँसी, जो कि रात में ज्यादा, अनिद्रा के साथ चिन्ता व परेशानी **स्टिक्टा मदर टिंचर** 10-10 बूँदें दो बार दें।
- वात रोग जो गरमी से बढ़े **गुएकम मदर टिंचर** 8 से 10 बूँदें दो बार दें।
- वात रोग जोड़ों में सूजन जो एक जगह से दूसरी जगह पर जाती है। गर्मियों व बरसात के मौसम में ज्यादा **कोलचीकम क्यू** कुछ बूँदें पानी में।
- वात व पेशियों में दर्द, पाकाशय शूल, **रेमनस कैलिफोर्नियम क्यू** 15 बूँदें हर चार घण्टे से दें। (टेनिस एल्बो रोग में इसकी 200 की शक्ति का प्रयोग करें)
- वात जोड़ों में सूजन, दबाने पर गड्ढा बन जाता है, अधिक नम और ठण्डे तथा गरम और शुष्क मौसम में बढ़ जाता है **कोलचीकम क्यू** की कुछ बूँदें पानी में डालकर दिन में तीन बार लें।
- वात, दायें जोड़ों में, हृदय समस्या के साथ-साथ **कैक्टस ग्रेंडिफ्लोरा क्यू** की दो से पाँच बूँदें दिन में तीन बार दें।
- जोड़ों का दर्द साथ ही हृदय के लक्षण **कॉलिनसोनिया क्यू** कुछ बूँदें तीन बार दें।
- जोड़ों में अकड़न के कारण वात रोग **स्ट्रिक्निनस क्यू** की 10-12 बूँदें दो बार दें।
- जोड़ों के दर्द में **पल्सेटीला क्यू** की 3 से 5 बूँदें पानी में दिन में तीन बार दें।
- गठिया वात की बीमारी में यूरेट ऑफ सोडा के पैदा होने पर **आर्टिका यूरेन्स क्यू** की 5 बूँद गर्म पानी के साथ 3-4 घण्टे के अन्तर से 4-5 बार देने से यूरिक ऐसिड निकल कर बीमारी ठीक हो जाती है।
- गठिया का दर्द यूरिक एसिड की उपस्थिति के कारण **आर्टिका यूरेन्स क्यू** की और **बर्बरिस वल्गेरिस क्यू** की 5 बूँदें हल्के गरम पानी में मिलाकर 4 घण्टे के अन्तराल से दें।
- गठिया में **कोलचीकम क्यू** 5-15 बूँद दिन में दो बार अथवा **फ्रेगेरिया** 1 एम या उच्च शक्ति की एक खुराक दें।

- गठिया में छोटे-छोटे जोड़ों में दर्द जो चलने व फिरने से बढ़ता है व बड़ी-बड़ी मांसपेशियों के दर्द के लिए **एक्टिया रेसीमोसा क्यू** दो से पाँच बूँद दिन में दो बार दें।
- गठिया संबंधी परेशानियाँ, गुर्दे के क्षेत्र में जलन तथा पीड़ा, सुन्नपन, कड़ापन तथा लंगड़ापन **बर्बरिस वल्गेरिस क्यू** की 5 बूँदें दिन में 3 बार दें।

त्वचा, नाखून व बालों के रोग

- एग्जिमा और सोरायसिस में बाहरी प्रयोग पर अच्छा प्रभाव दिखाती है **जेबोरेन्डी क्यू**।
- एपिथेलियोमा में **आर्स एल्ब** का बाहरी प्रयोग करें।
- घमोरियाँ, त्वचा का पुराना अल्सर **साइजेजियम जेम्बोलिनम क्यू** 10 से 20 बूँदें दो बार दें।
- घाव में सूजन **एचिनेशिया क्यू** 5 बूँदें दो बार दें।
- खुजली शुष्क या नम **ऐचीनोशिया क्यू** की 5-10 बूँदें दिन में 4 बार दें।
- इरिसिपेलस लाल रंग के उद्‌भेद व रक्तस्राव फुन्सियों में **हाइग्राफिला स्पाइनोसा 3 एक्स** 2-3 बार दें।
- बाल सफेद ना होने के लिए तेल **जेबोरेण्डी, अर्निका चायना, एसिड फॉस केन्थेरिस** इन सभी दवाओं के क्यू 5 मि.लि. बराबर की मात्रा में 200 मी.लीं नारियल के तेल में मिलाकर बालों में तेल के रूप में प्रयोग करें।
- बालों का झड़ना व पकना **आर्निका क्यू** 2 औंस नारियल के तेल में मिला कर लगायें।
- बालों को बढ़ाने व बालों को काला करने के लिए **जेबोरेन्डी क्यू** 10-15 बूँदें दिन में दो बार दें।
- बदबूदार घाव **कार्बोलिक एसिड क्यू** की 20 से 30 बूँदें 4 औंस पानी में डाल कर बाहरी प्रयोग करें।
- कान की नली की फुन्सियों में **केल्के पिकीक 30** का प्रयोग उपयोगी सिद्ध होता है।
- कुष्ठ रोग में **चालमोगरा क्यू** 5 बूँदें दिन में तीन बार दें।
- कुचल जाने से त्वचा रगड़ जाती है तब **हेमेमेलिस क्यू** की 10 बूँदें पानी में डालकर दो-तीन बार दें।
- मस्से में **थूजा क्यू** बाहरी प्रयोग हेतु।
- मुँहासे-गुलाबी रंग के **आर्सनिक ब्रोमाइड क्यू** 2 बूँदें पानी में दिन में तीन बार दें।
- किसी भी प्रकार के चर्म रोग में **स्पोंजिया क्यू** की 10-15 बूँदें देने से अधिक

फायदा होता है। उसके बाद **ऐनागेलिस क्यू** का प्रयोग करना न भूलें क्योंकि ऐसा करने से सम्पूर्ण फायदा होता है।

- किसी स्थान के जल जाने पर **केन्थेरिस** का भीतरी और बाहरी प्रयोग विशेष लाभदायक होता है। जल जाने पर अगर चमड़ा न फटे तब **केन्थेरिस मदर टिंचर** को एलकोहोल में मिलाकर या केन्थेरिस के किसी डाइलूशन को जली हुई जगह पर लगा कर पट्टी बांधने पर जलन में आराम मिल जाता है। अगर चमड़ा फट जाये तब दवा को एल्कोहोल के स्थान पर शुद्ध जल या डिसटिल वाटर में मिलाकर केन्थेरिस का व्यवहार करें साथ में **केन्थेरिस-6** का सेवन भी आवश्यक है।
- किसी स्थान पर चोट लगने से फटकर जख्म हो जाता है और रक्तस्राव होने लगता है, ऐसी अवस्था में एक ड्राम **कैलेण्डला मदर टिंचर** 6 औंस पानी में मिलाकर जख्म को धोएं और एक ड्राम केलेण्डला मदर टिंचर और 2 आउन्स ओलीव आयल या बेसलीन में खूब अच्छी तरह मिला कर जख्म पर लगाने से जख्म ठीक हो जायेगा।
- पित्ती उछलने की सर्वश्रेष्ठ औषधि है **क्लोरल हाइड्रेट क्यू** या 1 एक्स की 5 बूँद तीन बार दें।
- पित्ती रोग में **आर्टिका यूरेन्स क्यू** का बाहरी प्रयोग करें।
- पित्ती उछलने या एग्जिमा में अगर कोई दवाओं से लाभ न हो तब **स्कूकम चक 3 एक्स पाउडर** के प्रयोग से आराम मिल जाता है।
- रिसिपेन्स की सूजन व प्रदाह जिसमें डंक मारने का दर्द रहता है **ऐपिस क्यू** की 30 मि. ली. ओलिव आयल में मिला कर लगायें।
- सिर में जूं पड़ने पर **सेबेडिला क्यू, एजाडिरेक्टर इरेक्टा क्यू** और **ओसिमियम क्यू** की बराबर मात्रा में मिक्चर बनाकर बालों में लगाने पर फायदा होता है।
- हाथ के एक्जिमा में **जुगलस सिनेरिया** 6 के प्रतिदिन देने से रोग ठीक हो जाता है।
- पकने वाले घावों में **कैलेण्डुला क्यू** की 2-4 बूँदों का बाहरी प्रयोग करें।
- पुराने एक्जिमा में **बर्बेरिस एक्यू क्यू** की 10-15 बूँदें चौथाई कप पानी में दिन में चार बार देने से आशाजनक फायदा होता है।
- पैर के एक्जिमा में **रस टॉक्स 6** तथा **लिडम पाल 6** को कुछ दिनों तक पर्यायक्रम से देने से वह ठीक हो जाता है।
- शरीर के किसी भी स्थान पर फोड़ा आदि होने पर और उस स्थान पर जख्म बन जाने पर और जख्म को जल्दी सुखाने के लिए **साइलेशिया-200** सप्ताह में एक मात्रा दें।
- सभी प्रकार के जख्म में **हाईड्रस्टि केन का मदर टिंचर** आधा ड्राम, एक गिलास

पानी में मिलाकर इसका बाहरी प्रयोग करने से जख्म जल्दी ठीक हो जाते हैं। इसके प्रयोग से चेचक के दाग भी मिट जाते हैं।

- सफेद दाग **सोरेलिया कोर क्यू** की 10 बूँदें पानी में सुबह के समय दें।
- सेपटिसिमिया, कारवंकन, प्राणघातक जख्म जिनमें अत्यन्त जलन, काला नीला रंग और सड़ने लगे तब **एन्थरासाइनम 200** हफ्ते में एक-दो बार दें।
- सूखा एक्जिमा में **काली आर्स 200** की एक मात्रा नित्य देने से रोग से मुक्ति मिल जाती है।
- उद्‌भेद (इरप्शन) में **बैलसम प्रेरू क्यू** 1 ड्राम 1 औंस वेसलिन में मिला कर लगायें।
- छोटी लड़कियों के मुहाँसे निकलने पर **बरबेरिस एक्वाफोलियम क्यू** की 2 बूँद पानी में डालकर दिन में दो बार दें।
- श्वेत कुष्ठ में **सोरिलिया कोर क्यू** 10 बूँद सुबह और **हाइड्रोकोटाइल क्यू** 10 बूँदें शाम को दें।
- चर्म के जख्म के किनारे ऊँचे होते हैं जिनसे आसानी से बहुत खून निकलता है। जख्म को छूना बर्दाश्त नहीं होता तब **एन्साफोटिडा 6** दें।
- चर्म पर लाल लाल चकत्ते निकलते हैं और उनमें भयानक जलन रहती है या जख्मों से बदबूदार स्राव निकलता है **एकिरेन्थस-एसपेरालिन क्यू** की 3-5 बूँद तीन बार दें।
- चोट जिसमें त्वचा फट गई हो **हेमेमैलिस क्यू** की 10 बूँदें पानी में डालकर चोट पर लगाएँ।
- फोड़े जिनसे पस और बुखार रहे **ऐचिनेशिया क्यू** 5 बूँदें पानी में हर दो घण्टे के बाद दें। यह बार-बार फोड़े को निकलने से भी रोकता है।
- फोड़े की फुन्सियों में **टेरेनटूला क्यू 30** का प्रयोग उपयोगी सिद्ध होता है।
- फोड़े के पक जाने पर **साइनोडम डेकाटाईलन क्यू** को रूई में भिगो कर फोड़े पर 3-4 बार लगाने पर फोड़ा फूट जाता है।
- त्वचा की फुन्सियों जिनमें खुजली और दर्द हो तो **एटिम क्रुड 6** एक उत्तम औषधि है।
- त्वचा को गोरी और मुलायम बनाने के लिए **बर्बेरिस एक्वा क्यू, कैलेन्डुला क्यू, ओलियम सेन्टला क्यू** और **जिंक आक्सी क्यू** को समान मात्रा में मिला लें और इसे ग्लीसरीन में मिलाकर प्रति दिन लगायें। कुछ समय बाद त्वचा मुलायम व चमकदार दिखने लगेगी।
- त्वचा के सभी प्रकार के जख्म और त्वचा के फट जाने पर **हेमामिलिस-सैल्वी क्यू** का प्रयोग करें।

- त्वचा पर रगड़ लग जाती है तब **आर्निका क्यू** का बाहरी प्रयोग करें।
- त्वचा संबंधी समस्या **केलोट्रोपिस क्यू** की 3-4 बूंदें दिन में दो बार दें।
- त्वचा में झुर्रियाँ हो जाने पर **सार्सापरिला क्यू, काली फास क्यू, फेरम फास क्यू** और **काली सल्फ** इन सभी दवाओं को समान मात्रा में मिलाकर और इस संयोग को बैसलीन या ग्लीसरीन में आवश्यकता अनुसार मिलाकर मसाज करें। कुछ समय बाद इसका असर मिल जायेगा।
- जननेन्द्रिय की खुजली में **केलाडियम-सेगुइनम क्यू** की 3 बूँद की मात्रा में रोज तीन बार दें।
- अण्डकोष की फुन्सियों में **क्रोटान टिग 30** सदैव फायदा करती है।
- अंगुलबेड़ा रोग में **मायरिस्टीका सेबीफेरा क्यू** की 2-5 बूंदें दिन में तीन बार दें।
- अधिक मवाद तथा ताप वाले फोड़ों में **एचीनेसिया क्यू** की दो बूँदें हर दो घण्टे से दें।
- आघात अथवा वर्जिकल ओपरेशन के कारण कोलेप्स अवस्था होना या डर चमक बैठ जाने पर **हाइपेरिकम परफोरेटम** के मदर टिंचर की 20 बूँदें एक औंस सेलाड ऑयल में मिलाकर क्षति स्थान पर लगाने या मालिश करने से आराम मिलता है।
- **औरम मेटालिकम** औषधि एनजाइना पेक्टोरिस की एक उत्कृष्ट औषधि है।
- गर्म पानी से जल जाने पर **केन्थारिस क्यू** की कुछ बूँदें पानी में मिलाकर जले स्थान पर लगाने पर जलन से राहत मिलती है और दर्द भी कम होता है।

ज्वर व उनकी व्याधियाँ

- ठण्ड लगने के कारण बुखार आने पर **कैम्फर क्यू** की एक या दो बूँद शूगर ऑफ मिल्क में देने से बुखार जल्दी उतर जाता है।
- कालाजार में रक्त का पाखाना या रक्त मिला पाखाना होता हो, पेशाब में खून निकलता हो तो ऐसी स्थिति में **अंसाई क्यू** की 5 बूँदें तीन बार दें।
- कुनैन के अपव्यवहार के कारण मलेरिया बुखार में विकृति आने पर **एजाडिरेकटा इण्डिका क्यू** की 3 बूँदें तीन बार देने से लाभ होता है।
- मलेरिया बुखार सदैव एक समय पर आये, समय इतना सही की घड़ी मिला सकते हैं। बुखार अधिकतर दोपहर में आता है **सिड्रॉन क्यू** 10-20 बूँदें हर दो घण्टे के अन्तराल से दें। औषधि बुखार आने के 2 घण्टा पहले देना शुरू कर दें।
- मलेरिया से प्लीहा का प्रभावित होना **सिएनोथस आरनिया क्यू** की 5-10 बूँदें

दिन में दो बार दें।

- मलेरिया ज्वर की उच्चावस्था में आँख-चेहरा, हाथ-पैर में जलन व थोड़ी प्यास में **एजाडिरेक्टा इण्डिका क्यू** की 3 बूँद तीन बार दें।
- मलेरिया ज्वर में **अर्टिका यूरेन्स क्यू** दो से पाँच बूँदें दिन में दो बार दें।
- मलेरिया ज्वर में **अल्सटोनिया क्यू,** 5 बूँद की मात्रा में दो खुराक और **क्विनिया-इण्डिका क्यू,** 5 बूँद की दो खुराक नित्य देना चाहिए।
- मलेरिया ज्वर जिसमें तिल्ली पर प्रभाव पड़ता है **सियोनोथस ऐरेना क्यू** 5 से 10 बूँदें दो बार दें।
- फीवर, खाँसी, नाक से पानी निकलना, छींकें, ट्रैकिया व श्वास नली में प्रदाह, दमे के लक्षण, गला साँय साँय करता है व खाँसी—**एम्ब्रोसिया क्यू** 10 बूँद तीन बार दें।
- पीत ज्वर में **कोटेलस एच क्यू** की 2-5 बूँदें तीन बार दें।
- पुराने मलेरिया ज्वर में यकृत व प्लीहा के बढ़ जाने पर **लुफा बिन्डल क्यू** की 5 बूँद तीन बार दें।
- पुराने सविराम ज्वर में यकृत और प्लीहा बढ़ जाये, तीसरे पहर मन्द ज्वर, आँखों में जलन, भूख में कमी, कब्जियत में **क्लेरोडेन्ड्रोन इनफोरच्यू बेटम क्यू** की 5 बूँद तीन बार दें।
- फ्लू के बाद लगातार खाँसी में **स्ट्रीकतिननम वी क्यू** की 10-12 बूँदें दो बार दें।
- रोगी को बेचैनी व तेज बुखार, खाँसी तेज, श्वास कष्ट, सीना फैलाने पर कष्ट, फेफड़ों में पीब **आयोडियम क्यू** दो-चार बूँद दिन में तीन बार दें।
- शीत प्रधान सविराम ज्वर में असह्य जाड़ा, शरीर ठण्डा, लेकिन चेहरा और माथा गर्म रहता है, गालों पर आग से जला देने वाली ज्वाला, जाड़े के साथ ही पर्यायक्रम से पसीना होता है, इस प्रकार के सविराम ज्वर में **कैलोट्रोपिस-गाइजैसिया क्यू** की 5 बूँदें पानी में दिन में तीन बार दें।
- शीत ज्वर में भी तेज जाड़ा और कंपकंपी होने पर **कैम्फर क्यू** की 5 बूँद प्रत्येक 3 मिनट पर तीन खुराक देने से तुरन्त आराम आ जाता है।
- सर्दी, ज्वर या स्वल्पविराम ज्वर में शरीर में शोथ, पेशाब अल्प आता है और अतिसार रहता है तब **ऐगली फोलिया क्यू** या 1 एक्स दें और अगर बुखार रहे तब 3 एक्स शक्ति का प्रयोग करें।
- सूजन, आन्त्रिक ज्वर के साथ पेशाब में एलब्युमिन की मात्रा अधिक **हेलेबोरस नाइग्रा क्यू** 2 से 5 बूँदें पानी में दो बार दें।
- उच्च ज्वर (104-106) उसके साथ बड़बड़ाना, हाथ, पैर, मुँह व आँखों में

भयानक दर्द, ऐसा महसूस हो कि छाती फटी जा रही है **चिरायता क्यू** 30-40 बूँद 3-4 बार दें।

- वात ज्वर में बदन का ताप 105 डिग्री से अधिक होने पर **कैम्फर क्यू** की 1 बूँद शक्कर में बार-बार देने से रोग ठीक हो जाता है।
- तीन-दिवसीय सविराम ज्वर, जाड़ा, उत्तपावस्था में प्यास, जीभ में सफेद लेप, यकृत और प्लीहा में शाम को जलन **एटिस्टा इण्डिका क्यू** की 3 बूँद तीन बार दें। इससे फायदा न हो तो **एटिस्टा रेडिक्स क्यू** की 5 बूँद तीन बार दें।
- ज्वर में शुरू से अन्त तक आँखों से ज्वाला निकलती है, बुखार तीसरे पहर आता है, उसमें 2 से 4 बजे तक मन्द ज्वर रहता है जिसमें जाड़ा कम लगता है **जेन्सियाना चिरायता क्यू** की 5 बूँद की मात्रा में रोज 3 बार दें।
- ज्वर में हाथ-पैर ठण्डे, भीतर ही भीतर जाड़े से पीड़ित रहना, साधारण अवस्था में बहुत पसीना आना। ऐसे लक्षणों में **असाई क्यू** की 5 बूँद तीन बार दें।
- टायफायड में प्रलाप, चेहरा और आँखें लाल और दिमाग में रक्त-चाप का लक्षण रहने पर **एगलीफोलिया क्यू** की 5 बूँदें दो बार दें।
- टायफायड-मल काला, लम्बा, खून से भरा हुआ, बदबूदार, पानीदार, मल के साथ में श्लेष्मा **लेमटेण्डा क्यू** 2 से 5 बूँद पानी में दो बार दें।
- टायफायड ज्वर, अधिक कमजोरी, त्वचा शुष्क, हाथ-पैर ठण्डे, गहरे रंग का काला पानीदार मल व रक्तयुक्त आँव मिला हुआ **लेपट्रेंडा वर्जीनिका क्यू** 2-5 बूँदें पानी में दिन में दो बार दें।

विविध रोग

- घमोरिया, त्वचा का पुराना अल्सर **साइजेजियम जेम्बोलिनम मदर टिंचर** 10 से 20 बूँदें दो बार दें।
- घुटनों में इतनी अकड़न रहे कि पैर की अँगुलियाँ जमीन से उठाई नहीं जा सकतीं या एड़ी जमीन से लगाई नहीं जा सकती। रोगी हमेशा ऊँघता और जम्हाई लेता रहता है। इन लक्षणों में **लेथीरस-सेटाइवस क्यू** की 2-5 बूँदें जल्दी-जल्दी दें।
- खाँसी के दौरे के साथ खड़खड़ की आवाज और कफ का अत्यधिक जमाव **सेनेगा क्यू** 2 से 5 बूँदें दो बार दें।
- खाँसी जिसमें श्लेष्मा का अत्यधिक जमाव जो गाढ़ा तारदार और अधिक मात्रा में आये, जिसके साथ उल्टी भी हो **कोकस केक्टाई** क्यू 2 बूँद तीन बार दें।
- खाना खाने से पहले और परीक्षा से पहले अत्यधिक निद्रा में—**स्क्रोफुलेरिया नोडोसा मदर टिंचर** की 10 बूँदें दिन में दो बार दें।
- खसरे की बीमारी में सर्वांग शरीर का ठण्डा और नीला होना, सुस्ती होने पर

कैम्फर क्यू 1 बूँद की मात्रा शुगर ओफ मिल्क में बार-बार देने से तुरन्त आराम मिल जाता है।

- शराब के दुश्प्रभाव जैसे सिरदर्द, अनियमित हिचकी, उन्माद या चित्तभ्रांति– **रेननक्यूलस बी क्यू** की 10-30 बूँदें दिन में तीन बार दें।
- ठण्ड का आघात, ठण्डा-पीला चेहरा, नीले होंठ, तेज थकान, शरीर ठण्डा होने के बावजूद ढंकने की इच्छा नहीं **कैम्फर क्यू** की दो बूँदें पानी में दिन में 3 बार दें।
- ठण्ड पीठ या कमर से आरम्भ होती है **यूपेटोरियम परप्यूरियम क्यू** 5 बूँदें दिन में दो बार दें।
- ठण्डा पीला चेहरा, होंठ नीले, शरीर ठण्डा फिर भी शरीर को ढकना पसन्द नहीं करता है व बुखार आने पर **केम्फोरा क्यू** 2 से 5 बूँदें तीन बार दें।
- बहुमूत्र रोग में अधिक भूख, अधिक प्यास और बार-बार पेशाब के लक्षण में **एब्रोमा आगस्टा क्यू,** 5 बूँद की मात्रा में रोज दो खुराक दें।
- बायीं ओर के हाथ-पैर में शोथ होने पर **कैक्टस ग्रेन्डिफ्लोरा क्यू** की 4-5 बूँदें दिन में चार बार दें।
- बेरी बेरी रोग, सर्दी, खाँसी अथवा आधा सीसी का दर्द **परेरा डियुजा क्यू** 5-10 बूँदें तीन बार दें।
- कृमि को बाहर निकालने के लिए **ट्यूक्रियम क्यू** 10 बूंदें पानी में डालकर एक चम्मच दिन में चार बार दें।
- कन्धों के बीच ठण्डक का आभास **लेकनेन्थस क्यू** 2 से 5 बूँद दो बार दें।
- कमर दर्द के साथ रक्तस्राव, दर्द कमर से गर्भाशय तथा योनि की हड्डियों तक जाता है **वाईबर्नम प्रु क्यू** की 2 बूँदें दिन में दो बार दें।
- कमजोरी के साथ किडनी प्रदेश में दर्द और वीर्य स्खलन में **एरिंजियम क्यू** 5 से 10 बूँदें दिन में दो बार दें।
- मधुमेह इनसिपीडस/मेलिटस-अत्यधिक प्यास व बेचैनी, सूखा रोग के साथ वात रोग **हेलोनियस डोयोका क्यू** 2 से 5 बूँदें दो बार दें।
- मधुमेह जिसके साथ कमजोरी व शरीर की कमजोरी, घाव व माँसपेशियों में दर्द, याददाश्त कमजोर, रात्रि में अत्यधिक मूत्रता, चिन्ता से परेशानी, मूत्र का रंग दूध सा और शर्करायुक्त **एसिड फॉस क्यू** 3 से 4 बूँदें दो बार दें।
- मधुमेह, अत्यधिक मात्रा में मूत्र त्याग करता है, लगातार बूँद-बूँद से आने वाला मूत्र, मूत्र का स्वतः निकल जाना। सुबह और रात्रि में, पानीदार मल **रस एरोमेटीक क्यू** आधा चम्मच पानी के साथ दो बार दें।
- मधुमेह, अत्यधिक प्यास, मूत्र की मात्रा अधिक **अर्टिका यूरेन्स क्यू** दिन में तीन

बार 5-10 बूँदें दें।

- मधुमेह-अत्यधिक मूत्र, रात्रि में मूत्र की मात्रा भी बढ़ती है **साइजेजियम जेम्बोलिनम क्यू** 10 बूँद दो बार दें।
- महिलाओं की कमजोरी में **ऐलेट्रिस फेरिनोसा क्यू** 5 बूँदें सुबह व शाम दें।
- मोरफिन के विष के कुप्रभाव को दूर करने के लिए **इपिकाक क्यू** की 5 बूँदें पानी में दें।
- मोटापा **एस्कुलेन्टाइन क्यू** एक चम्मच गरम पानी के साथ खाना खाने से आधा घण्टे पहले दें।
- मोटापा घटाने के लिए **फाइटोलीन क्यू** की 10 बूँद एक ओंस गर्म पानी में डाल कर भोजन से आधा घण्टा पहले रोज 3 बार दें।
- मोटापा बढ़ता जाता है जिसमें शरीर की मांसपेशियाँ मजबूत हो जाती हैं **कैलोट्रापिस जाइगेण्टिया क्यू** 3-4 बूँद लम्बे समय तक दें।
- मोटापा कम करने के लिए **एसक्यू लेटाइन क्यू** गुनगुने पानी में एक चम्मच दिन में दो बार भोजन से एक घण्टा पहले दें।
- मोटापा जिसमें बदहजमी रहे **फ्यूकस वेसी कुलोसस क्यू** की 5 बूँदें दिन में दो बार दें।
- मोटापा अजीर्ण और पाचन सम्बन्धित रोगों के साथ **फ्यूकस वी** 2 से 5 बूँद दो बार दें।
- मोटापा दूर करने के लिए **फ्यूकस वेसिकुलोसस क्यू** और **फाइटोलाका क्यू** दोनों की 5-5 बूँद की मात्रा में रोज दो खुराक दें।
- मोटे मनुष्यों का मोटापा कम करने के लिए जब रोगी गले की बीमारी से पीड़ित रहे और उसकी शिकायत करे **फाइटोलेका डिकेण्ड्रा क्यू** की 10 बूँदें पानी में तीन बार दें।
- किसी एक विषय पर मन को स्थिर रखने की अक्षमता **एवेना सेटाइवा क्यू** 5 से 7 बूँदें दिन में दो बार दें।
- किसी भी प्रकार की बीमारी में अगर रक्त दूषित हो जाये तो **हेमीडेस्मस इन्डिका क्यू** की रोज 2 या 3 बूँद की मात्रा में 3 बार दें।
- किसी भी प्रकार की थकान में **स्टर्कुलिया क्यू** की 5 बूँदें रोजाना दें।
- किसी भी रोग में नाड़ी की गति मन्द होने पर **कैम्फर क्यू** की 5 बूँद चार बार देने से नाड़ी की गति उचित हो जाती है और सबल भी हो जाती है।
- किसी पुराने रोग के कारण या शरीर से अधिक रक्तस्राव हो जाने के कारण रक्तस्वल्पता हो जाने पर **चायना क्यू** की 5-10 बूँदें पानी में तीन बार दें।
- किसी स्थान पर गहरी चोट आ जाने या कुचल जाने पर **आर्निका क्यू** की

15-20 बूँदें 250 मि. ली. पानी में डालकर उसकी पट्टी कर दें और 24 घण्टे लगाये रखें।

- किसी सांघातिक बीमारी के बाद अत्यन्त दुर्बलता, दुबलापन और भूख नहीं लगना जैसे लक्षणों में **अल्फा क्यू** की 5-10 बूँद खाने के बाद दें।
- किसी लम्बी बीमारी के बाद किसी भी प्रकार की तकलीफ हो जाने पर **जेन्शियाना लुटिया क्यू** देने से भूख बढ़ती है व खाना हजम हो जाता है, शरीर के अनावश्यक तत्त्व उत्सर्जन संस्थान से बाहर निकल जाते हैं। खाना खाने से कुछ समय पूर्व 5-6 बूँदें पानी में दें।
- हिचकी में **ऐसिड ऐसेटिक क्यू** 8-10 बूँद पानी में डाल कर 2-4 बार दें।
- हिचकी सभी प्रकार की में **जिनसेंग क्यू** की 4-5 बूँद थोड़े से पानी के साथ आध घण्टे के अन्तर से दें।
- थकावट का चाहे कोई भी कारण हो **स्टर्कुलिया क्यू** 2 से 5 बूँदें दें।
- सिर में जुएं, बाहरी इस्तेमाल में लाएं **सेबाडिला क्यू, अजाडिरेक्टा क्यू** और **ओसिमम क्यू** सबकी 10-10 मिली. 5 मात्रा लेकर सिर पर लोशन की तरह लगाएं।
- सिर में जल संचय में **आर्टिका यूरेस क्यू** दस बूँदें पानी में दिन में दो बार दें।
- सिर्फ शरीर के ऊपरी भाग में पसीना, प्यासहीनता या थोड़ी प्यास होने में **एजाडिरेक्टा इण्डिका क्यू** की 3 बूँदें दो बार दें।
- **सिनकोना रूबम क्यू** और **जेन्श्याना क्यू** बराबर मात्रा में मिलाकर देने से भूख बढ़ती है, इसकी 4-5 बूँदें दिन में दो बार दें।
- हिस्टीरिया में **पोथस क्यू** अमूल्य औषधि है। इसकी 5 बूँद चार बार दें।
- हाथ-पैरों में सूजन जिसका कारण किडनी की सूजन हो **सेनेशियो आरियस क्यू** 2 बूँद दिन में दो बार दें।
- हाथ-पैरों का लकवा, बार-बार मूत्र की अधिकता, हाथ-पैरों का सुन्नपन साथ ही शक्तिहीनता **एपोसाइनम केन क्यू** 2 से 5 बूँदें दो बार दें।
- हैजे की पहली अवस्था में दर्द रहित, रंगहीन व श्लेष्मा मिला दस्त और बहुत ज्यादा कै, पेशाब न होना या तमाम शरीर और चेहरा ठण्डा, ठण्डा पसीना, नाड़ी लोप, चेहरा धंसा हुआ इत्यादि लक्षणों में **रिसीनस कम्यूनिस क्यू** की 2-5 बूँदें तीन बार दें।
- हैजे में **केम्फर क्यू** की 8-10 बूँदें शक्कर में डाल के हर आधे घण्टे के बाद 3 या 4 बार या हर उल्टी या दस्त के बाद दें चाहे एक-एक मिनट के अन्तर से देना पड़े। इससे तुरन्त लाभ होता है।
- पेशाब में खून निकलना, रक्त-वमन, खाँसी में रक्त निकलना, जरायु से रक्त

निकलना, अति रजः, खूनी बवासीर में या किसी भी भाग से रक्तस्राव होने पर **सिंडन-डैक्टीलोन क्यू** 5 बूँद 15 मिनट से लेकर 4 घण्टे के अन्तर से दें।

- पैरों में चिवाने वाला दर्द, एडी की मज्जा में जैसे बिजली की सी चमक प्रतीत होना, जिसमें दबाने पर आराम **चिरायता क्यू** 10-15 बूँदें 3-4 बार दें।
- पैरों में वात के कारण दर्द और चलने में असमर्थता **बरबेरिस वल्गेरिस क्यू** 5-10 बूँदें दिन में तीन बार, गर्म पानी में दें।
- पेट में कीड़ों में **यूस्टिलेगो इंडिका क्यू** की दो बूँदें पानी में दिन में दो बार दें।
- प्रत्येक स्राव जैसे मल, मूत्र, कान का पस, पसीना, ऋतुस्राव आदि में ऐसी बदबू आती है कि उसके पास खड़ा नहीं हुआ जा सकता है तब **क्रियोजोट क्यू** की 2-5 बूँदें 6-6 घण्टे के अन्तर से दें।
- रोगिणी को चिड़चिड़ाहट, भूख कम व उल्टी बनी रहती है, ऋतुस्राव के समय बहुत दर्द रहता है और रोगिणी को बवासीर की शिकायत रहती है तब **कॉलिनसोनिया क्यू** 2 से 5 बूँदें तीन बार दें।
- रोग के संग बड़े-बड़े ग्लैण्ड, छाती में ट्यूमर व रक्तस्रावी बवासीर में **स्कॉफुलेरिया नोडोसा क्यू** की पाँच बूँद दिन में तीन बार दें।
- रोग भोगने के कारण स्वास्थ्य बिगड़ जाने पर **ऐल्स्टोनिया क्यू** 3-4 बूँद तीन-चार बार दें।
- शरीर का कोई भाग कट जाने पर उसे पानी से धोकर **सिंडन-डैक्टीलोन क्यू** को फोये में भिगोकर जख्मी स्थान पर लगा देने से तुरन्त रक्तस्राव बन्द हो जाता है।
- शरीर में सूजन, पेशाब की मात्रा कम, परन्तु प्यास लगे तब **एपोसाइनम क्यू** चार से पाँच बूँदें तीन बार दें।
- शराब की आदत में **एसिड सल्फ क्यू** 3 हिस्सा दवाई व एक हिस्सा एल्कोहल अथवा **स्टर्कुलिया क्यू** 3 से 5 बूँदें 5 एम एल एल्कोहल के साथ तीन बार दें।
- शराब पीने की तीव्र इच्छा को दूर करने, भूख व पाचन शक्ति बढ़ाने के लिए और शारीरिक शक्ति बढ़ाने के लिए **स्टर्कुलिया क्यू** की 1 से 2 ड्राम मात्रा दिन भर में तीन बार दें।
- शराब, अफीम, तम्बाकू और जर्दा मिला पान खाने के कारण स्नायविक दुर्बलता और धातु-दौर्बल्य में तथा नपुंसकता में **एवेना-सेटाइवा क्यू** की 10 बूँद दिन में दो बार देने से विशेष लाभ होता है।
- शराबी जो अपने घर नहीं पहुँच सकते **केप्सिकम क्यू** 2-5 बूँद पानी में जल्दी-जल्दी दें।
- शारीरिक क्षय या कमजोरी, मस्तिष्क का काम करने के कारण कमजोरी, हाथ

पैरों में सुन्नपन, इन सबको दूर करती है **एवेना सैटाइवा क्यू** की 5-10 बूँदें तीन समय देने से।

- शारीरिक कार्य करने वाले जैसे मजदूर, माली आदि की थकावट के लिए **बेलिस परेनिस क्यू** की 4-5 बूँदें दिन में तीन बार दें।
- शोथ के साथ कलेजे का तेजी से धड़कना, कलेजे का कांपना और फड़फड़ाना, साँस लेने के लिए रोगी को मुँह फाड़ना पड़ता है तथा शोथ के साथ पेशाब रुक जाता है, पेशाब थोड़ा, बूँद-बूँद निकलता है, मूत्राशय में दर्द होता है - **बोरेविया डियूजा क्यू** की रोज 5 बूँद की मात्रा में चार बार प्रयोग करने पर पेशाब प्रचुर मात्रा में निकलता है और शोथ में आराम हो जाता है।
- शोथ रोग में थोड़ा पेशाब होना, पेशाब बन्द होना और श्वास-प्रश्वास लेने व छोड़ने में कष्ट **आक्सिडेण्ड्रान अवोरिस क्यू** की 2-3 बूँद पानी के साथ 4-5 बार दें।
- **सीना क्यू** कब्ज, मांस क्षय, दिन पर दिन दुबले होते जाने वाले कष्टों को दूर करती है। इसकी 5 बूँद पानी में तीन बार दें।
- साँप काटने पर **इयूपेटोरियम अयापाना** के मूल अर्क की 2-5 बूँद 3-4 बार दें और बाहरी प्रयोग से सर्प विष नष्ट हो जाता है और कहीं कट जाने या कुचल जाने पर **इयूपेटोरियम अयापाना** के बाहरी और भीतरी प्रयोग से खून निकलना तुरन्त बन्द हो जाता है। खून निकलने वाले सारे जख्मों को इस दवा की क्यू शक्ति के बाहरी प्रयोग से तुरन्त आराम हो जाता है।
- साँप के काटने पर **ल्यूकस एस्पेरा क्यू** 20-30 बूँद आधे घण्टे के अन्तर से दें।
- साँप के काटने पर रक्तस्राव होना **क्रोटेलस एच क्यू** की 2-5 बूँदें दिन में तीन बार दें।
- सर्दी के बाद में होने वाला पुराना श्वास रोग या मूत्र में आगजेलेट के आने पर **नाइट्रोम्यूरेटिक एसिड मदर टिंचर** 5 से 10 बूँदें दो बार दें।
- सर्वांगी या स्थानीय शोथ या बेरी बेरी के साथ कलेजे का कांपना, तेज धड़कन, श्वास-कष्ट, मूत्ररोध या अल्प मात्रा में पेशाब होना **बोरेविया-रेपेन्स क्यू** की 5 बूँद की मात्रा में तीन बार दें।
- स्तन ग्रन्थियों का कैंसर जिनमें कड़ापन आ जाता है और आकार बड़ा होता है **चिमाफिला क्यू** की 20 बूँदें पानी में दो बार दें।
- उँगलियों के पोर ठण्डे होने पर **चेलिडोनियम क्यू** की दो बूँद दिन में दो बार दें।
- उभरी हुई गांठ और जीभ के कैंसर में **गेलियम एपेराइन क्यू** 5 से 7 बूँदें दिन में तीन बार दें।

- उपदंश रोग के कारण मुँह व खाने की नली में घाव पैदा हो जाये तो **कोरीडेलिस क्यू** या **डीसेन्ड्रा केनाडेनसिस क्यू** की 20 बूँदें दिन में तीन बार दें।
- डायबिटीज (मधुमेह) में तेज प्यास तथा बेचैनी तथा गठिया संबंधी समस्याओं के साथ शरीर का सूखना **हेलोनियस डायोका क्यू** की 2-5 बूँदें दिन में तीन बार दें।
- डायबिटीज (मैलिटस) में **सिफलेंड्रा इंडिका** की एक बार में 20-25 बूँदें पानी में दें।
- दवाओं का असर हटाने के लिए **केम्फोरा क्यू** तीन बार दें।
- दुर्बलता के कारण चेहरा धंस गया हो तो **एवेना-सेटाइवा क्यू,** 3 बूँद की मात्रा में रोज सुबह-शाम और **अल्फा-2 क्यू,** 30 बूँद की मात्रा में रोजाना दिन और रात को भोजन के बाद दें।
- वात रोग बायीं तरफ का जिसके साथ हृदय का रोग **केक्टस ग्रेंडीफलोरा क्यू** 2 से 5 बूँदें।
- वात रोग जो गरमी से बढ़े **गुऐकम क्यू** 8 से 10 बूँदें दो बार दें।
- वात रोग, शियाटिका, कान के स्राव के साथ, लगातार चक्कर आना, दर्द बैठे रहने पर, ज्यादा लेटे रहने पर आराम **विस्कम एल्बम क्यू** की 5 बूँदें तीन बार दें।
- वात, स्नायुशूल, गठिया, जोड़ों में प्रदाह, मांसपेशियों में दर्द और यूरिक-एसिड प्रकृति में **हाइमोसा क्यू** की 15-20 बूँद की मात्रा में रोज तीन बार दें।
- चोट लगने पर घाव बने और सड़ने लगे तो **ऐचिनेशिया** क्यू की 10 बूँदें दो-दो घण्टे बाद दें और पानी में 20 या 50 प्रतिशत यह दवा मिला कर रूई से लगाकर पट्टी बांध दें।
- चेहरा पीला, मटमैला, झुर्रियों से भरा, पूर्वकालिक वृद्धि की तरह गाल और ललाट पर लाल-लाल धब्बे और नाक पर घोड़े के जीन की तरह पीले दाग **सिपिया क्यू** 2 बूँद दिन में दो बार दें।
- चलने और खड़े होने के समय पैरों की एड़ी में चुभने व जलने का दर्द, लेकिन एड़ी पर जोर देने पर कोई दर्द नहीं **बर्बरिस वल्गेरिस क्यू** की 5 बूँदें दिन में तीन बार दें।
- फीलपाँव और अण्डकोष के अर्बुद में, अण्डकोष का फूल जाना **हाइड्रोकोटाइल एशियाटिका क्यू** की 5 बूँद की मात्रा में रोज 3 बार दें।
- ज्यादा चर्बी इक्ट्ठी होकर शरीर में मोटापा आना साथ में कब्ज रहे **युकस वैसिक्यूलोसस क्यू** एक चम्मच की मात्रा में दिन में एक-दो बार दें।
- जब गाढ़ा पीले रंग का स्राव आये और बदबूदार पीला पीब निकलता है तब **हाइड्रास्टिस क्यू** 2 से 5 बूँदें दो बार प्रयोग करनी चाहिए।
- जीभ का कैंसर जिसमें मुँह के दोनों कोने कट जायें और दर्द करने वाले घाव

जो कि जीभ के ऊपर या सीधी तरफ हों **कोन्डुरेगों क्यू** की 5-10 बूँद पानी में तीन बार दें।

- जल जाने पर और पित्ती जैसे दाने उभर आने पर **आर्टिका यूरेन्स क्यू** की 1 बूँद पानी के साथ लगायें और इसकी 5 बूँदें पानी में दिन में चार बार पीने को दें।
- जलोदर, हाथ-पैरों में, आँखों के नीचे के घेरों में सूजन, कम प्यास लगना– **एपिस मेलिफिका क्यू** 6-7 बूँदें पानी में दो बार दें।
- जलसंचय (सूजन) हाथ, पैर व आँखों के नीचे अत्यधिक सूजन **एपिस मेल क्यू** 6-7 बूँद दो बार दें।
- जलने पर बाहरी प्रयोग के लिए **अर्टिका युरेन्स क्यू** या **केन्थेरिस क्यू** का प्रयोग करें।
- अंगुलबेड़ा या कान का दर्द या सूखे का रोग या पुराना वात रोग बुखार के साथ **मायरिस्टीका सेबीफेरा क्यू** 5 बूँद दिन में तीन बार।
- अंगुली में आघात या अंगुल बेड़ा रोग में जब दर्द उस स्थान से ऊपर की ओर फैलता है। आघात लगने से स्थान काला पड़ जाता है **बूफो-30** तीन बार दें।
- अनिद्रा, दिमाग में विचार भरे होने के कारण **सिप्रिपिडियम क्यू** की 2 बूँदें दिन में तीन बार दें।
- अनिद्रा, स्नायविक कमजोरी, पेशी संकुचन या दमा के कारण–**पैसीफ्लोरा क्यू** सोते समय 30 बूँदें पानी में दें।
- आपरेशन के बाद रक्तस्राव **ट्रिलियम पी क्यू** की 3-4 बूँदें दिन में तीन बार दें।
- अफीम खाने की आदत में **एवेना सेटाइवा क्यू** 15 से 20 बूँद दिन में दो बार दें, या **बर्बेरिस वल्गेरिस क्यू** 5 से 10 बूँदें दो बार दें।
- अगर रोग अधिक सिगरेट पीने के कारण उत्पन्न होता है, जिसमें पेशाब कम व सीना कसा हुआ लगता है, साँस छोटी-छोटी आती है तब **कॉन्वेलेरिया क्यू** 2 से 5 बूँदें दिन में दो बार, **रस टोक्स 6** सुबह व शाम दें।
- गठिया यूरिक एसिड की अधिकता के कारण **अर्टिका यूरेन्स क्यू** 5 बूँदें गरम पानी के साथ तीन बार।
- गठिया व वात रोग व गुर्दे का दर्द जलन के साथ व सुन्नपन **बर्बेरिस बल्गेरिस क्यू** 5 बूँदें तीन बार दें।
- गुदा में भगन्दर जिसमें अति अधिक खुजली **बेर्बेरस वल्गेरिस क्यू** 5 बूँद तीन बार दें।
- लकवा **लेथाइरस सेटाइवस क्यू** 2 से 5 बूँदें तीन बार दें।
- लकवा मस्तिष्क की परेशानी के कारण **हेलेबोरस नाइग्रा क्यू** 2 से 5 बूँदें तीन बार दें।

- लगातार सर्दी बनी रहना या बार-बार सर्दी होने की प्रवृत्ति में रोज दो बार **ऐवेना-सेटाइवा क्यू** 3 बूँद की मात्रा में और **क्रेटेगस-आक्सी क्यू,** 3 बूँद की मात्रा में रोज 2 बार दें।
- लगातार सर्दी बनी रहना और बार-बार सर्दी लगने की प्रवृत्ति में **ऐवेना-सेटाइवा क्यू** की 15 से 30 बूँदों की मात्रा में सुबह और रात में दो मात्रा गर्म पानी के साथ सेवन करने पर रोग ठीक हो जाता है।

शिशु एवं बाल रोग

- बच्चा दाँत निकलते समय वस्तुओं को काटता है **फाइटोलेक्का क्यू** 5-10 बूँदें दो बार दें।
- बच्चों के कै या हफनी रोग में बच्चा चित होकर लेट नहीं सकता। उठकर बैठ जाने को बाध्य होता है, खांसने पर रक्त के साथ श्लेष्मा निकलती है **ओसिमम क्यू,** 5 बूँद की मात्रा में रोज 3 बार दें।
- बच्चों में अगर पेशाब एकाएक बन्द हो जाये तो **केम्फर क्यू** की 2-3 बूँद रूमाल में डालकर बच्चों को सुंघाने से पेशाब आने लगती है।
- बच्चों का बिस्तर में पेशाब करना, पेशाब बदबूदार—**ब्लूमिया आडोरेटा क्यू** 2-3 बूँद सुबह व शाम दें।
- बच्चों का बिस्तर पर पेशाब कर देना **इक्वींस्टिम क्यू** 5 बूँदें गुनगुने पानी में डालकर दिन में तीन बार दें (यह बुद्धि के लिए भी उत्तम है)।
- बच्चों को अधिक भूख लगती है और स्तनपान के बाद भी भूखा रहता है तब **कैलेन्डुना मदर टिंचर** की 2-3 बूँदें पानी में डालकर दो-तीन दिन सुबह व शाम दें।
- बच्चों के बेरी बेरी रोग में **बोराविया डियूजा क्यू** 5-10 बूँद दो बार दें।
- बच्चों के कृमि रोग में अतिसार, पतले दस्त, जी मिचलाने पर **क्लेरोडेन्ड्रोन इनफारचुनेटा क्यू** की रोज 3 या 5 बूँद की मात्रा में तीन बार दें।
- बच्चों के अकड़न, ज्वर अतिसार, पेट में दर्द और कृमि की शिकायत में **एटिस्टा रेडिक्स** की 3 बूँदें तीर बार दें।
- कब्ज - बच्चे का या नवजात शिशुओं का **हाइड्रेस्टिस क्यू** 2-5 बूँदें तीन बार दें।
- सिर में जल संचय (Hydrocephalus) रोग में उन बच्चों के लिए जिनके रक्त में माँ-बाप से उपदांशिक प्रवृत्ति आ जाती है **काली आयोडाइड क्यू** 3 से 5 बूँदें पानी में दिन में दो बार दें।
- तीव्र रक्तामाशय में **कैलोट्रोपिस जाइगेण्टिया क्यू** 5 बूँद दिन में तीन बार दें।
- नवजात शिशु व बच्चों में अनिद्रा **सिप्रीपिड़ियम क्यू** 5 से 10 बूँदें दो बार दें।

एक मात्रा रात में सोते समय अवश्य दें।

- टी. बी. के बच्चों में अगर सिकुड़न अंगों की हो जाय तब **ओलियम जेकोरिस असेली क्यू** बाहर से लगाने के लिए।

बाहरी प्रयोग के लिए मदर टिंचर

मदर टिंचर का बाहरी प्रयोग चार प्रकार से होता है जैसे तेल, मलहम, लोशन एवं लिलिमेन्ट के रूप में; जिनके तैयार करने की विधि निम्न प्रकार से है :

1. तेल बनाने की विधि : दवा का 1 ड्राम मदर टिंचर को 9 ड्राम ओलिव आयल या ग्लेसरीन में मिलाने पर 10 ड्राम तेल तैयार हो जाता है।
2. मलहम बनाने की विधि : दवा का 1 ड्राम मदर टिंचर को 9 ड्राम सफेद वेसलीन में मिलायें और उसे खूब फैंटें। इस प्रकार से 10 ड्राम मलहम तैयार हो जाता है।
3. लोशन बनाने की विधि : दवा का 1 ड्राम मदर टिंचर को 9 ड्राम अकुआ मेरिना या गर्म पानी में मिला लें और उसको खूब हिलायें ताकि दोनों अच्छी तरह मिल जायें। इस प्रकार से 10 ड्राम लोशन तैयार हो जाता है।
4. लिलिमेन्ट बनाने की विधि : दवा का 1 ड्राम मदर टिंचर को 9 ड्राम रेक्टिफाइड स्पिरिट और 10 ड्राम ओलिव आयल में डालकर अच्छी तरह हिलायें जिससे तीनों खूब मिल जायें। इस प्रकार से 20 ड्राम लिलिमेन्ट तैयार हो जायेगा।
   1 ड्राम = 5 मिली लिटर

अधिकांशतः चोट लग जाने पर और त्वचा के छिल जाने पर लोशन का प्रयोग होता है। पुराने घावों के लिए मलहम का प्रयोग होता है। छाती में दर्द होने पर लिलिमेंट का प्रयोग करना चाहिए और दर्द व सूजन के लिए तेल को व्यवहार में लाना चाहिए। बाहरी प्रयोग से रोग में तुरन्त आराम मिलता है साथ में यदि दवा भी खिलाई जाये तो रोगी जल्दी ठीक हो जाता है। इसलिए दवा का बाहरी प्रयोग अब महत्त्वपूर्ण हो गया है।

- मुँह से बदबू आती हो तो **कार्बोलिक ऐसिड लोशन** से कुल्ला करने से बदबू दूर हो जाती है।
- बवासीर में **एसकुलस एच** के लोशन से धोने और बाद में मलहम लगाने से आराम मिलता है।
- पसीना रुक जाने के कारण प्रदाह होने पर **एकोनाइट नेप** के **लोशन** का प्रयोग करें।
- स्नायु शूल में **एकोनाइट नेप** के **मलहम** से मालिश करने पर आराम मिलता है।

- कुचल जाने पर, छिल जाने पर और पैर में फफोले पड़ जाने पर **आर्निका मोन्ट** के **लोशन** से पहले धोएं फिर इसका मलहम लगा देने पर रोग में आराम आ जाता है।
- खुजली, बिवायी, **गट्टे** और तेज धारदार वस्तु से कटने पर घाव बन जाने पर **आर्निका मोन्ट** के **लोशन** या मलहम के प्रयोग से आराम मिलता है।
- जोड़ों में बिवायी फट जाने पर **ऐगारिकस** के **लोशन** से धोएं और इसका मलहम लगाएं, शीघ्र व स्थायी आराम के लिए। लक्षण अनुसार **एगारिस 6** (बिवायी में ललाई होने पर) या **पेट्रोलियम 200** (बिवाइयों में से रक्त आने पर) को खाने के लिए दें।
- मधुमक्खी या ततैये के डंक मारने पर पहले उसका दंश निकाल कर **इचिनेशिया क्यू** को एक रुई के फाहे में भिगोकर मालिश करें। दर्द व सूजन समाप्त हो जाती है।
- गिल्टियों के फूल जाने पर **बेडियाशा** का **मलहम** गिल्टियों पर लगाने से लाभ होता है।
- गर्दन के कड़े हो जाने पर **बेलाडोना तेल** से मालिश करने से गर्दन को घुमाने फिराने में सुविधा होती है।
- आँतों को ढकने वाली झिल्ली के प्रदाह (पेरिटोनाईटिस) में **बेलाडोना** के **तेल** से पेट पर धीरे-धीरे मालिश करने से आराम मिल जाता है।
- हर प्रकार के घावों में **केलेन्डुला लोशन** का प्रयोग सदैव लाभदायक सिद्ध होता है।
- किसी भी प्रकार से जल जाने पर **केथेरिस** का **लोशन** लगाना चाहिए। घाव हो जाने पर **मलहम** का प्रयोग करना चाहिए। तुरन्त आराम के लिए इस दवा की 6 शक्ति की 2-3 मात्रा भी दें। अगर जल जाने से कोई उपसर्ग पैदा हो गया हो तो **कास्टिकम 30** का प्रयोग करने से वह भी ठीक हो जायेगा।
- प्रदाह जनित सूजन से ऐसी पीड़ा हो जैसे उस स्थान पर मिर्च लग जाने जैसी पीड़ा हो, तब **केप्सिकम** का **तेल** लगाने पर विशेष लाभ होता है।
- प्लीहा बढ़ जाने पर प्रदाह व दर्द पैदा हो जाने पर **सियेनोथस अमेरिकाना** के **तेल** से मालिस करने से प्रदाह व दर्द दूर हो जाता है और प्लीहा भी छोटा हो जाता है।
- यकृत के सभी प्रकार के उपसर्गों यहाँ तक कि यकृत में फोड़ा हो जाने पर **काईूअस** का **लोशन** या तेल लगाने से विशेष लाभ होता है।
- हर प्रकार के नेत्र प्रदाह, आँखों में लाली, सूजन, दर्द, घाव आदि में **यूफ्रेसिया लोशन** की 3 बूँद आँखों में 3-4 बार डालने से आराम आ जाता है। लोशन

अगर गुलाब जल में बनाया जाये तो अच्छा रहता है। इसके लिए 1 ड्राम **युप्रेसिया क्यू** को 9 ड्राम गुलाब जल में मिलाना चाहिए।

- सभी प्रकार के चर्म रोग जैसे फोड़े, कार्बकल आदि में ऐचिनेशिया मलहम उपयोगी सिद्ध होता है। मूत्र मार्ग में अर्बुद और सूजन होने पर **यूकलिप्टस** का **लोशन** पिचकारी द्वारा अन्दर डालने और इस दवा की 3 एक्स शक्ति की मात्रा 3 बार देने से आराम हो जाता है।
- अर्बुद पर **रूटा** का **मलहम** लगाने पर अधिक लाभ होता है।
- दाँत में दर्द होने पर **प्लैंटेगो मेजर** के मूल अर्क (क्यू) को रुई में भिगोकर दाँत में लगाने पर दर्द ठीक हो जाता है और इसी दवा की 30 शक्ति दवा के साथ में खिलाने पर बीमारी में सदैव के लिए आराम हो जाता है।
- खूनी बवासीर में **हेमामेलिस** का **लोशन** मस्सों पर लगाने पर विशेष लाभ होता है।
- केंसर के घावों पर **हाइड्रास्टिस** का **तेल** या मलहम लगाने से विशेष लाभ होता है।
- कुचल जाने के कारण घाव जहाँ से दर्द ऊपर की तरफ फैलता है या स्नायु केन्द्रों और उनके साथ तीव्र दर्द रहने पर **हाइपेरिकम** दवा का **तेल** प्रयोग करना चाहिए। जल्दी लाभ के लिए इस दवा की 3 एक्स शक्ति की प्रतिदिन तीन मात्रा दें।
- वात या गठिया के कारण संधियों में प्रदाह में **लेडम पाल** के **तेल** से मालिश करने से आराम मिलता है।
- गले और चेहरे की गिल्टियों, टोंसिल और स्तन की सूजन में **फाइन्टोलेक्का** के **तेल** की मालिश करने से आराम आ जाता है।
- सन्धियों के वात के दर्द में, कमर के दर्द में, मोच खाये स्थान जैसे कलाई, मांसपेशियों पर जोर पड़ने के कारण दर्द में **रस टोक्स** के **तेल** से मालिश करने से आराम आ जाता है।
- खुजली के उद्भेद और फोड़ों पर **स्टिरैक्स बेलसम** दवा को क्यू (मदर टिन्कचर) लगाने से रोग में आराम आ जाता है।
- कोमल मस्से और अन्दर की ओर बढ़ने वाले नाखून में **थूजा** दवा का प्रयोग करना चाहिए।
- कान के दर्द में, कान के अन्दर फोड़ा होने और पकने पर **मुलेन ओयल** की 2-3 बूँदें कान में डाल दें और कान में रुई का फाहा लगा देने पर जल्दी आराम आ जाता है।
- सभी प्रकार के अकौते में **स्कूकम चुक** का **तेल** लगाने से आराम मिल जाता है।

- सभी प्रकार की खुजली में **सल्फर** का ओलिव आयल में बना **तेल** लगाने से खुजली तुरन्त शान्त हो जाती है।
- बिवाई के फटने पर या कुचल जाने पर **टेमस कम्यूनिस** दवा का **तेल** या **मलहम** लगाने से आराम आ जाता है।
- नाक या अन्य स्थान के अर्बुद (पोलिपस) में **ट्यूक्रियम** दवा का **लोशन** या **तेल** लगाना चाहिए।
- वात जनित प्रदाह में **विरेट्रम विरडी** दवा के **तेल** से मालिश करने से सूजन जल्दी कम हो जाती है।
- घाव जिनमें भयंकर बदबू आती है और बदबूदार स्राव निकलता है घाव को पहले साफ पानी से धोएं फिर **ऐसिड कार्बोलिक** का **लोशन** लगा दें।
- खसरा या दाद में अगर रोगी खुजली से परेशान हो तो **ऐसिड क्राइसो** का **तेल** प्रयोग करने से खुजली शान्त हो जाती है।
- **अर्निका क्यू** सिर में लगाने से बालों का झड़ना रुकता है (1 ड्राम क्यू को 2 ओंस नारियल के तेल में मिलाकर तेल बनाएँ)
- पैर में जूते के गड्डों में **आर्निका** या **हाइड्रास्टिस क्यू** का बाहरी प्रयोग करें और जल्दी आराम के लिए **फेरम पिकिक की 30** शक्ति की एक मात्रा सवेरे 5-7 दिनों तक दें।
- छोटी-छोटी फुन्सियों में **बेलिस पेरेनिस क्यू** के **तेल** का बाहरी प्रयोग करें।
- दोनों होंठों के संयोग स्थल के फटे घाव और हर प्रकार के घावों में कुण्डुरंगो का **तेल, लोशन** या **मलहम** प्रयोग में लायें।

भाग-2

रोग की विशिष्ट औषधि

मानसिक व्याधियाँ

- ऐसा अनुभव हो कि उसकी हर साँस आखिरी साँस है **एपिस मेल 30** 6 घण्टे के अन्तर से दें।
- घूमरी में ऊँचे मकान आदि देखने से सिर घूमता हो, उसे मालूम होता हो कि रास्ते के दोनों तरफ के मकान उसके सिर पर गिर पड़ेंगे और सामने के मकान से उसकी टक्कर हो जायेगी, उसे लगता है कि समय धीरे-धीरे बीत रहा है, तब **आर्जेन्टम नाईट्रिकम 30** दिन में दो बार दें।
- घूमरी (चक्कर) किसी भी अवस्था में चक्कर आये तब **क्रोनियम 30** दिन में केवल एक मात्रा दें।
- हृदय के सिकुड़न की अनुभूति हृदय के साथ में ऐसा अनुभव करना कि लोहे की छड़ है जो साधारण चलने-फिरने में बाधा डालती है और बायीं ओर लेटने में कष्ट होता है **केक्टस जी 6** एक खुराक प्रति दिन।
- हृदय के चारों ओर ठण्डक की अनुभूति में **नेट्रम म्यूर 30** सुबह और शाम।
- हृदय सिकुड़ने की अनुभूति के साथ में गर्भाशय की परेशानियाँ **लिलियम टिंग 200** हफ्ते में दो बार।
- ठण्डक की अनुभूति, कमर, कन्धों के बीच जो अधिकांशतया कफ, खाँसी व छाती के रोगों से सम्बन्धित हो **अमोन म्यूर 30** दिन में दो बार दें।
- बार-बार गुस्सा होना, आँसुओं के साथ हँसी आना **क्रूकस सेटाइवा 30** दिन में दो बार दें।
- कमजोरी में **जिकम मेट 30** दिन में दो बार दें।
- कीड़ों के रेंगने की शरीर पर अनुभूति **स्टैफिसेग्रीया 30** दिन में तीन बार दें।
- कुछ भी मीठा खाने से सिर दर्द **आइरिस वर्स 30** दिन में तीन बार दें।
- मकड़ी के जाले की चेहरे पर अनुभूति **ग्रेफाइटिस 200** हफ्ते में दो बार।
- मस्तिष्क की सिकुड़न के कारण ऐंठन **साइक्यूटा वाइरोसा 30** दिन में तीन बार दें।

- मानसिक आवेग और अचानक दुर्बलता के कारण स्नायविक दर्द में **केस्टेरिनम 30** फायदा करती है। दिन में तीन बार दें।
- मूत्र त्यागने के बाद मूत्राशय से मूत्र टपकने की अनुभूति **थूजा 30** दिन में तीन बार दें।
- मूर्च्छा में रोगी कई दिनों तक एक रूप में पड़ा रहता है और बोलने पर भी उत्तर नहीं देता **क्लोरैलम हाइड्रेटम 30** तीन बार दें।
- किसी स्थान से नीचे उतरने पर डर लगता है और उसे गिर जाने का डर रहता है, वह साथ के लिए किसी को पकड़ लेता है **बोरेक्स 30** दिन में तीन समय दें।
- मिरगी रोग में रोगी कांपता है। ऐसा मालूम होता है कि बहुत जाड़ा लग रहा है। सारा शरीर या कोई अंग ठण्डा पड़ जाता है। रोगी को अनुभूति होती है कि ठण्डी हवा उसके शरीर के भीतर से चल रही है **मोस्कस-6** चार-चार घण्टे के अन्तर से दें।
- मिरगी के दौरे के समय **एविसिन्थियम के मदर टिंचर** की एक बूँद जीभ पर डालने से रोगी को होश आ जाता है।
- मिरगी, रोग में **टेरेन्टुला हिस्पेनिया 30** तीन बार दें।
- हिस्टीरिया के दौरे में बदबूदार स्राव निकले **काली फॉस 12 एक्स** तीन बार दें।
- हिस्टीरिया रोग में रोगी के सीने में ऐंठन, स्नायु उत्तेजना के कारण सीने में दम बन्द होने का बोध, विशेषतया हिमांग अवस्था में दिल धड़कना, रोगी कभी हँसता है और कभी रोता है और कभी-कभी गाली भी देता है, आँख फैल जाती है **मोस्कस-6** चार-चार घण्टे के अन्तर से दें।
- थोड़ा-सा भी चलने-फिरने से चक्कर आना **मार्फिन 6 एक्स** तीन बार दें।
- सिर के सुन्नपन में **बेरबेरिस वल्गेरिस 6** 4-4 घण्टे के अन्तर से दें।
- सिर के जरा से हिलने पर चक्कर आना **मोरफिनम 6 एक्स** तीन बार दें।
- सिर में दर्द के साथ सुन्नपन रहने पर **एसाफोटिडा 6** तीन बार दें।
- सिर में दर्द साथ में मचली और जरा से हिलने डुलने-से उल्टी **थेरिडियन कुरासविकम 6** चार बार दें।
- सिर दर्द धीरे-धीरे बढ़ता है, चरम सीमा तक जाने के बाद धीरे-धीरे घटता है **स्टेनम 6** तीन बार दें।
- सिर दर्द (सवेरे 10 बजे से 3 बजे तक) में **नेट्रम म्यूर 30** दर्द न हो रहा हो तभी देना चाहिए।
- सिर दर्द के साथ हमेशा अपनी बीमारी के बारे में सोचना **रोबिनिया 30** तीन बार दें।

- सिर दर्द के साथ अन्धापन **नेट्रम म्यूर-12** एक्स तीन बार दें।
- सिर दर्द में खांसते समय ऐसा प्रतीत हो कि फट जायेगा, रोगी दोनों हाथों से सिर पकड़ लेता है, बैठे रहने से सिर दर्द में वृद्धि होती है, खांसते समय दूसरे भागों में भी दर्द होता है **केपसिकम-30** तीन बार दें।
- सिर दर्द में, रोगी तकिये के ऊपर सिर रखकर चुपचाप पड़ा रहता है। सिर की ताप व नीचे तकिये पर सिर रखने पर दर्द में वृद्धि होती है। दर्द सिर के पिछले भाग से शुरू होकर सारे सिर में फैल जाता है, सिर पीड़ा में बहुत मात्रा में पेशाब होने से आराम मिलता है **जेलसिमियम 30** चार-चार घण्टे के अन्तर से दें।
- सिर दर्द सूरज की रोशनी के कारण **ग्लोनाइन 6** तीन बार दें।
- सिर दर्द जो गर्दन से शुरू होकर क्रमशः ललाट व कनपटी पर महसूस होता है। ऐसा दर्द होता है कि सिर फट जायेगा। अगर रक्त नलियों की दीवार स्वस्थ्य व कमजोर न होने पर वह फट जाती है और ऐपोप्लेक्सि रोग हो सकता है **ग्लोनइन 6** दिन चार बार दें।
- सिर दर्द, सूरज की रोशनी के कारण और ललाट में भी दर्द **कल्मियाँ लेटीफोलिया 6** चार घण्टे के अन्तर से तीन बार दें।
- सिर दर्द, आँखों से पानी आना और छींकें, दमा पुरानी खाँसी **सुसिनेम 6** तीन बार दें।
- सिर दर्द, अजीर्ण या यकृत की गड़बड़ी के कारण, सिर दर्द में रोगी को पहले आँख के सामने सफेद या काला-काला बिन्दु जैसी चीज का दिखना आइरिस **वार्सिकोलर 6** चार घण्टे के अन्तर से दें।
- सिर चकराना खुली हवा में और वमन से आराम, ऊपर की ओर देखने से रोग में वृद्धि, मतली दोपहर में बढ़ती है और कै भी हो सकती है **टिबेकम-6** चार-चार घण्टे के अन्तर से दें।
- सिर चकराना, खान-पान के बाद इसकी वृद्धि, नशा करने की तरह सिर घूमता है, बिछावन से उठते समय सिर ऐसा घूमता है कि रोगी लेटे रहने को मजबूर हो जाता है **कोकुलस इण्डिकस 30** तीन बार दें।
- सिर पीड़ा में नाक से रक्त आने पर सिर, पीड़ा में कमी **मेलिलोटस एल्बा-6** चार-चार घण्टे के अन्तर से दें।
- सिर पीड़ा, अजीर्ण या बवासीर के कारण हो तब **नक्स वोमिका-30** दिन में तीन बार दें। इसका विशेष लक्षण है कि सिरदर्द प्रायः प्रातःकाल में होता है।
- सिरदर्द : साइकोसिस दोष के कारण सिर के बाल गिरना, बाल धीरे-धीरे बढ़ते हैं, बाल फट जाते हैं, सिर में सफेद रूसी होती है **थूजा-30** तीन समय दें।
- सिरदर्द यक्ष्मा रोग पीड़ित व्यक्तियों में **टूबरकुलिनम-200** हफ्ते में एक मात्रा

दो बार दें।

- सिरदर्द के होने से पहले अंधा हो जाता है और सिरदर्द चालू होने पर दृष्टि वापस आ जाती है। सिरदर्द एक बिन्दु स्थान पर स्थिर रहता है जो अचानक होता है और अचानक से ही आराम मिल जाता है **काली बाइक्रोम-30** चार-चार घण्टे के अन्तर से दें।
- सिरदर्द जो सिर के पीछे होता है और रीढ़ की हड्डी तक फैल जाता है। ऐसा मालूम होता है कि सिर रस्सी से बाँध दिया है, सिर दर्द के साथ मतली का अनुभव होता है **कोकलस 30** तीन समय दें।
- सिरदर्द, दर्द धीर-धीरे शुरू होकर धीरे-धीरे बढ़ता है व तेज होने पर धीरे-धीरे कम हो जाता है **स्टेनम 30** तीन बार दें।
- सिरदर्द सिर के पीछे से आरम्भ होकर आँख के ऊपरी भाग में बना रहता है। (अगर बायें भाग में दर्द हो तो **स्पाईजीलिया** और दाहिनी ओर हो तो **सेंगुनेरिया**) सेंगुनेरिया के रोगी को दर्द के समय अंधेरा व वह अकेला रहना पसन्द करता है। मतली व वमन होता है। सिरपीड़ा सूर्योदय से आरम्भ होकर शाम तक रहती है और रात को आराम मिल जाता है **सेंगुनेंरिया-30** तीन समय दें।
- डिलिरियम में रोगी बार-बार अचानक सिर को झटका देकर तकिए से उठता है। रोगी कभी सीधा या तिरछा होकर पड़ा रहता है। कभी हाथ-पाँव समेटकर लकड़ी की तरह पड़ा रहता है। रोगी कभी हँसता है, कभी रोता है, तो कभी सिसकता है, कभी चिल्लाता है, कभी प्रार्थना करता है, फिर कभी बकवास करता है और गाली देता है। हरदम कुछ न कुछ बोलता रहता है। डिलिरियम के बाद रोगी की दृष्टिहीनता, श्रवण और वाक् शक्तिहीन हो जाते हैं। आँखों की पुतली फैल जाती है। लगातार पसीना आता है। मलमूत्र बन्द हो जाता है। कभी-कभी काला दुर्गन्धयुक्त मल बेहोशी में निकल जाता है **स्ट्रोमोनियम-30** चार-चार घण्टे के अन्तर से दें।
- डिलिरियम रोग में रोगी के दिमाग में जो बात एक बार घुस जाती है उसके बारे में बार-बार सोचता रहता है। कभी हँसता है और कभी गुंगुआता और रोता है। मुत्यु का भय बना रहता है **कैनाबिस इण्डिका 30** तीन समय दें।
- डिलिरियम रोग पहले उग्रभाव से आरम्भ होता है उसके बाद रोगी धीरे-धीरे कमजोर होता जाता है और वह उग्रभाव समाप्त हो जाता है। रोगी स्थिर होकर बड़बड़ाता रहता है **हाइओसायमस नाइजर 30** तीन समय दें (**हाइओसायमस** रोगी का चेहरा मलिन व धँसा हुआ होता है लेकिन **बेलोडोना** के डिलिरियम में चेहरा रक्त वर्ण व फूला हुआ रहता है और डिलिरियम अत्यन्त उग्रभाव से होता है।) **हाइओसायमस** का रोगी संदेह करने वाला, वह अपने पुत्र,स्त्री पर

भी विश्वास नहीं करता। उसे यह खयाल बना रहता है कि कोई उसे जहर देकर मार डालेगा और उसके विरुद्ध कोई षड़यन्त्र चल रहा है। इस प्रकार का और भी मानसिक लक्षण देखा जाता है। वह अश्लील बातें करता है और बार-बार नंगा होता है।

- दिन या रात के समय सोने पर अगर पसीना आता है तब **कोनियम 30** दिन में तीन बार दें।
- विद्यार्थियों की मस्तिष्क थकावट परीक्षा के समय में **ऐनाकार्डियम ओरेंट 30** दिन में तीन बार दें।
- विद्युत के झटके का-सा अनुभव शरीर के सारे अंगों में, जिसके कारण सो नहीं पाता **अर्जेंटम मेट 30** एक खुराक।
- चींटियों के रेंगने दौड़ने की अनुभूति बिना किसी उदभेद के **सिस्टस केन 30** छः घण्टे के अन्तर से दें।
- निगलते समय गले में खपच्ची होने की अनुभूति **साइलीशिया 30** दिन में तीन बार दें।
- हिस्टीरिया, मुँह सूखा, अत्यधिक निद्रा के कारण होने वाला रोग, रक्त देखते ही मूर्छित हो जाना **नक्स मोस्केटा 6** तीन बार दें।
- भयंकर सिर दर्द जिसके कारण चिल्लाता है। दर्द गर्दन व सिर के पिछले भाग में जाता है तब **लैट्रोडेक्टस मेंकटन्स 30** तीन बार दें।
- पढ़ने वाले विद्यार्थियों के मस्तिष्क की थकान के लिए **एनाकार्डियम 30** दिन में तीन बार दें।
- पीठ की तरफ सोने से दर्द में आराम **रूटा जी 6** तीन बार।
- पीठ, कमर दर्द व अल्पस्थान पर दर्द में रोगी अपने आप को सम्हाल नहीं सकता, लेकिन रोगी जब इधर-उधर उलट-पलट करता है, तब दर्द में कमी आ जाती है और दर्द का खयाल करने पर दर्द बढ़ता है **आक्सेलिक एसिड-30** तीन समय दें।
- पागल होने का भय **मेनसिनेला 12** चार घण्टे के अन्तर से दें।
- पेट में उबले हुए अण्डे की या किसी कड़ी चीज के होने की अनुभूति **एबीज नाइग्रा 6** दिन में तीन बार दें।
- पलकों के भारीपन के साथ अनिद्रा **जेल्सीमियम-30** सुबह व रात में सोने से पहले दें।
- रक्त देखने पर बेहोश हो जाना है **नक्स मोस्केटा 6** तीन बार दें।
- रोग में अगर छाती की पेशियों में सुई चुभने का-सा दर्द हो तो **रेननकुलस बल्ब 30** दिन में तीन बार दें।

- रोगी किसी विषय पर बात करते समय भूल जाता है और उसको पूरा नहीं कर सकता। थोड़ी सी बात कहने के बाद भूल जाता है क्योंकि नाना प्रकार की चिन्ताएँ दिमाग में रखने के कारण ऐसा होता है **कैन्सबिस इण्डिया-30** दिन में तीन बार दें।
- रोगी उदास, हतबुद्धि-सा रहता है, निरन्तर चिन्ता, एक चिन्ता के बाद दूसरी चिन्ता तब **मेनसिनेला 30** दिन में तीन बार दें।
- शब्दों को बार-बार दोहराता है **केनेविस सेटाइवा 30** दिन में तीन बार दें।
- शरीर के एक हिस्से में ठण्डक की अनुभूति **केल्केरिया कार्ब 200** एक बार।
- शरीर के ऊपरी भाग यानीं गले में गेंद के होने की अनुभूति **सीपिया 200** हफ्ते में एक बार।
- शरीर के प्रभावी अंग जैसे गले में खप्पची होने का अनुभव **नाइट्रिक एसिड 200** सप्ताह में एक खुराक।
- समुद्र के पानी से भय, शोर के प्रति अधिक संवेदनशील **थेरिडीयोन 30** तीन बार।
- सारे शरीर में ठण्डक की अनुभूति **सिस्टस केन 200** एक मात्रा।
- सारे शरीर में सुई चुभने की अनुभूति **कार्बोलिक एसिड 6** दिन में तीन बार।
- सूर्य के कारण सिरदर्द जो सूर्योदय से शुरू होकर सूर्यास्त तक रहता है **स्पाइजेलिया 30** दो बार दें।
- सूरज की रोशनी से फटने वाला सिर दर्द **ग्लिोनाईन 6** 3-4 बार दें।
- डर के कारण नर्तन रोग में **कूप्रम मेट 30** तीन बार दें।
- उन्माद में **इग्नेशिया 30** या उच्च शक्तियाँ अक्सर अधिक लाभदायक होती हैं।
- उन्माद रोग में रोगी कपड़े फाड़ता है। हर चीज को काटने व फाड़ने की कोशिश करता है। हर प्रकार की अश्लील बातें व कार्य करता है। कभी-कभी रोगी ऐसी उन्मत्तता के बाद एकदम शान्त हो जाता है, परन्तु छेड़ने पर गुस्सा करता है और गाली देता है और दूसरों की निंदा करता है। उक्त प्रकार की मानसिक अवस्था ऋतु बन्द होने अथवा प्रसव के अन्त में होती है **वेराट्रम एल्बम-30** तीन समय दें।
- दाहिने कन्धे के दर्द में **मेग्नेशिया कार्ब 30** तीन बार दें।
- दोनों कन्धों के बीच में ठण्ड लगने का एहसास हो और यह ठण्ड सारे शरीर में फैल जाये **केपसिकम-30** तीन समय दें।
- दर्द संध्याकाल से सुबह तक रहता है। दर्द का बार-बार स्थान परिवर्तन होता है **सिफिलिनम-200** केवल एक मात्रा दें।
- दर्द वाले स्थान पर जोर से दबाने से दर्द में कमी होती है। रोगी दर्द के स्थान

को दबाकर सोता है **ब्रायोनिया-30** तीन बार दें।

- व्यापारियों के मस्तिष्क की थकावट व मानसिक थकान व सन्यास लेने की प्रवृत्ति, और याददाश्त में कमी **जिंकम फॉस 6** तीन बार दें।
- वृद्ध लोगों की स्मरणशक्ति जब दुर्बल हो जाती है और अचानक भूल हो जाने पर उसी अवस्था में अत्यन्त कष्ट होता है तो **एनाकार्डियम 30** दिन में सुबह शाम दें।
- श्वास कष्ट में **इयोनाइमिनम 6** चार बार दें।
- चक्कर व घबराहट जो लेटने पर बढ़े **जिंकम फॉस 6** तीन बार दें।
- चक्कर आना व घर में रहने की आदत **केप्सिकम 30** तीन बार दें।
- चर्च या मन्दिर जाने से पहले दस्त आना **अर्जेन्टम नाइट्रिकम 30** दिन में तीन बार दें।
- चेहरे पर मकड़ी के जाले का अनुभव **बोरेक्स 6** दिन में तीन बार या **ग्रेफाइटिस 30** छः घण्टे के अन्तर से दें।
- जानवरों के चिल्लाने की अनुभूति पेट में **थूजा ऑक्स 30** दिन में तीन बार दें।
- जल से भय **आर्स एल्ब** या **बेलाडोना** या **केन्थेरिस** या **हायोसाइमस** या **स्ट्रामोनियम** या **स्कुटेलेरिया** लक्षण अनुसार दें।
- जलन की अनुभूति या प्राथमिक या द्वितीयक अवस्था का जलना **केन्थेरिस 30** दिन में तीन बार दें।
- जलन की अनुभूति विशेषकर कपाल पर, पेट, गुदा व गुदाद्वार पर, छाती पर, जलन जो मुँह पर और सारे शरीर पर फैल जाती है। गर्मी की तरेरें **सल्फर 30** दिन में तीन बार।
- नथुनों में कीड़ों के रैंगने की अनुभूति **नेट्रम म्यूर 200** सप्ताह में दो बार।
- नींद न आने की बीमारी में **ग्रेटिओला ओफिसिनैलिस 6** चार बार दें।
- नर्तन रोग उद्भेद के दबने से या डर जाने से **जिंकम मेट 30** तीन बार दें।
- अर्द्धशिर शूल में रोगी को मालूम होता है कि उसके समस्त शरीर या उसके किसी अंग में वृद्धि हो गई है **आर्जेन्टम नाईट्रिकम 30** दिन में दो बार दें। इस रोग में अगर सिर बड़ा मालूम हो तब **पलसेटिला** या **ऐपिस मेल** और अगर सिर को खूब कसके बांधने से आराम मिले तो **कार्बोलिक ऐसिड** दें।
- अति चिड़चिड़े स्वभाव के रोगी के रोगों में **कैमोमिला 12** तीन बार दें।
- अनिद्रा बराबर बनी रहे। **मयरिका 3** सुबह व रात में दें।
- अनिद्रा के साथ और जल्दी-जल्दी आने वाली हिचकी **स्कुटेलेरिया** की निम्न शक्ति तीन बार दें
- अनिद्रा रोग में रोगी किसी तरह सो नहीं सकता। स्मरण-शक्ति इतनी तेज कि

अति दूर की आवाज और घड़ी की टिक-टिक की आवाज कान में आने से सो नहीं सकता। रोगी ऊंघता रहता है, परन्तु सो नहीं सकता **ओपियम-200** रात में एक खुराक दें।

- अनिद्रा और याददास्त में कमी में **काली ब्रोमा 3 एक्स** तीन बार दें।
- अनिद्रा-कॉफी पीने वालों को यह रोग हो जाये तो **कोफिया 200** की एक मात्रा रात के समय दें।
- अनिद्रा, मानसिक उत्तेजना रात में जागने, क्रोध, शोक आदि के कारण से **कोकुलस 200** एक मात्रा रात के समय दें।
- आधा सिर का दर्द, गर्दन के ऊपरी भाग से शुरू होकर बायीं आँख की भौंह के निकट आकर स्थिर हो जाता है। सिरदर्द सूर्योदय के साथ-साथ आरम्भ होता है और सूर्य की वृद्धि के साथ-साथ बढ़ता है और सूर्य अस्त होने पर कम हो जाता है। ठण्ड से रोग में वृद्धि होती है **स्पाईजीलिया-30** तीन समय दें।
- आधा सीसी का दर्द **टर्नेरा 2 एक्स** आधा घण्टे के अन्तर से दो मात्रा देने से नींद आ जाती है और सिर दर्द चला जाता है।
- आधा सीसी के दर्द में **केल्केरिया ऐसेटिका 30** 2-3 बार दें।
- आधा सीसी के दर्द में दर्द गरदन की ओर या एक ओर की कनपटी पर, दर्द आँख की ऊपर की ओर (अधिकांश बायीं ओर), सूर्योदय से आरम्भ होकर सूर्यास्त तक रहता है साथ में अम्ल के लक्षण भी रहते हैं **नक्स वोमिका 30** तीन बार दें। इसके अलावा सिर दर्द में **सैंगुनेरिया** (दायीं ओर), **ग्लोनायिन** (धूप में बढ़ता है), **स्पाइजोलिया** (बायीं ओर), **आइरिस** (दर्द के साथ उल्टी), **बेलेडोना** (दर्द में मुँह लाल) प्रयोग में लाई जाये।
- आघात लगने पर स्थान फूल जाता है और सुई चुभने का दर्द होता है **कोनियम मेक 30** तीन बार दें।
- महसूस हो कि भुजाएँ सूज गई हैं **कॉक्युलस इण्डिका 30** दिन में दो बार दें।
- अनुभूति ऐसी कि खाया हुआ खाना छाती पर पड़ा है **पल्स 30** प्रतिदिन या **ब्रायोनिया 30** तीन बार दें।
- अनुभूति ऐसी कि हृदय की धड़कन बन्द हो गई है व उसमें गहराई तक दर्द **लोवेलिया 30** दिन में तीन बार दें।
- अनुभूति ऐसी कि हृदय सिकुड़ गया है व लोहे कि छड़ सा अकड़ा गया है **आयोडियम 1 एम** एक खुराक।
- अनुभूति ऐसी कि ठण्डा पानी सारे शरीर पर बह रहा है **नेफेलियम 30** दिन में तीन बार।
- अनुभूति ऐसी कि कोई शरीर में कीलें घुसा रहा हो या ऊँचाई से नीचे गिरने

का डर **मोसकस 30** छः घण्टे के अन्तराल से।

- अनुभूति ऐसी कि कोई चीज पेट, पेड़ू, गर्भाशय व छाती के आसपास घूम रही है **क्रोकस सेटाइवा 30** दिन में दो बार दें।
- अनुभूति ऐसी कि हाथ सिर को चारों तरफ से कस कर घेरे हुए वेरिलोलिनम 200 दिन में तीन बार दें।
- अनुभूति ऐसी कि हजारों सुइयाँ उसे छेद रही हैं **लोवेलिया इन 30** दिन में तीन बार।
- अनुभूति ऐसी कि भुजाएँ शीशे की बनी हैं और आसानी से टूट जायेंगी **थूजा ऑक्स 200** दिन में तीन बार।
- अनुभूति ऐसी कि पैर और तलवों में ठण्डे मोजे पहन रखे हैं **केलके कार्ब 30** दिन में दो बार।
- अनुभूति ऐसी कि पेड़ू के सब अंग नीचे खींच रहे हैं **सीपिया 200** कुछ मात्रा में।
- अनुभूति ऐसी कि शरीर पर बहुत से चूहे दौड़ रहे हैं **सिकेल कोर 200** कुछ मात्रा में।
- अनुभूति ऐसी कि सारे सिर में ठण्डक है **वेलेरियाना 3 एक्स** दिन में तीन बार।
- अनुभूति ऐसी कि गेंद पेट से गले तक आ रही है जिसके कारण श्वासावरोध हो रहा है **काली आर्स 30** केवल एक खुराक प्रतिदिन।
- अनुभूति ऐसी कि लेटने पर साँस रुक जायेगी इस कारण लेटना नहीं चाहता **लेक केन 200** एक मात्रा प्रतिदिन दें।
- अनुभूति जैसे चींटियाँ पैर के पिछले भाग में चल रही हैं **एलूमिना 200** केवल एक मात्रा।
- अनुभूति गरम सुई चुभने की **आर्स एल्ब 30** तीन बार।
- गुदा में लोहे की छड़ चलने की अनुभूति **मर्क प्रोट रूब्रम 200** सप्ताह में एक बार।
- गले में बाल होने के अनुभूति **कार्बोनियम सल्फ 30** दिन में तीन बार दें।
- गले में धागा लटके होने की अनुभूति **वेलेरियाना 3 एक्स** दिन में तीन बार।

मेरुदण्ड व स्नायु मण्डल की समस्याएँ

- एड़ी का पुराना दर्द **वेलेरियाना 30** दिन में तीन बार दें।
- ठीक दिन के 9 बजे के समय दाहिनी ओर सिर दर्द शुरू होता है और दोपहर तक रहता है **सिड्रान 30** तीन बार दें।
- बायें कन्धे के दर्द में **फेरम मेट 30** तीन बार दें।
- कमर में दर्द जो बैठे रहने पर बढ़े **जिंकम मेट 30** तीन बार या 1 एम की एक

मात्रा दें।

- कमर दर्द या और कोई दर्द स्त्री सम्पर्क या स्वप्नदोष के बाद बढ़े और वह दर्द चलने, खड़े या लेटने से घटता है तब **कोबाल्टम मेटालिकम 1 एम** हफ्ते में दो बार दें।
- कमर दर्द में ऐसा मालूम हो कि कमर अकड़ गई है, उठते समय कमर में दर्द असाह्य मालूम हो, दर्द मूत्रस्थली और मूत्रनली तक फैल जाता है और पेशाब का भी परिवर्तन हो जाता है **बार्बेरिस वलगेरिस-30** दिन में चार घण्टे के अन्तर से दें। **रसटाक्स** में भी इसी प्रकार का दर्द होता है परन्तु **रसटाक्स** में पेशाब और किडनी से कोई संबंध नहीं है।
- कटि स्नायु, पेट फूलने के साथ हो तब **कोलोसिन्थ 6** चार-चार घण्टे के अन्तर से दें।
- मेरुदण्ड का प्रदाह, निगलने में कष्ट, पेशाब धुएँ की तरह और उसमें फोस्फेट–**गुयेको 3 या 6** दिन में तीन बार दें।
- मेरुदण्ड के भीतर की मज्जा के क्षय के कारण लकवा होने पर **कोडयूरेगो** अधिक लाभ करती है। इसकी **6 शक्ति** दिन में तीन बार दें।
- मेरुदण्ड पर आघातजनित टंकार हो जाने पर **आर्निका 200** से लाभ हो जाता है। दिन में दो बार दें।
- शियाटिका के साथ अन्तराल से सुन्नपन व दर्द रहने पर **नेफेलियम 30** तीन बार दें।
- मिरगी (ऐपीलैपसी) में **हाइड्रोसाइनिक एसिड 6** तीन बार दें।
- हिस्टीरिया या अत्यधिक निद्रा के कारण होने वाला रोग या रक्त देखते ही मूर्च्छित हो जाता है तब **नक्स मोस्केटा 6** तीन बार दें।
- रिफलेक्सस की कमी या समाप्ति **कूरेरे 200** दिन में एक बार।
- शियाटिका के पुराने रोग में जिसमें पैरों को ऊँचाई पर रखने पर आराम फाइटोलैक्का **डिकैण्ड्रा 30** तीन बार दें।
- शियाटिका रोग में **निक्टैन्थिस आरबर ट्रिसटिस 3 एक्स** 3-4 बार दें।
- शियाटिका रोग को रोगी खड़ा होने से या पाँव के ऊपर भार देने से अत्यन्त दर्द (कष्ट) होता है, किन्तु चौकी पर खड़ा होने से कष्ट नहीं होता है चलने-फिरने से आराम मालूम होता है **वेलेरियाना-6** चार-चार घण्टे से दें।
- शियाटिका रोग में दर्द कमर के नीचे से शुरू होकर जाँघ के अन्दर होकर नीचे की ओर जाता है तब **कोलोसिन्थ 6** घण्टे-घण्टे के अन्तर से दें। **फाइटोलेका** दवा में दर्द जाँघ के बाहर होकर नीचे की तरफ जाता है।
- फिट (Convulsion) के समय हाथ-पैर, सिर गरदन इत्यादि पीछे की तरह टेढ़े

हो जाते हैं। रोगी ज्ञान रहित हो जाता है, किन्तु स्पर्श, शोरगुल अथवा झटके लगने से फिट दोबारा आ जाता है, वह चीत्कार करता है, उसका चेहरा नीला हो जाता है, दाँत जुड जाते हैं **सिकिउटा विरोसा 30** चार-चार घण्टे के अन्तर से दें।

- पक्षाघात, दुर्बलता या क्रमशः शरीर के किसी हिस्से में पक्षाघात हो जाना। पक्षाघात साधारणतः दाहिनी ओर होता है **कष्टिकम 200** दिन में एक बार दें।
- रोगी का मेरुदण्ड दुर्बल और टेढ़ा हो जाता है, गर्दन को और कमर को स्थिर नहीं रख सकता **केल्केरिया फास 30** तीन बार दें।
- सरवाइकिल ग्रन्थियों का बढ़ना **लापिस ऐल्बस 6** 3-4 बार दें।
- सरवाइकल स्पोंडलाइटिस पलकों पर भारीपन के साथ अनिद्रा रहे **जेल्सेमियम 30** तीन बार दें।
- सारे शरीर की शून्यता में **रेफनस 6** दिन में तीन बार दें।
- स्नायविक हिचकी में **मोस्कस 3** तीन बार दें।
- स्नायविक दर्द (Neuralgia) असहनीय दर्द के कारण रोगी अस्थिर हो जाता है। दर्द अचानक स्थान बदलता या बिजली की तरह आकर चला जाता है। दर्द सुई चुभने, बिजली की चमक इत्यादि की तरह का हो तो **मैग्नेसिया फॉस-200** गुनगुने पानी में डालकर दो बार लें।
- स्नायविक दुर्बलता के कारण कलेजे में धड़कन जिसमें कलेजा का पता रहता है **मास्कस 3 एक्स** तीन घण्टे के अन्तर से दें।
- स्नायु दर्द में **वेलेरियाना 30** या **एम्ब्राग्रेसिया-30** दिन में 2 बार दें।
- स्नायुमण्डल के ऊपर **इग्नोशिया ऐमारा** की मुख्य क्रिया होती है। रोगी के सर्वदा मानसिक लक्षण बदलते रहते हैं। जैसे कभी बहुत खुश और थोड़ी देर बाद गमगीन हो जाता है। कोरिया रोग शोक, दुख, भय, दाँत निकलना व कृभि रोग के कारण से **इग्नेशिया ऐमेरा 30** तीन बार दें।
- डर के कारण नर्तन रोग में-**कूप्रम मेट 30** तीन बार दें।
- उन्माद में **इग्नेशिया 30** या उच्च शक्तियां साधरणतया अधिक लाभदायक होती हैं।
- चेहरे का स्नायुशूल, या जिद्दी हिचकी **जिंकम वेलेरियाना 2 एक्स** तीन बार दें।
- जब स्नायविक रोगी में अन्य औषधियाँ असफल रहें तो **जिंकम वलेरिनीकम** बहुत लाभ देती है। इसकी 6 शक्ति दिन में तीन बार दें।
- नरवस सिस्टम की गड़बड़ी के कारण उच्च रक्त चाप **ओरम म्यूर 6** तीन बार दें।

- आँखों के गोले का स्नायविक दर्द **मेजेरियम 200** या उच्च शक्ति हफ्ते में दो खुराक दें।
- गर्भवती स्त्री के शियाटिका रोग में जब जमीन पर पैर रखने पर पैर में दर्द न हो तब **वेलेरियाना 30** दिन में तीन बार देना चाहिए।
- लोकोमोटर एटाकसिया रोग में रोगी के पैर क्रमशः सुन्न हो जाते हैं। वह अन्धेरे में खड़ा नहीं रह सकता। रास्ता चलने में दूसरे मनुष्य का साथ चाहता है **कोनियम सि.एम.** की एक मात्रा सप्ताह-सप्ताह के अन्तर से दें।
- लोगों को रास्ता चलते समय ऊँचे मकान देखकर चक्कर आये, ऐसा अनुभव हो कि मकान का कोना आगे बढ़ा है इससे चोट लग जायेगी, तब **अर्जेन्टम नाइट्रिकम 30** दिन में दो बार दें।
- लम्बेगो (कटिवात), कमर में दर्द और अधिक परेशानी **काली ऑक्जैलिकम 6** तीन-चार बार दें।

आँख व दृष्टि दोष

- बार-बार आँखों से रक्तस्राव व नमक के अत्यधिक सेवन में **फाइसोस्टिग्मा 3** तीन बार दें।
- बार-बार आँखों से रक्तस्राव **फॉसफोरस 30** तीन बार दें।
- कार्निया के घाव खासकर बच्चों में **ट्यूबरकुलिनम उच्च** शक्ति का प्रयोग करें।
- कोर्निया के दोहरेपन में **नफथेलीन 3 एक्स** दो बार दें।
- मोतियाबिन्द में उपयोगी है **बेरायटा कार्ब 200** जिस की हफ्ते में तीन मात्रा दें।
- मोतियाबिन्द में मेग कार्ब 200 एक बार लक्षण अनुसार दें।
- सिर दर्द के साथ दृष्टि कम होने पर **कास्टिकम 30** का प्रयोग करें और अगर सिर दर्द के साथ दृष्टि आने लगे तब **काली बाइक्रोम 30** लाभ करती है। इसकी 2-3 मात्रा दें।
- दिन में दिखाई न देना या पुराना शियाटिका रोग **रेननकुलस बल्बोसस 30 तीन बार दें।**
- विद्यार्थियों के तेज रोशनी में पढ़ने के कारण रोशनी की ओर देखने पर कष्ट मालूम होता हो तब **कोनियम 30** चार-चार घण्टे के अन्तराल से दें।
- भैंगापन रोग **साईक्लेमिन 3 एक्स** दवा के निरन्तर प्रयोग से यह रोग दूर हो जाता है।
- प्रत्येक प्रकार की गुहेरी में **पल्साटिला 30** तीन बार दें।
- रात्रि का अंधापन या आँखों की पुतलियों की सिकुड़न **फाइसोस्टिग्मा 3** तीन बार दें।
- रोशनी में अगर एक वस्तु दो नजर आये तो **एलूमेन 30** दिन में तीन समय दें।

- रोगी को प्रत्येक वस्तु का केवल नीचे का आधा भाग दिखता है तब **औरम मैटालिकम 2** एक्स दिन में तीन समय दें। रोगी को वस्तु का केवल दाहिना भाग दिखता हो तो **लाइकोपोडियम** और **लिथियम कार्ब** दें।
- छींक के साथ में आँख से पानी आना, आँखें लाल व चेहरा गर्म **सेबेडीला 3** तीन बार दें।
- दाहिनी आँख के गोले के पिछले भाग में तेज दर्द हो तो **वेडियागा 6** चार-चार घण्टे के अन्तर से दें।
- दूर की वस्तु नजर नहीं आती परन्तु निकट की वस्तु अच्छी तरह से दिखाई देती है (शार्ट साइटेडनेस) तो **एंगास्टुरा 3** दिन में तीन समय दें।
- वृद्ध लोगों के मोतियाबिन्द में **सेक्रम ओफिसिनेलिस 30** दिन में दो बार दें।
- आँख का प्रदाह जिसमें रात में सामान्य रोशनी से परेशानी बढ़ जाती है और अन्धेरे से आराम मिलता है, पपोटे कमजोर हो जाते हैं **कोनियम मेक 30** चार घण्टे के अन्तर से दें। **जेलशियम, कोष्टिकम** और **सिपिया** में भी आँख के पपोटों में कमजोरी आ जाती है।
- आँख के पपोटे के किनारे में दल के दल से गुहेरी निकलती रहे **यूरेनियम नाइट्रिक-6** चार-चार घण्टे के अन्तर से दें।
- आँख के सफेद भाग में रक्त जम जाने पर **वेसपा-6** चार-चार घण्टे से दें।
- आँख में दर्द, अधिक पढ़ाई, सिलाई या पिरोने से आँख में दर्द। आँख में थकावट व जलन, दृष्टि धुंधली, दूर की वस्तु नजर नहीं आती है **रूटा-6** चार-चार घण्टे के अन्तराल से दें।
- आँख के पानी के कारण धुंधलापन **सेनेगा 30** तीन बार दें।
- आँख से रंगों की पहचान नहीं कर सकना **सेन्टोनाइन 3 एक्स** तीन-चार बार दें।
- आँखों का मोतियाबिन्द या गुदा के जख्म **साइलिशिया 12 एक्स,** तीन-चार बार दें।
- आँखों के रोग जैसे आँख की लाली, पानी गिरना, दर्द और जलन, रोग में सर्दी से वृद्धि और गरमी से आराम मिलता है **क्लिमेटिस इरेक्टा 6** दिन में 3-4 बार दें।
- आँखों का धुंधलापन **साइलिशिया 3 एक्स** तीन बार दें।
- आँख की बीमारियाँ जैसे आइराटिस (चक्षु तारा प्रदाह), आँख आना, रेटिना में खून की अधिकता, आँख के सामने अंधेरा आना, आँख की पुतली फैल जाना **डियुवायसिया 3** चार बार दें।
- आँख की बीमारी में अगर रोग के उपसर्ग रात में बहुत बढ़ें **जिंकम मेट 30**

एक-दो मात्रा दें।

- आँख के अल्सर में **लेक फेलिनम 30** दिन में तीन बार दें।
- आँख के लेन्स में चोट लगने के बाद अथवा मोतियाबिन्द के ओपरेशन के बाद जिसमें लेन्स चूर्ण के रूप में आँख में रह जाते हैं उन्हें शीघ्र शोधन करने के लिए **सेनेगा 200** की एक-दो मात्रा दें।
- आँख में पीप जमकर पपोटे फूल जायें या रोहे की बीमारी जिसमें, आँख देखने में लाल परन्तु किसी प्रकार का कष्ट न हो तो **आर्जेन्टम नाईट्रिकम 30** दिन में दो बार दें।
- आँख में रक्त आने पर **हेमामेलिस 30** तीन बार दें।
- आँख में चोट लगने और उससे उत्पन्न रोगों में **आर्टिमिसिया वल्गैरिस 30** तीन बार दें और 1 औंस डिस्टिल वाटर में इसकी 20-25 बूँदे डालकर बाहरी प्रयोग करें।
- आँखों के पलक फड़कना, किसी बीमारी के कारण **क्रोकस 6** तीन बार दें।
- आँखों के गोले का स्नायविक दर्द **मेजेरियम** की उच्च शक्ति में हफ्ते में दो खुराक दें।
- गुहेरी **स्टेफिसेग्रीया 30** या **सल्फर 30** तीन बार दें।
- ग्लूकोमा रोग या कटि स्नायु रोग, पेट फूलने के साथ हो तब **कोलोसिन्थ 6** चार-चार घण्टे के अन्तर से दें।
- लैंस के द्रव्य का धुंधलापन में **कोलेस्टेरिनम 3 एक्स** तीन बार दें।

कान व श्रवण सम्बन्धित रोग

- लू के बाद कानों में आवाज आना **नेट्रम सेलीसिलिक 3** तीन बार दें।
- बधिरता की प्रथम अवस्था में **काली म्यूर 30** सप्ताह में तीन मात्रा दें।
- बहरापन, सिर के एग्जिमा के दब जाने के कारण **मेजेरियम 200** हफ्ते में दो-तीन बार दें।
- कर्णनलिका के नजला में **मर्कयुरियस डलकिस 3 एक्स** दिन में तीन बार दें।
- कर्णनली के प्रदाह में रुकावट के कारण बधिरता आ जाने पर **काली म्यूर-6** चार-चार घण्टे के अन्तर से दें।
- कान का बहना, कान के भीतर खुजली, जलन, सूजन व दर्द के साथ कान से बहुत मात्रा में पतला और मछली की तरह बदबूदार पीब निकले तब **टेलुरियम-6** चार-चार घण्टे से दें।
- कान के दर्द या सरबाइकल ग्रन्थि के बढ़ने पर **लेपिस एल्बा 6** दिन में तीन बार दें।
- कान में पीब और उसमें से अत्यन्त दुर्गन्ध आने पर **बेराइटा म्यूर 200** की एक

मात्रा प्रतिदिन दें।

- कान की नली की फुन्सियों में **केल्के पिकरिका 30** का प्रयोग उपयोगी सिद्ध होता है।
- कान में दर्द व उससे काला मैल निकले—**इलेप्स कौर 6** चार बार दें।
- कान में पीब, कान में तीर बेधने का दर्द, कान से सोसो की आवाज, बहरा हो जाना **वायोला ऑडोराटा 6** तीन-चार बार दें।
- कनफेड **पेरोटिडीनम 200** की हफ्ते में केवल दो मात्रा दें।
- कनफेड के लिए मुख्य औषधि, या पसीना लाने की सर्वोतम औषधि **पाइलोकार्वस माइक्रोपायरिन 30** है तीन बार दें।
- कनफेड के साथ दमा **नाजा 30** हफ्ते में केवल तीन बार दें।
- पुराने जुकाम के कारण बहरापन, चिन्ता व दुःख, चक्कर या कानों में आवाज आना **नेट्रम सेलीसिलिक 3** दिन में दो बार दें।
- वृद्धों में बहरापन **मरकूरियस डलसिस 6 एक्स** 3-4 बार दें।

नाक, गला व स्वर यन्त्र के रोग

- ऐसा मालूम हो कि गले में कोई वस्तु ढेले के रूप में अड़ी है जिसके कारण साँस छोड़ने में कठिनाई होती है, उसके साथ मचली और उबकाई आती है, **लोवेलिया इन्फलैटा 6** तीन बार दें।
- ठण्ड लगने के कारण टाँसिल बढ़ जाते हैं, उनमें दर्द होता है और कान में पस पैदा होने लगता है तो **बैराइटा म्यूर 30** दिन में दो बार दें।
- ठण्ड लगने से टाँसिल फूल जाते हैं, कभी-कभी पक जाते हैं, उनमें दर्द होता है, तरल पदार्थ के अलावा कुछ निगल नहीं सकते तब **बैराइटा कार्ब 200** दिन में एक बार दें।
- बायीं तरफ का टाँसिल **मर्क आयोड रूवरम 30** तीन बार दें।
- बायीं ओर के गले के रोग में **लैकेसिस 200** पहले प्रयोग में लें। एक डोज देकर प्रतीक्षा करें, गले के लक्षण फिर भी वही बने रहने पर दुबारा दें।
- मरीज की नाक से गंदी बदबू आये व नाक से हरा स्राव आने पर **इलेप्स कोर 6** तीन बार दें।
- डिपथीरिया या गले के भीतर घाव होने पर **मक्युरियस सियानेटस 6** तीन बार दें।
- डिपथीरिया बायीं ओर का, गले के ग्लैंड्स का बढ़ना, गले के भीतर बैंगनी रंग, निगलने में कठिनाई, गले के अन्दर हरी श्लेष्मा का जमना **मर्कुरियस विन आयोडाइटस-12** चार-चार घण्टे से प्रयोग में लाएं।

- डिपथीरिया में **डिफ्थीरिनम 200** एक मात्रा दिन में दें।
- डिपथीरिया में चमकदार झिल्ली के बनने पर **लेक कोनियम 200** हफ्ते में एक बार दें।
- डिपथीरिया में गले का भीतरी भाग लाल, निगलने में कठिनाई व कष्ट, मुख में जगह-जगह पर झिल्ली जैसी चीज दिखाई देना, अत्यन्त दुर्बलता **मर्कुरियस सियानेटस-6** चार-चार घण्टे से प्रयोग में लाएँ।
- डिपथीरिया और गले के जख्म में गर्दन के ग्लैंड्स बहुत बढ़ जाते हैं। मुँह से दुर्गन्ध, गर्म तरल पदार्थ पीने में कष्ट, जीभ का पिछला भाग पीला व मैलयुक्त **मर्कुरियस प्रोटोआयोडाइटस** तीन समय दें।
- दिन के समय नाक से बहुत श्लेष्मा निकलना और रात को नाक बन्द हो जाना, नाक से गन्ध समाप्त और मुँह में कोई भी गन्ध स्वाद नहीं रहना - **नेट्रम कार्ब 6** तीन-चार बार दें।
- निगलते समय गले में दर्द, ऐसा मालूम हो कि गले में कुछ अड़ा हुआ है क्योंकि खाते समय अन्ननली का मुँह संकुचित होने लगता है **वेराइटा म्यूर 200** दिन में एक मात्रा दें।
- हुपिंग कफ में गले में सुरसुराहट के साथ थोड़ी-थोड़ी खाँसी दिन में होती है लेकिन रात में खाँसी जोरदार कष्टदायक होती है, खाँसी की आवाज बन्दूक की गोली के समान होती है **कोरालियम रूब्रम 6** दिन में चार बार दें।
- पाठक, कथाकर्ता, गायक और वक्ता का सम्पूर्ण स्वर बन्द हो जाये तब **आर्जेन्टम मेटालिकम 30** दिन में तीन समय दें। केवल स्वर भंग होने पर **एलूमिना, एरम ट्रीफ** का प्रयोग करें।
- पारे के अधिक सेवन के कारण गायकों की आवाज का पूर्णतया ह्रास **अर्जेन्टम मेटालिकम 30** दिन में तीन बार दें।
- पॉलिप (अर्बुद) विशेषकर नाक के **फॉर्मिकारूफा 6** चार बार दें।
- पुराना नजला, साथ ही नाक से तीक्ष्ण स्राव और अत्यधिक छींकों में **नेफथेलीन 3 एक्स** दो बार दें।
- रोगी को तरल पदार्थ निगलने से कष्ट और कठोर वस्तु निगलने से आराम **लेकेसिस 200** केवल एक मात्रा। रोग में पूर्ण आराम न हो तो दो बार दें। रोगी केवल तरल पदार्थ निगल सकता है और कठोर वस्तु गले में अटक जाती है **बेपटिशिया 30** तीन बार दें।
- शब्दों को बार-बार दोहराता है **केनेविस सेटाइवा 30** दिन में तीन बार दें।
- साधारण जुकाम या कोयेले की धूल से साधारण दमा में **नेट्रम आर्स 6** दिन में दो बार दें।

- सर्दी लगने पर नाक के मूलदेश और ललाट पर दबाव व बोझ-सा दर्द होता है। बाद में नाक एकदम सूख जाती है लेकिन उत्तेजना बराबर बनी रहती है। बार-बार नाक छिड़कता है, परन्तु कुछ भी नहीं निकलता है और नाक का स्राव सूखकर नाक में जमा हो जाता है **स्टिकटा पालमोनेरिया-6** चार-चार घण्टे के अन्तर से दें।
- स्वर नली (लेरिंगस) में ठण्ड मालूम होती है और जख्म या जल जाने जैसा दर्द, स्वर भंग हो जाता है। निगलते समय कठिनाई होती है और खाँसी होती है। सांय-सांय या घड़ धड़ की आवाज होती है और बलगम नहीं निकलता— **ब्रोमियम-30** तीन बार दें। गिल्टियों की वृद्धि में भी अति लाभदायक है।
- स्वरभंग में गले में जख्म-सा दर्द, बात करने में, निगलने में खाँसी आना, ऐसी अवस्था में पहले **बेलाडोना 30** का प्रयोग करें। दर्द में कमी होने के बाद **स्पोन्जिया-30** तीन समय दें।
- स्वरभंग गायकों का **आरजेन्टम मेट 30** दो बार दें।
- छींकें साथ में आँख से पानी नजला, चेहरा गरम, आँखें लाल या कीड़ों के कारण सिरदर्द **सेबेडीला 3** तीन बार दें।
- दायीं तरफ का टॉन्सिल बढ़ने पर मर्क **आयोडस 30** तीन बार दें।
- ज्यादा देर तक खड़े रहने पर नाक से रक्तस्राव आये फेरम पिक या **वाइप्रा 30** दिन में तीन बार दें।
- जवान व्यक्तियों के गलगण्ड रोग में **केल्के आयोड 3 एक्स** तीन बार दें।
- जुकाम के बाद शियाटिका रोग **आरसिनिक सल्फ रूब्रम 30** तीन बार दें।
- जुकाम में नाक बन्द रहे **टुकेरियम 6** तीन बार दें।
- नकसीर को तुरन्त रक्त बन्द करने के लिए **एड्रीनलिन 1** पानी के साथ दें।
- नाक बन्द, उसके साथ नाक व आँख से पानी निकलता है। आँख का पानी जलन पैदा करता है **इउफ्रेशिया 30** तीन बार दें।

  रक्ताल्पता (ऐनीमिया) में शरीर क्षीण व दुर्बल हो जाता है, रक्त के जलीय भाग की वृद्धि व लाल कणिका समूह की कमी हो जाती है **फेरम मेटालिकम 30** तीन बार दें।
- नाक की जड़ में दर्द, अंगुली से दबाने पर दर्द मालूम पड़ता है, नाक में पपड़ी जमती है, जिसे अंगुली से निकालने पर फिर पपड़ी जम जाती है, जिसके कारण नाक बन्द हो जाती है और नाक में गहरा जख्म हो जाता है। कभी-कभी उस स्थान की हड्डी में छेद हो जाता है। छेद के पिछले भाग से रस्सी की तरह लम्बा लेसदार बलगम निकलता है **काली बाइक्रोम-30** का तीन समय प्रयोग करें।
- नाक का नासाबुर्द, आँख से पानी आना व छींकें, नजला जिसमें नाक रुक जाये

ट्यूक्रियम 6 तीन बार दें।

- नाक से रक्तस्राव में **नेट्रम नाइट्रिकम 3 एक्स** तीन बार दें।
- नाक से रक्तस्राव होने पर **फेरम आयोड 3** एक्स विचूर्ण की 3-4 मात्रा देने पर रक्तस्राव बन्द हो जाता है।
- नाक से चींटी की तरह कीड़े निकलने पर **पाइरोजिनम 200** हफ्ते में 2-3 मात्रा दें।
- नाक व गले का नजला साथ ही श्लेष्मा का अधिक जमाव **सेनेगा 30** तीन बार दें।
- नाक व गले का नजला साथ ही श्लेष्मा का अत्यधिक जमाव या आँख में पानी के कारण धुंधलापन **सेनेंगा 30** तीन बार दें।
- टांसिल बायीं ओर के **मरकूरियस आयोटस रूबर 30** तीन बार दें।
- टांसिल कड़े, बड़े और लाल या नीले रंग के, कभी-कभी कालापन लिये होते हैं **फाइटोलक्का डेकेन्ड्रा 30** तीन बार दें।
- टांसिल दायीं ओर के **मरकूरियस आयोडस फिलेवस 30** तीन बार दें।
- टांसिल का प्रदाह डिपथीरिया रोग में रोगी के गले के भीतर व बाहर स्पर्श सहन नहीं कर सकता है, प्रदायुक्त स्थान नीलापन या बैंगनी रंग लिए होता है। खाली घूंट लेने से या तरल वस्तु पीने से दर्द नहीं होता, लेकिन कड़ी चीज निगलने से तकलीफ होती है। पीड़ा बायीं ओर से आरम्भ होकर दाहिनी ओर जाती है। अगर बायीं तरफ ही रहे तो **लैकेसिस-200** की सप्ताह में दो खुराक दें।
- टांसिल में पहले गले में प्रदाह होकर दोनों तरफ के टांसिल फूल जाते हैं और लाल हो जाते हैं और इसके बाद उन पर सफेद दाग पड़ जाते हैं, जो मिलकर जख्म बना देते हैं। जिसके कारण तेज दर्द होता है, जो कान तक फैल जाता है। गले में शुष्कता का बोध होता है और जलन पैदा हो जाती है। निगलते समय मालूम होता है कि गले में गोली की तरह कोई चीज है **फाइटोलेक्का-30** तीन बार दें।
- गायक, कथाकर्ता व वक्ता आदि लोगों के स्वर भंग हो जाना, रोगी अपने स्वर को अपने शासन अधीन नहीं रख सकता, इसलिए स्वर अलग-अलग प्रकार का निकलता है, गला बैठ जाता है तब **एरम ट्राईफाइलम 30** दिन में दो बार दें।
- गायकों की गाना शुरू करते ही आवाज बैठ जाना **सेलेनियम 30** तीन बार दें।
- गला सूखना और गले में दर्द के साथ खाँसी जो अक्सर रात में नहीं होती किन्तु बातचीत करने या जोर से पढ़ने पर खाँसी बढ़ जाती है **मेगनेम ऐसिटिक 3** चार बार दें।
- गले की खराश **बेरायटा कार्ब 200** या **सोरिनम 1 एम** एक बार दें।

- गले की खराश व गले में टपकन के एहसास में **ड्रोसिरा 30** तीन बार दें।
- गले के शोथ में जब दर्द व बदबूदार साँस और साथ ही साथ ठण्ड लगती है व खुद को ढक कर रखता है **हीपर सल्फ 200** हफ्ते में तीन मात्रा दें।
- गले में ऐसा मालूम हो कि गोली की तरह कोई वस्तु गले में चढ़ रही है, रोगी उसको गले से नीचे उतारने की चेष्टा करता है किन्तु वह बार-बार ऊपर चढकर अत्यन्त कष्ट देती है **इग्नेशिया ऐमेरा 6** चार-चार घण्टे से दें।
- गले में या स्ट्रनम के नीचे सुरसुराहट के साथ सूखी खाँसी जो ठण्डी हवा में साँस लेने से भी होती है। खाँसी के समय गले में जख्म-सा दर्द होता है। गले में ऐसा मालूम होता है कि गले में बलगम अटका हुआ है। घूंट लेने से नीचे उतर जाता है, लेकिन थोड़ी देर बाद फिर आ जाता है। खाँसी के साथ-साथ कभी-कभी पेशाब भी निकल जाता है **रूमेक्स-6** चार-चार घण्टे के अन्तर से दें।
- गले में सुरसुराहट के साथ सूखी खाँसी, खांसते समय गले में जख्म का-सा दर्द, ठण्डा पानी पीने से आराम मिलता है **कास्टिकम 30** तीन बार दें।
- गले में दर्द साथ में निगलने में कठिनाई, **वेरियोलीनम 6** तीन बार दें।
- गले में भयानक दर्द, कोई भी वस्तु निगली नहीं जाती है, टाँसिल व कवा चमकीला लाल—**ऐमायगडेलिस ऐमारा 3** चार बार दें।

मुँह, मसूड़े व दाँत सम्बन्धित रोग

- **ऐसपेरागस 6** दाँत दर्द की महाऔषधि है।
- खाते समय दाँत में दर्द **काली कार्ब 30** एक-दो बार दें।
- खोखले दाँत में दर्द जो रात के समय बढ़ता है तब **एन्टिमोनियम क्रुडम 30** का जल्दी-जल्दी प्रयोग करें।
- मुँह के छाले, दाँत का दर्द जो कान तक जाता है, कूप खाँसी नकसीर के साथ-**मर्क सॉल 30** दिन में दो बार दें।
- मसूड़ों से रक्तस्राव होना, मसूड़ा दाँत से अलग हो जाता है, दाँत में, खाने में दर्द होता है **कार्बो बेज-30** तीन बार दें।
- मसूड़े से खून आना **रैटानहिया 6** चार बार दें।
- मसूड़ा फूलना : स्पंज की तरह, उससे रक्तस्राव, जीभ पर दाँत के निशान बनना, मुँह से लार गिरना, मुख गीला परन्तु अत्यन्त प्यास **मर्कुरियस-30** दो-तीन खुराक केवल।
- मुँह के छालों में अत्यन्त दर्द, मुँह से दुर्गन्ध, मसूड़ों से रक्त निकलता है **सल्यूरिक एसिड-6** चार-चार घण्टे से दें।
- मुँह में छालों के कारण मुँह में कांटेदार घाव जिनमें जलन और दर्द होता है तथा

मुख से बदबू आती है। खट्टी डकार आती है **सेलीसीलिक एसिड-6** चार-चार घण्टे से दें।

- मुँह की पेशियाँ आपेक्षिक स्पन्दन करें **जिजिया 6** चार बार दें।
- मुँह धोने के समय अगर नाक से खून गिरे तब **एमोन कार्ब 30** का प्रयोग करना चाहिए।
- किसी भी रोग में अगर जीभ बहुत ज्यादा सूखती हो **क्लोरिलम 6** तीन बार दें।
- रोगी अतिकष्ट से जीभ को बाहर निकाल सकता है, बाहर निकालने के समय जीभ कांपती है या दाँत में अटक जाती है और अधिक सूखी रहती है। ये **लैकेसिस** के विशेष लक्षण होते हैं **जैलसीमियम** में भी जीभ की दुर्बलता के कारण जीभ में कंपकंपाहट देखी जाती है, किन्तु यह ज्वरादि की प्रथम अवस्था में देखा जाता है और बाद की अवस्था में यह लक्षण लैकेसिस में होते हैं।
- दाँत शूल में मुँह में ठण्डा पानी रखने से दर्द में कमी आ जाती है और खुली हवा में तथा शीतल वस्तु के प्रयोग से रोग में कमी आती है यह **पलसेटिला** का महत्त्वपूर्ण लक्षण है।
- दाँतशूल में **मर्कुरियस** के साथ मैग्नेसिया के कुछ लक्षण मिलते हैं। दोनों में दर्द रात में बढ़ता है। **मर्कुरियस** में दर्द बिस्तर की गर्मी से बढ़ता है, लेकिन **मैग्नेसिया** का दर्द स्थिर भाव से पड़े रहने से बढ़ता है और चलने-फिरने से घटता है।
- दाँतशूल अच्छे या कीड़ा लगे दँत में दर्द जो खाने व पीने से बढ़ता है, लेकिन चबाते या काटते समय दर्द नहीं मालूम होता। ठण्डी हवा या ठण्डी चीजों से दर्द में वृद्धि। दाँत का अग्रभाग घिस जाता है। मसूड़ों में सहज से खून निकलने लगता है। दाँत में काले दाग पड़ जाते हैं **स्टैफिसेगिरिया-30** चार-चार घण्टे से दें। (स्त्रियों में ऋतुस्राव के समय दंतशूल होने पर भी यह फायदा करती है)
- दाँत का दर्द, ठण्डी हवा व ठण्डे पानी से बढ़ता है और दर्द के बारे में सोचने से वापिस आ जाता है **स्पाइजेलिया 30** कम से कम तीन बार दें।
- दाँत के दर्द में मुँह में ठण्डा या बर्फ रखने से आराम आता है **कोफिया कूडा 30** तीन बार दें।
- दाँत के दर्द में अगर गर्म पानी से तकलीफ बढ़ जाती है तब **केमोमिला 30** चार घण्टे के अन्तर से दें।
- दाँत में दर्द जिसमें मसूड़ों में अत्यन्त दर्द, मसूड़े नीले व फूल जाते हैं और खून निकलता है। ठण्डी वस्तुओं या खुली ठण्डी हवा में दर्द बढ़ जाता है और दाँत में कीड़ा लगना व खोखला होने पर **क्रियोसोटम-30** तीन बार दें।
- दाँत में दर्द, हाथ लगते जोर का दर्द परन्तु दाँत पर दाँत रखकर जोर से दबाने

से आराम मालूम होना **चायना 30** तीन-चार बार दें।

- दाँत निकलवाने के बाद, रक्तस्राव व दर्द दूर करने के लिए **आर्निका 200** का प्रयोग इन परेशानियों को दूर करता है।
- दाँतों में कीड़ा लगकर दाँतों का क्षय होना **हेक्ला लाबवा 3 एक्स** तीन बार दें।
- दाँत दर्द व दाँत से कोई चीज चबाने से व जीभ से दाँत स्पर्श करने से मालूम होता है कि दाँत लम्बा हो गया है। रात में दर्द में वृद्धि, मुँह खोलकर साँस लेने पर दर्द में आराम **मेजेरियम-30** चार-चार घण्टे के अन्तर से लें।
- दाँत में दर्द। दर्द दाँत से कान की कनपटी तक जाता है **चेनोपोडिईतगिलोसी ऐफिस 6** तीन घण्टे के अन्तर से दें।
- दाँत का दर्द ठण्डे पानी से बढ़े **कैरिका पेपेया 3 एक्स** चार बार दें।
- दाँत का दर्द अगर ठण्डा पानी मुँह में रखने से कम हो जाता है तब **कोफिया क्रुडा 6** का जल्दी प्रयोग करें। अगर दाँत दर्द में गर्म पानी रखने से बढ़ता है तब **केमोमिला** का प्रयोग करें।
- दाँत के दर्द में **ऐसपेरागस-6** का बार-बार प्रयोग अधिक फायदा करता है।
- चाय पीने से दाँतों में दर्द **थूजा औक्स 30** तीन बार दें।
- जबान का कठोर होना और कैंसर **सेमपरवीवम 3** तीन बार दें।
- नकली दाँत लगाने के बाद में दर्द व सूजन को **आर्निका 200** दूर करता है।
- अकल दाड़ निकलते समय दर्द **मेगनिशिया कार्ब 200** दिन में 3-4 बार दें।

छाती, फेफड़े व कफ की व्याधियाँ

- धूल के कारण दमा होने पर और मल त्यागने पर दमा के कम होने में **गुयेकम 6** दें। इसका प्रयोग 4 घण्टे के अन्तर से करें।
- यक्ष्मा रोग में अगर **कल्केरिया कार्ब** के शारीरिक लक्षण हैं और उसे दुर्बलता रहती है तब उसको **ऐसिड नाइट्रिक 30** देना लाभदायक है।
- यदि खाँसी में कुछ औषधियाँ प्रभाव न दिखाएँ तो राहत के लिए **जस्टिका आघाटोडा 3 एक्स** दें।
- धूल के कारण दमा **पोथोस क्यू** 10-10 बूँदें दो बार दें।
- खाँसी या छींकों के साथ पेशाब निकल जाना **जिंकम मेट 30** तीन बार दें।
- खाँसी में खांसते-खांसते बलगम निकलकर मुख के साथ लटकता रहता है, हाथ से खींचकर उसको फेंकना पड़ता है **काली बाइक्रोम-30** तीन समय दें।
- खाँसी सूखी, आक्षेपिक, गला बैठ जाना, खांसने पर छाती में सूई विंधने की तरह दर्द, खाँसी की धमक से सिर पकड़ कर बैठना, खाँसी के समय झुक कर जाँघों पर दोनों हाथ रखकर खांसने पर **निकालम मेट 6** तीन-चार बार दें।

- खाँसी जुकाम बहुत तेज **सारकोलेक्टिक एसिड 6** तीन-चार बार दें।
- खाँसी, सूखी खाँसी और श्वास-प्रश्वास के साथ खन-खन सां सां सुंई सुंई की आवाज आती है जैसे लकड़ी चीरते समय आती है, ठण्डी हवा से, सिर नीचा करके लेटने से, ठण्डी चीज पीने से, बात करने से खाँसी बढ़ती है **स्पोन्जिया टोष्टा-6** चार-चार घण्टे के अन्तर से दें।
- खांसते समय पेशाब का निकल जाना **रूमेक्स 6** तीन-चार बार दें।
- खांसने के समय गले में अकड़न की तरह दर्द मालूम होने पर **रूमेक्स क्रिप्स 3** चार बार दें।
- खाँसी केवल दिन में होना, लेटने या खाने से खाँसी में कमी **फेरम मेटालिकम 6** चार बार दें।
- खाँसी में खांसते समय छींक आना, खाँसी के समय आँख से पानी गिरना और खांसते-खांसते पेशाब निकल जाना **स्कुइला 30** तीन बार दें।
- खाँसी सबेरे नींद खुलने पर या रात को 3 बजे खाँसी बढ़े **कोक्कस कैक्टाई 30** तीन बार दें।
- क्षय का रोगी जो खुली हवा के प्रति अतिसंवेदनशील रहता है। खाँसी के साथ पेशाव आ जाती है **रूमेक्स क्रिसपस 30** तीन बार दें।
- क्षय के इतिहास वाले परिवार में होने वाले रोग जैसे दाद, पुराना सिर दर्द जैसे किसी ने सिर को बाँध दिया है। मानसिक परिश्रम करने से सिरदर्द ज्यादा जो कि स्कूल जाने वाली लड़कियों में ज्यादा होता है **ट्यूबरकुलिनम उच्च** शक्ति हफ्ते में एक मात्रा दें।
- क्षय के रोगियों में बार-बार होने वाली खाँसी में **सोलिडेगों या वाइप्रा क्यू** 10 से 15 बूँदें दो बार दें।
- क्षय रोग में **ओलियम जैकोरिस 30** को भी देकर देखना चाहिए।
- लू के साथ निमोनिया होने पर **ग्लाइसेरिनम 6** तीन बार दें।
- बहुत दिनों तक बाँसुरी बजाने के कारण अगर वायु नली और फेफड़े से रक्तस्राव होने लगे तब **रस टक्स** उत्तम दवा है। इसे दिन में तीन बार दें।
- ब्रांकोरिया में ढेर का ढेर पीव की तरह बलगम, श्वास कष्ट, दमे की तरह खिंचाव **वैसिलिनम 200** सप्ताह में तीन खुराक।
- कोयले की खान में काम करने वालों का दमा **नेट्रम आर्स 6** तीन-चार बार दें।
- कुकर खाँसी, हड्डी का क्षय, गले की सुरसुराहट में **ड्रोसिरा 30** दिन में एक बार दें।
- कनफेड के साथ दमा, सूखी खाँसी के साथ हृदय का शूल जिसके साथ गरदन में दर्द और साथ ही दायें कन्धे में दर्द व चिन्ता व मृत्यु भय **नाजा 30** एक

मात्रा दें। रोग रहने पर दो बार दें।

- क्रूप खाँसी में, क्रुप के साथ तरल खाँसी, ऐसा मालूम होता है कि खूब बलगम निकलेगा लेकिन निकलता नहीं है, गले में सांय-सांय अथवा घड़घड़ाहट व काँटे चुभने की अनुभूति **हिपर सल्फ 30** तीन बार।
- क्रूप खाँसी **ड्रोसेरा** या **पर्टुसिन** या **वेक्सीनम** की एक मात्रा देकर अजमाये।
- क्रूप खाँसी में **फॉस्फोरस 10 एम** एक मात्रा दें।
- क्रूप खाँसी के साथ स्वरभंग जबकि **एकोनाइट, फॉस्फोरस** और **स्पॉजिया** फैल हो जाये तब **सिना 200** केवल एक खुराक दें।
- किसी रोग में जब रोगी की साँस में आधी रात को आरी चलाने की आवाज आये तब **स्पोंजिया 200** एक मात्रा दें। विफल होने पर **हिपर सल्फ 200** एक मात्रा दें।
- थाइसिस की पहली अवस्था में **आर्सेनिक आयोड 3 एक्स** 1 ग्रेन की मात्रा में तीन बार दें।
- थाइसिस की दूसरी अवस्था में जब फेफड़ों में पीब नहीं बनना आरंभ हो **आयोड 2 एक्स** 1 ग्रेन की मात्रा में तीन बार दें।
- थाइसिस की तीसरी अवस्था में जब फेफड़ों में पीब हो जाता है और खाँसी बनी रहती है और रोग तेजी से बढ़ता है **स्टैनम ओयोडेटम 2 एक्स** 1 ग्रेन की मात्रा में भोजन के बाद तीन बार दें।
- निमोनिया के साथ यदि प्लूरिसी हो तो **एकोनाइट 30** के बाद **सल्फर 3** की एक मात्रा देने से काफी आराम मिलता है।
- निमोनिया रोग में रोग दाहिने फेफड़े से आरम्भ होकर बायें फेफड़े में प्रसारित होता है और जब फेफड़े के भीतर जमा हुआ बलगम तरल होना शुरू होता है, तब खांसने से मालूम होता है कि छाती तरल बलगम से भरी हुई है। भयानक श्वास कष्ट, प्रत्येक बार खाँसी के साथ मुँह भर-भरकर बलगम निकलता है, परन्तु कुछ भी आराम नहीं मिलता। श्वास-प्रश्वास के साथ नाक के नथुने फड़फड़ाते हैं **लाइकोपोडियम-30** सुबह व शाम दें।
- निमोनिया रोग में रोगी को मालूम होता है कि उसकी छाती पर भारी बोझ पड़ा है जिसके कारण साँस लेने में कष्ट होता है। बायीं करवट लेट नहीं सकता। बायीं छाती में सुई चुभने का सा दर्द जो बायीं करवट लेटने से बढ़ता है। जिस तरफ का फेफड़ा आक्रान्त होता है उस तरफ का गाल लाल हो जाता है **फास्फोरस-200** सप्ताह में एक या दो खुराक दें।
- निमोनिया रोग में आर्सनिक देने से रोगी को ह्रास होगा परन्तु वह पूर्णरूप से ठीक नहीं होता जब तक उसको **फास्फोरस 30** या **सल्फर 30** की एक मात्रा नहीं दी जाती है।

- हुपिंग खाँसी **पर्टुसिन 200** एक खुराक दें।
- हुपिंग खाँसी में खांसते खांसते शरीर कठोर पड़ जाता है और दम घुटने का आभास होता है। उल्टी होने और ठण्डा पानी पीने से आराम मिलता है **कुप्रम मेटालिकम 30** चार–चार घण्टे के अन्तराल से दें।
- हुपिंग खाँसी में **कार्बोलिक ऐसिड 6** या **12ग** अधिक उपयोगी होता है।
- हुपिंग खाँसी में कुत्ता भोंखने जैसा शब्द खाँसी के साथ हो, खाँसी मध्य रात्रि में बढ़ जाती है **ड्रोसेरा रोटाण्डिया फोलिया 30** एक खुराक दें। रोग रहने पर दोहरायें।
- हुपिंग कफ के साथ सफेद रस्सी की तरह कठोर बलगम निकलता है, जी मिचलाता है और उल्टी होती है **कोक्स कैकटाई 3** जल्दी-जल्दी से दें।
- हुपिंग खाँसी में खाँसी खासकर सवेरे नींद खुलने पर बढ़ती है **कॉक्कस कैकटाई 30** दिन में तीन बार दें।
- पुराना जुकाम साथ में नाक में हरी पपड़ी जमे और बदबू आये, दायीं ओर का पक्षाघात **इलेप्स 6** तीन बार दें।
- पुराना नजला साथ ही तीक्ष्ण स्राव और अत्यधिक छींकें **नेफथेलीन 3 एक्स** दो बार दें।
- पुराना नजला व एकाएक छींकें, **स्कूकम चक 3** एक्स तीन बार दें।
- पुराने जुकाम के कारण बहरापन **नेट्रम सेलीसिलिक 3** दिन में दो बार।
- प्रत्येक शीतकाल में अगर बार-बार जुकाम हो जाता है तो **एरिमेरोन 30** दिन में तीन बार दें।
- रात में सोने के लिए तकिये पर सिर रखते ही जोर से खाँसी शुरू हो जाना, आधी रात के बाद खाँसी बढ़ती है, खाँसी की आवाज कुत्ते जैसी **ड्रॉसेरा रोटण्डिफोलिया 30** केवल एक मात्रा दें।
- शीत काल में होने वाली सर्दी खाँसी जिसमें नाक से पतला पानी आता है और छींकें भी **नैथेलिन 3 एक्स** तीन बार दें।
- श्लेष्मिक झिल्ली का सूखापन, जीभ, गलग्रन्थि व श्वासग्रन्थि के सूखेपन के कारण खाँसी **स्पोंजिया टोस्टा 6** तीन बार दें।
- शुष्क शीतल वायु लग जाने से खाँसी हो जाये तो **एकोनाइट नैप 30** तीन बार देने से अधिकांश रोगी ठीक हो जाते हैं।
- सर्दी के बाद में होने वाला पुराना श्वसन रोग **नाइट्रोम्यूरेटिक एसिड क्यू** 5 से 10 बूँदें दो बार दें।
- श्वास कष्ट, डूबने पर या श्वांस नली में किसी वस्तु के अटकने पर **ऐन्टीमोनियम टारटिकम 6** तीन-चार बार दें।

- श्वांस कष्ट या दमा रोग में अगर रोगी सिर्फ खड़े होकर साँस ले सकता है तब **केनाबिस सैटिवा-30** चार-चार घण्टे के अन्तर से दें।
- सुरसरी खाँसी दम घुटने के साथ मुँह से गाढ़ी लार गिरने पर **मर्क्युरियस सायोनेटस 30** दिन में दो बार दें।
- सूखी खाँसी के साथ अगर हृदय रोग हो तो **नैजा ट्राइपूडियेंस 6** को दिन में एक बार दें।
- सूखी खाँसी जो शाम के समय से शुरू होकर मध्यरात्रि तक अधिक होती है, बात करने, बायीं करवट लेने से और ठण्ड में बढ़ती है, खाँसी इतनी भयंकर होती है कि रोगी का शरीर कांपने लगता है **फास्फोरस-6** सुबह व शाम दें।
- दमा के साथ अत्यधिक साँस कष्ट **थाईरोडिनम 200** एक मात्रा प्रतिदिन दें।
- दमा में श्वांस कष्ट और खिंचाव **बैसिलिनम 200** एक या दो मात्रा दें।
- दमा रोग का प्रकोप जब अर्ध रात्रि में बढ़े तो **आर्सनिक 30** तीन बार दें।
- दमा व एंजाइना पेक्टोरिस साथ में गले में कसावट **हाइड्रोसाइनिक एसिड 30** दो बार दें।
- दमे का दौरा लगातार 2 बजे से 4 बजे तक **काली कार्ब 30** दो बार दें।
- दमे के प्रबल श्वांस कष्ट में **केनाविस इडिंका क्यू** की 5 बूँद 4 औंस पानी में डाल कर इसको एक या दो चम्मच हर एक घण्टे के अन्तर से दें, श्वांस कष्ट में आराम मिल जाता है।
- छाती के रोग में विशेषकर फेफड़े के रोगों में **लारोसिरेसस 30** दिन में 4 घण्टे के अन्तर से दें।
- छाती में तकलीफ अथवा श्वांस में कष्ट। ऐसा मालूम हो कि छाती कस कर बाँध दी हो और उसकी हरकत अच्छी तरह से नहीं हो सकती, कभी-कभी दम घुटने लगता है और मूर्च्छा आ जाती है, चेहरे पर ठण्डा पसीना आता है, नाड़ी अनियमित हो जाती है, **कैकटस ग्रण्डिफलोरस-6** चार-चार घण्टे के अन्तर से दें।
- छोटी माता रोग के बाद लगातार खाँसी आने पर और यक्ष्मा में भी लगातार खाँसी बनी रहने पर **स्टिक्टा पल्मोनेरिया 6** चार घण्टे के अन्तर से दें।
- वृद्ध व्यक्तियों में घुटन के कारण अस्थमा साथ ही मितली और दस्त **हीपोजेनियम 30** दिन में तीन बार दें।
- वृद्ध जनों में जाड़ों के दिनों में सर्दी व खाँसी, चर्म रोग जैसे खुजली, एक्जिमा, पुराइटिस में **इकथियोलम 30** दिन में तीन बार दें।
- वृद्ध लोगों की पुरानी ब्रोन्काइटिस में **ऐमोनिकम 3** तीन बार दें।
- वृद्ध लोगों की सूखी खाँसी में लेटने से खाँसी शुरू हो जाती है और तेजी से

बढ़ जाती है और बैठने से कम हो जाती है **हाइऔसायमस नाइग्रा 30** तीन समय दें।

- वक्षस्थल के पींजरों में डंक मारने वाला दर्द जिसमें साँस छोड़ने में दर्द **रेनानक्युलस बल्बोसस 6 एक्स** तीन बार दें।
- श्वांस कष्ट (Dyspnoca) में छाती कसी मालूम होना, ठण्ड लगना, परिश्रम व सीढ़ी से चढ़ने-उतरने में रोग में वृद्धि, छाती में बोझ मालूम होना। जल्दी चलने में परेशानी और दिल के आसपास दर्द होना **लोवेलिया इंफिलेटा 30** तीन समय दें।
- फेफड़ों का क्षय, नाक का स्राव लगने वाला **आरसिनिक आयोड 4 एक्स** तीन बार दें।
- फेफड़ों से खड़खड़ आवाज आये और बुखार न हो तब **काली सल्फ 12 एक्स** दिन में तीन बार दें। (यह दवा सोराइसिस के लक्षण होने पर दें)
- फेफड़ों की बीमारी **कूप्रम मेट 200** या **ओपियम 200** या **साइलीशिया 200** एक बार दें।
- फेफड़ों में घुटन का आभास, सिर व चेहरे की तरफ खून का दौरा, तेज सिरदर्द जिसके साथ उल्टी व मितली **वेरेट्रम विरडीस 6** की शक्ति तीन बार दें।
- फेफड़ों की परेशानियाँ—**ऐसपीडोस्परमा 1 एक्स 5** बूँद तीन बार दें।
- जरा सी ठण्ड लगते ही जुकाम या सर्दी हो जाती है, प्रायः इस प्रकार की सर्दी लगती रहती है **ओलियम जेकारिस 2 एक्स** चार बार कुछ समय तक दें।
- **अमोन कार्ब 30** पुराना श्वासावरोध वृद्ध व्यक्तियों में होने पर उपयोगी सिद्ध होता है। दिन में तीन बार दें।
- अस्थमा जिसमें घुटने सिकोड़ कर बैठने से आराम आये **मेन्डोराइनम 200** सप्ताह में दो बार दें।

रक्त नलिकाएँ व हृदय रोग

- ऐन्जाइना पेक्टोरिस व हृदयशूल में रोगी नींद में दम बन्द होने के भाव से जाग जाता है। साथ ही डर, घबराहट और अस्थिरता देखी जाती है और जोर से खाँसी होती रहती है **स्पोन्जिया टोस्टा-6** चार-चार घण्टे से दें।
- ऐन्जाइन पेक्टोरिस ज़िसमें दर्द बायीं भुजा से उंगलियों तक जाये साथ में सुन्नपन **लेट्रोडेक्टस मेकटेन्स 6** तीन-चार बार दें।
- ऐन्जाइना पेक्टोरिस जिसमें दर्द दाहिनी भुजा में हो **लिलियम टिंग 30** तीन बार दें।
- एनेमिया में रक्त कण बढ़ाने के लिए, जो शिशु दुबले-पतले होते हैं परन्तु

जल्दी-जल्दी बढ़ते हैं उनके सब रोगों को ठीक करने को **इरिडियम 6 एक्स** दिन में 3-4 बार दें।

- धड़कन तेज, अनियमित नाड़ी जो जरा सी हरकत करने पर या मुड़ने से बढ़ जाती है **स्पाइजिलिया 30** तीन बार दें।
- हृत्पिण्ड की बीमारी न होने पर भी लगातार कलेजे में स्नायविक धड़कन रहती है। जरा सा भी परिश्रम करने पर कलेजा धड़कने लगता है और बोली बन्द हो जाती है **नाजा 30** एक बार दें।
- हृदय का बढ़ना साथ में चूने की परत जमना (आरट्रिओ स्केलोरिस) **स्ट्रोफेन्थस 6 एक्स** तीन बार दें।
- हृदय में जल संचय **सोलेनम नाइग्राम 30** तीन बार दें।
- हृदय रोग में दिल की जगह ऐंठन की तरह दर्द, साथ में दिल धड़कना और व्याकुलता रहती है, मितली, मूर्च्छा, सिर चकराना, सोते ही दम रुकने की अनुभूति **लैकेसिस-30** दो बार दें।
- हृदय शूल एलर्जी के साथ, धीमी हृदय की धड़कन के साथ **पिट्यूरिन 30** दिन में दो बार दें।
- हृदय शूल बायीं तरफ और बायीं बाँह के दर्द में **लिलियम टिंगलम 3** तीन बार दें।
- हृदय शूल, हृदय के लक्षणों के साथ या बवासीर के मस्सों में से खून बन्द हो जाने पर **लाइकोपस 1 एक्स** तीन बार दें।
- हृदय और नाड़ी विषम गति के साथ, अगर शोथ हो तब **एपोसाइनेम 6** तीन बार दें।
- बढ़ती हुई रक्तस्वल्पता, सिर दर्द, मानसिक उत्तेजना और उसके साथ अत्यधिक कमजोरी **पिक्रिक एसिड 6** दिन में तीन बार दें।
- ब्लड प्रेशर को कम करता है और हृदय को शक्ति देता है **इसपारटियम स्कोपेरियस 3** या **6** तीन बार दें।
- शिराओं का फूलना व जख्म के चारों ओर ललाई और उनमें रसपूर्ण फुन्सियाँ होना जिससे बहुत रस निकलता है, बिजली चमकने का सा दर्द, गर्मी से रोग में वृद्धि व ठण्ड से आराम मिलता है **फ्लुओरिक एसिड 30** तीन बार दें।
- सिर में रक्त की अधिकता के कारण, आँखें और चेहरा लाल, सिर गर्म, नाड़ी तेज, जीभ सफेद या पीली मैलयुक्त बीच में लाल रंग की लकीर होती है **वेरोट्रम विरिडी-6** चार-चार घण्टे से दें।
- दिल बहुत धड़कता है। छाती में दर्द होता है और चलने-फिरने से उसमें वृद्धि

होती है **ऐसपेरागस-30** दिन में तीन बार दें।

- दिल की धड़कन इतनी तेज कि छाती की कम्पन आँखों से दिखाई दे और आवाज दूर तक सुनाई देती है। रोगी बायीं तरफ नहीं लेट सकता क्योंकि लेटने से दिल की धड़कन बढ़ जाती है **स्पाईजीलिया-30** तीन समय दें।
- दिल के रोग में नाड़ी धीरे-धीरे चलते-चलते अचानक जल्दी-जल्दी चलने लगती है। थोड़ी देर बाद नाड़ी फिर धीरे-धीरे हो जाती है और फिर रुक-रुक कर चलती है, रोगी का शरीर नीला पड़ जाता है **डिजिटेलिस परपुरिया 6** चार बार दें।
- हृदय का फैलना **ऐडोनिस बरनेलिस क्यू** की 5-10 बूँद दो बार दें।
- पुरानी हृदय की धड़कन **स्टाइचिन आर्स 3** तीन बार दें।
- रक्तस्राव ऐसा कि सामान्य जख्म से भी सहजता से रक्तपात होने लगता है, रक्त काला जो जमता नहीं है, इन लक्षणों में **लैकेसिस-30** दिन में दो बार प्रयोग में लाएँ।
- रक्त पतला और काला, खून जमता नहीं है और न थक्का बँधता है **क्रोटेलस हॉरिउस 6** तीन बार दें।
- रक्तस्राव या अन्य प्रकार के स्राव काली स्याही की तरह निकले यह **इलैप्स कौर** का विशेष लक्षण है। रक्तस्राव में **इपिकाक** एक महाउपकारी औषधि है। शरीर के किसी भी भाग से बहुत मात्रा में गाढ़ा चटख लाल रक्तस्राव होने पर **इपिकाक** का व्यवहार करना चहिये। रक्तस्राव के लिए अन्य उत्तम औषधियों के लक्षण नीचे दिये जा रहे हैं।
- रक्तस्राव अधिकतर लाल चमकदार **ट्रीलियम पी 6** तीन बार दें।
- रक्ताधिक्य से रक्तस्राव, मुखमण्डल रक्त वर्ण के साथ नाक से रक्तस्राव और उसके साथ ज्वर **इरिजिरण केनाडेन्सिस 6** चार बार दें।
- रक्तस्राव के लिए **मुकुना** एक बूँद **मदर टिंचर** व साथ ही **फाइकस रेलोजिसा** का भी प्रयोग अच्छा होता है।
- रक्तस्राव में **ऐकेलिफा इन्डिका 6** 3-4 बार दें।
- रक्तस्राव रोकने के लिए **एकलैफा इण्डिका 6** दिन में तीन बार प्रयोग करें।
- रक्तस्राव ज्यादा, ज्यादातर चमकदार लाल, नकसीर, मसूड़ों से रक्तस्राव, दाँत निकलवाने के बाद, गाँठों से रक्तस्राव आदि **ट्रीलियम पेन्डुलम 6** तीन बार दें।
- रक्तस्वल्पता में **स्लीन 3 एक्स**। इस दवा की 3 टिकिया प्रति मात्रा के हिसाब से रोज 4 बार खिलाने से शरीर का वजन भी बढ़ जाता है। शरीर में खून दौड़ने लगता है।
- रक्तस्वलपता में **एलूमिना 30** का दिन में दो बार प्रयोग करें।
- शरीर के किसी भी स्थान से बगैर पीड़ा के रक्तस्राव होना, रक्तस्राव होने से

पहले चेहरा लाल होने पर **मेलिलोटस एल्बा-6** चार-चार घण्टे से दें।

- सब प्रकार के रक्तस्राव या इरिसिफेलस, खसरा, खुजली नाना प्रकार के एक्जिमा व अन्य प्रकार के चर्म रोग में **सोइनोडन डेक्टिलन** 30 की 3 मात्रायें दें और साथ में इसका क्यू चर्म रोग में लगाना चाहिए।
- उच्च रक्त चाप साथ में धमनियों में खून जमना **सिकेल कोर** 2 एक्स तीन बार दें।
- उच्च रक्तचाप, हृदय की भित्ति में वसा का जमाव **सिकेल कोर** 6 तीन बार दें।
- वृद्धों में हृदय की आन्त्रिक अवस्था में **टेबेकम** 30 तीन बार दें।
- वेरिकोज बेन में जब बेन या शिराओं में बहुत सा रक्त जमा हो जाता है और वह फूल जाती है **हैमामेलिस वजीनिका** 3 तीन समय दें। अण्डकोश की शिराओं के फूल जाने पर यानी ओरकाइटिस में इस दवा को 6 शक्ति का तीन बार प्रयोग करें।
- ज्यादा देर तक खड़े रहने पर नाक से रक्तस्राव आये तब **फेरम पिंक** 6 या **वाइप्रा** 30 दिन में तीन बार दें।
- अंगों का काला होना, हृदय में जल संचय होने पर **सोलेनम नाइग्रा** 30 तीन बार दें।
- **औरम मेटालिक्म** औषधि एन्जाइना पेकटोरिस रोग की एक उत्कृष्ट औषधि है।

पाचन से सम्बन्धित रोग

- एंटीबायोटिक दवायें लेने के पश्चात होने वाले अतिसार में **नाइट्रिक एसिड** 30 उत्तम दवा है।
- एपेंडीसाईटिस में **बेप्टिशिया सी एम** की एक खुराक देने से ऑपरेशन की आवश्यकता नहीं रहती। यदि एक मात्रा से लाभ न हो तो पन्द्रह दिन बाद इसकी दूसरी खुराक का प्रयोग करें।
- एसीडिटी के साथ कब्ज **ग्रेटीओला** 3 तीन बार दें।
- यकृत के स्थान पर यकाएक खूब जोर का दर्द **चेलिडोनियम** 6 जल्दी-जल्दी दें।
- खाना खाने या कुछ भी खाने पर खाना गले में अटकता है। पेट खाली रहने पर उसमें दर्द होता है परन्तु खाने से यह कष्ट मिट जाता है तब **एनाकार्डियम** 30 को दिन में तीन समय दें।
- खूनशुदा बवासीर के लिए **एस्कुलस मल्हम** प्रयोग में लायें।
- खूंनी बवासीर में **साइमेक्स लेक्टलेरियस** 200 सुबह व शाम दें।
- इंग्विनैल हर्निया और स्ट्रेंगूलेटेड में **ओपियम** की उच्च शक्ति 1 एम या उससे अधिक का प्रयोग करें।

- बहुत अधिक वायु संचय होने से पित्त शूल होना **मेन्थापिपरिटा 6 एक्स** 15 15 मिनट से तीन मात्रा दें।
- बार-बार पेट में दर्द होना **काली कार्ब 30** दो बार दें।
- बवासीर के रक्तस्राव में **हाइपेरिकम 1 एक्स** खाने के लिए और लगाने के लिए भी काम में लें।
- बवासीर से बहुत अधिक रक्तस्राव और कब्ज बना रहता है। कई-कई दिन पाखाना नहीं आता, पाखाना गाँठ दार **कालिन्सोनिया 200** दिन में एक बार दें।
- कष्ट के साथ कृमि का वमन **सेगुनेरिया कैन 30** तीन बार दें।
- कृमि जनित रोग अतिसार उदरशूल व पित्तशूल आदि में **अटिस्टा रेडिक्स 3 एक्स** दिन में 3 बार दें।
- कब्ज के साथ स्वास्थ्य भंग में **सेना 30** तीन बार दें।
- कब्ज में मल बहुत कड़ा व लम्बा काले रंग का **बेरेट्रम एल्बम 30** तीन बार दें।
- कब्ज और खाने की नली में जलन, हरी पित्त का वमन **आइरिस वर्स 30** तीन बार दें।
- कब्ज, ऐंठन, बवासीर रक्तशुदा व अंग्रेजी दवाइयों के दुष्परिणाम दूर करने के लिए **नक्स वोमिका 200** रात में एक खुराक दें।
- कीड़ों के असाध्य रोगों में जब सीना व टुयुक्रियम फैल हो जाये **सिरेनियम 200** केवल एक खुराक दें।
- किसी सभा, गिर्जाघर या मन्दिर जाने के समय दस्त शुरू हो जाये तो **जेलसिमियम 30** जल्दी-जल्दी दें (फायदा न होने पर **आर्जेन्टम नाईट्रिकम** का प्रयोग करें।
- काली रंग की उल्टी के साथ गेस्ट्रीक कैंसर में **केड़मियम सल्फ 30** तीन बार दें।
- कुछ खाने के पश्चात सिर दर्द का आरम्भ होना और खाई हुई चीज की कै होना, उसके तुरन्त बाद सिर दर्द घट जाना **विस्मथम मेटालिकम 6** तीन-चार बार दें।
- मुँह का और लार का स्वाद नमकीन रहता है **साइक्लैमेन यूरीपीयम 6** दिन में 3-4 बार दें।
- मुँह की सूजन व छाले **नाइट्रिक ऐसिड 30** दो बार दें।
- मल द्वार का भगन्दर **साइलीशिया 3 एक्स** तीन बार।
- मल द्वार के फटे घाव जिसमें अधिक दर्द व तकलीफ **रैटानरहिया 6** चार बार दें।
- मल का मुँह से वमन होना **प्लम्बम पेट 200** एक या दो खुराक।

- मल त्यागने की चेष्टा निष्फल रहना और मल त्यागते समय रोगी को किसी का रहना बर्दास्त नहीं रहता, पेट में ठण्ड मालूम होती है तब **एम्ब्राग्रिसिया 30** को तीन समय लें।
- मल त्यागने की अचानक इच्छा या गरमी से होने वाले दस्त, स्वयं को ढकना पसन्द नहीं करता **जेट्रोपा 30** दिन में तीन बार दें।
- मल त्यागने के बाद लगातार रक्तस्राव **विनका माईनर-3** दो बार दें।
- किसी भी कारण कै हो विशेषकर गर्भावस्था में और बन्द न हो **ऐरियम आक्जैलिकम 1 एक्स** एक मात्रा हर कै के बाद दें।
- पित्त पथरी के दर्द में **थ्लैस्पि वर्सा पेस्टोरिस क्यू** 5 बूँद तीन बार दें।
- तिल्ली व जिगर का बढ़ना जिसमें बुखार न रहे, **फेरम आयोडेटम 3 एक्स** तीन बार दें।
- जिगर का बढ़ना और उसकी बीमारी **नेट्रम सल्फ 6** तीन बार दें।
- लिवर का बढ़ जाना व केंसर, लिवर के पास जलन वाला दर्द, पीलिया व पित पथरी का दर्द **कोलेस्टेरिनम 3 एक्स** दिन में तीन बार दें।
- लिवर की बीमारी के कारण उत्पन्न सूजन में **हेलिबोरस नाइगर 6 एक्स** तीन बार दें।
- लिवर में दर्द व बढ़ना, मल सफेद और चिपचिपा **डाईजिटिलिस 6** तीन-चार बार दें।
- हर्निया स्ट्रैंगुलेटेड रोग में रुकी हुई आँत अपनी जगह नहीं लाई जा सकती है, इसमें सबसे पहले **बैलडोना 6** की कई मात्रा 10-12 मिनट के अन्तर से दें, उसके बाद **लाइको, प्लग्बम** और **टेबेकम** का प्रयोग लक्षण अनुसार करें।
- हर्निया इनकारसिरेटड में आँत बाहर निकल आती है और वापिस नहीं जाती, अगर चली जाती है तो लौट कर वापिस बाहर आ जाती है। इस रोग में **बेलाडोना, नक्स, ओपियम** और **प्लग्बम** लक्षण अनुसार प्रयोग में लायें।
- हर्निया स्ट्रैंगुलेटेड **प्लग्बम मेट 1** एम दो-तीन मात्रा दें।
- हिचकी में **एसेटीक ऐसिड 1 एक्स** की 10 बूँदें पानी में दें।
- हुक के समान कीड़े **थायमोल 6 एक्स** तीन बार दें।
- हैजा, साथ में हिचकी व **बॉयटे कुप्रम आर्स 30** तीन बार दें।
- भोजन के ठीक बाद में पेट में दर्द होने लगता है **ऐबिस नाइगा 30** तीन बार दें।
- भोजन के बाद तुरन्त नींद आने लगना **फैलटोरी 3 एक्स** तीन बार दें।
- भोजन के लिए बैठते ही पाखाना लगता है **फेरम मेटेलिकम 30** दो बार दें।
- भोजन के प्रायः एक घण्टे के बाद डकार आना, कलेजे में जलन, पेट फूलना

पल्सेटिला 30 तीन बार दें।

- प्यास के साथ हिचकी में **निकोलम मेट 3 एक्स** 3-4 बार दें।
- पाखाने के साथ जोर से फड़फड़ शब्द होकर वायु निकलने पर **आर्जेण्टम नाइट्रिकम 30** दिन में तीन बार दें।
- पाखाने के समय और बाद में मलद्वार में जोरदार जलन **ऐसिड नाइट्रिक 200** सप्ताह में दो मात्रा दें।
- पाक स्थली में घाव और जलन वाला दर्द हमेशा महसूस हो, होंठ के किनारे फटना और फट कर घाव बनना **कोण्डरैंगो 2 एक्स** 5 ग्रेन की मात्रा में, भोजन के ठीक पहले पानी के साथ दें।
- पाकाशय के अर्बुद में **कोण्डुरैगो क्यू** की 5 बूँद की मात्रा में रोज 3 खुराक दें और **हाइड्रेस्टिस 3 एक्स** की 3 खुराक रोज 2 बूँद की मात्रा में पर्याय क्रम से देने से अर्बुद समाप्त हो जाता है।
- पाचन शक्ति के बिगड़ने अजीर्ण के क़ारण अतिसार गर्दन व पीठ में सूनापन और हड्डियों के जोड़ों में दर्द होने पर **फेलटोरी 30** तीन बार दें।
- पुराना पीलिया और यकृत की गड़बड़ी में **चेलिडोनियम 30** दिन में तीन बार दें।
- पुरानी पेचिश में मल थोड़ा किन्तु कम दर्द व अधिक श्लेष्मा के साथ हो **चेपारो अमरगोसा 3 एक्स** दिन में तीन बार दें।
- पुरानी पेचिस में **रस टाक्स 200** की 2-3 मात्रा दें।
- पुराने पेट दर्द में **स्टैनम 30** लाभ करता है। इसे दिन में तीन बार दें।
- पुराने दस्त, मल त्यागने पर दर्द व अधिक मियुकस का आना **चपारो अमरगोसा 3 एक्स** 3-4 बार दें।
- पेट की समस्याओं से पीड़ित मोटी महिलाओं के लिए **पल्सेटिला 200** की एक खुराक दें।
- पेट की गड़बड़ी के कारण डकार आना, पेट फूलना, डकार रुक-रुक कर बहुत जोर से आता है तब **आर्जेन्टम नाईट्रिकम 30** दिन में तीन समय दें।
- पेट की गड़बड़ी के कारण अगर सिर में दर्द और कुछ अंश पतले हों तो **एन्टिमोनियम क्रुडम 6** चार-चार घण्टे के अन्तर से दें।
- पेट का अल्सर जिसमें काली उल्टी हो **केडमियम सल्फ 6** तीन-चार बार दें।
- पेट के रोगों के कारण उल्टी **क्रियोजोट 30** दिन में तीन बार दें।
- पेट के रोगों के कारण उल्टी या बदबूदार व जलनयुक्त श्वेतप्रदर या अनेच्छिक मूत्र त्याग **क्रियोजोट 30** दिन में तीन बार दें।
- पेट में दर्द के साथ अधिक मात्रा में वमन, रोगी को हमेशा भूख लगी रहती है,

यहाँ तक कि खाने से उठकर आने पर भी भूख लगी रहती है और उसे खाना पड़ता है। खाने के बाद नींद आती है, **सारासिनिया पर्पुरिया** 6 चार बार दें।

- पेट में दर्द सभी समय नहीं रहता परन्तु जब होता है तो बहुत जोर का होता है **चिलोडोनियम मेजस** 30 तीन बार दें।
- पेट में दर्द जो भोजन के बाद घट जाता **ऐनाकार्डियम** 30 तीन बार।
- पेट में दर्द जो भोजन के समय बन्द हो जाता है किन्तु कुछ देर बाद फिर से होने लगता है **लैकसिस** 200 हफ्ते में एक बार दें।
- पेट में अफारा जो कभी इतना बढ़ जाता है कि ऐसा मालूम होता है कि पेट फट जायेगा **कौका** 30 तीन बार दें।
- पेट में गड़गड़ की आवाज परन्तु दर्द बिल्कुल नहीं रहता, रोगी में कमजोरी परन्तु अतिसार में बिल्कुल कमजोरी नहीं रहती **एसिड फास्फोरिकम 2 एक्स** दिन में तीन बार दें।
- पेट व यकृत के स्थान पर धीमा-धीमा दर्द सदैव बना रहता है, कमजोर होते जाना तब **लाईकोपोडियम** 30 दिन में दो बार दें।
- रक्तयुक्त बवासीर **बिल्युमिया ओडोरेटा** 3 तीन बार दें।
- रोगी जो कुछ भी खाता है वायु में परिणत हो जाता है **मोमॉरडिका बेलसम** 6 चार बार दें।
- स्वयं ही मल का निकल जाना **ईगोटिनम 2 एक्स** तीन-चार बार दें।
- सवेरे पहली बार भोजन करने के बाद दस्त, पीले रंग के दस्त होने से पहले पेट में गड़गड़ाहट **थूजा** 30 तीन बार दें।
- स्नायविक हिचकी **मोस्कस** 3 तीन बार दें।
- डकार के साथ पानी शुदा खाई हुई चीज मुँह में आ जाती है। **फैरम सल्फ** 30 तीन बार दें।
- उल्टी व दस्त, थोड़ा सा काम करने पर भी थकावट **आर्सिनिक एल्ब** 30 तीन बार दें।
- उल्टी और दस्त अधिक मात्रा में **वेराट्रम एल्ब** 3 हर उल्टी व दस्त के बाद में दें।
- दाहिनी ओर के इंगुएल हर्निया में **लाइकोपोडियम 1 एम** सप्ताह में दो बार दें, साथ में **आइरस टेनेक्स** 30 दो बार दें।
- दो दिन के अन्तर से आने वाला बुखार और खूनी बवासीर में **साइमेक्स लेक्टुलैरिअस 3 एक्स** दिन में तीन-चार बार दें।
- छोटे-छोटे सूत कृमि **टियुक्रियम** 6 चार बार दें।
- दस्त **साइनाडोन डक्टालोन** 30 हर दस्त के बाद एक खुराक दें।

- दस्त या बालों का झड़ना **एसिड फॉस 6** तीन बार दें।
- दस्त के साथ वमन, थोड़ा सा चलने-फिरने पर थक जाना **आर्सनिक एल्बम 30** दिन में तीन बार।
- दस्त में मल हरा व लसेदार (म्युकस) के साथ, मल त्यागते समय हवा छूटती है, कोई चीज पीने से उसी समय पतला दस्त होता है, मीठा खाने की तीव्र इच्छा रहती है तब **आर्जेन्टम नाइट्रिकम 30** दिन में तीन समय दें।
- दस्त में **एसिड फॉस** निम्न शक्ति तीन बार दें।
- दस्त में मल पीला, पतला या हरा, सामान्य हिलने डुलने से मल अपने आप निकल जाये, मल द्वार खुला प्रतीत हो, प्यास का अभाव, पेट को छूना असहनीय, सामान्य स्पर्श से भी रोगी चौंक पड़ता है तब **एपिस मेलीफिका 6** का जल्दी प्रयोग करें।
- दस्त जिन पर कन्ट्रोल रखना असम्भव **इरगोटिनम 2 एक्स** हर दस्त के बाद दें।
- दस्त, खाने व पीने के तुरन्त बाद **ट्रोम्योडियम 6** तीन बार दें।
- दूषित पानी पीने से अतिसार होना **ऐल्स्टोनिया 30** तीन-चार बार दें।
- वृद्ध व्यक्तियों का स्ट्रेगुलेटड हर्निया **पिटयुरिनम 30** दिन में दो बार दें।
- वमन में खाया पदार्थ निकल जाना, मचली हर समय बनी रहती है **इपिकाक 3 एक्स** हर वमन के बाद दवाई की एक मात्रा दें।
- वृद्धों में कभी दस्त कभी कब्ज रहने पर **एन्टिमोनियम क्रुडम 6** का प्रयोग विशेष उपकारी होता है।
- अजीर्ण के दस्तों में जब मल के कुछ अंश कठोर और कुछ अंश पतले हों तो **एन्टिमोनियम क्रुडम 6** चार-चार घण्टे के अन्तर से दें।
- वसायुक्त भोजन से अजीर्ण **नेट्रम फॉस 12 एक्स** तीन बार दें।
- फल या कोई भी ठण्डी चीज का खाना या पीना बिल्कुल सहन नहीं होता **इलैप्स कोरालिनस 6** चार बार दें।
- जैसे ही पानी पेट में पहुँचता है उसकी उल्टी हो जाती है परन्तु खाद्य पदार्थ अधिक समय तक पेट में रहते हैं **बिस्मित 30** तीन-चार बार दें।
- अण्डा खाने से दस्त—**चिनिनम आर्स 3 एक्स** 3-4 बार दें।
- अंधी आँत का शोथ **सोरिनम 1 एम** एक मात्रा दें।
- अंधी आँत का शोथ और दर्द, हरी पित्त का वमन **आइरिस टी 30** दिन में तीन बार दें।
- अम्लता, बच्चों के दस्त, वसायुक्त खाने के कारण भूख न लगना, गुदा में

खुजली के साथ बच्चों के पेट में कीड़े **नेट्रम फॉस 12 एक्स** तीन बार दें।

- अधिक समय से डकार आने की शिकायत में **ऐल्यूमिना 6** तीन-चार बार दें।
- अम्बिलिकल हर्निया में **नक्स वोमिका उच्च शक्ति 1 एम** दें। फायदा न होने पर **कॉकुलस 30** देने से फायदा होता है।
- अतिसार केवल दिन के समय और रात में बन्द हो जाना **पेट्रोलियम 30** तीन बार।
- अतिसार में रोगी बार-बार पानी पीता है। प्यास तेज रहती है—**नेट्रम म्यूर 200** तीन घण्टे के अन्तर से दें।
- अतिसार में **जेल्सीमियम 10 एम** या **अर्जेन्टम नाइट 10 एम** दें।
- अतिसार में अगर मल के साथ कुछ बिना पचा हुआ खाद्य निकले तब **ओलियेण्डर 6** चार बार दें।
- अतिसार में पाखाना होने से पहले पेट में गड़गड़, पेट में ऐंठन, कमर में दर्द, दिन की अपेक्षा रात में दस्त अधिक होते हैं **पल्सेटिला 6** चार बार दें।
- अतिसार गन्दा दूषित पानी पीने पर या शराबियों को अधिक वमन हो - **जिंजिवर 6** चार बार दें।
- आमाशय में कोलन का निष्क्रिय हो जाना **कॉलोफाइलम 30** दिन में तीन बार दें।
- आहार करते समय और उसके बाद पेट दर्द घट जाये तब **एनोकार्डियम 30** एक अच्छी दवा है। इसे खाना खाने से आधे घण्टे पहले दें।
- उबकाई आना, मचली, वमन की अपेक्षा मचली **ऐण्टिम टार्ट-30** दो-तीन मात्रा फायदा करती है।
- टेप वर्म को निकालने के लिए **ग्रेनेटम 3** तीन बार दें।
- गर्भावस्था में हिचकी आना **साइकला मेन 6** तीन-चार बार दें।
- गर्भावस्था में उल्टी **कुकरविटा विवो 1 एक्स** तीन-चार बार दें।
- गोल कृमि व लम्बी कृमि पेट में या मूत्र स्वतः निकल जाना **सेन्टोनाइन 3 एक्स** तीन बार दें।
- गाल ब्लेडर का दर्द उल्टी के साथ **ऐपीकाक 200** एक मात्रा परन्तु उल्टी बार-बार आये तब दवा को दोहराये।
- गुस्से के बाद पेट में दर्द व पेट भोजन से पूरी तरह से भरा रहता है **स्टेफिसेग्रीया 30** तीन बार दें।
- गुदा की खुजली, बवासीर के मस्सों में खुजली **वर्बेस्कम 3** एक्स तीन बार दें।
- गुदा का बाहर आ जाना **रूटा जी 6** तीन बार दें।

- गुदा का चटखना और उसमें खुजली **बालसम पेरू 30** तीन बार दें।
- गुदा में घाव, मल त्याग से पहले व बाद में तेज दर्द **फ्रिगेरिया 3** दो बार दें।
- गुदा में अगर लोहे की सरिया के आने-जाने की सी अनुभूति हो तो **मक्यूरियस पी. रूबर 6** देनी चाहिए।
- गुदा पर घाव मल त्यागने के पहले व बाद में दर्द **पियेनिया 3** तीन-चार बार दें।
- गेस्टिक अल्सर में खून की उल्टी होने पर **जिरेनियम मेकुलटम 30** देनी चाहिए।
- गेस्ट्राइटिस (खाते ही पेट में दर्द) **आरजीमोनिया क्यू** 1-10 बूँद 2-3 बार दें।
- लीवर व प्लीहा बढ़ा हुआ हो और बुखार न हो तब **फेरम आयोड 3 एक्स** दिन में तीन बार दें।
- लगातार वमन करने की इच्छा **कैस्केरिला 3** हर वमन के बाद एक खुराक दें।
- लगातार तकलीफ वाली उबकाई आना, ओकना, मिचली, वमन की अपेक्षा मचली अधिक ऐंटिम टार्ट 30 एक-दो मात्रा दें।
- हर प्रकार की कब्ज में **गैलिक ऐसिड 30** सुबह व रात में दें।
- यकृत की वृद्धि, यकृत में दर्द, पीलापन लिए सफेद जीभ व उस पर दाँत की छाप पड़ती है। मसूड़े फूले हुए, श्वांस-प्रश्वास दुर्गन्धित, आँख व शरीर पीला, मल हरा-पीलापन लिए हुए **मर्कुरियस-30** दो-तीन खुराक सप्ताह में दें।
- यकृत की वृद्धि, यकृत स्थान पर दबाने से दर्द, मुँह का स्वाद कड़वा, जीभ पर गाढ़ा हल्दी के रंग का लेप, उसके बीच-बीच में लाल रंग, जीभ पर दाँतों की छाप, आँखों का सफेद भाग व शरीर का रंग पीला, मल व पेशाब भी पीला, भूख न लगना, पित्त की उल्टी में **चेलिडोनियम 30** तीन बार दें।
- यकृत के प्रदाह में चर्म पीला, यकृत में जख्म जैसा दर्द, कब्ज व सफेद पाखाना होता है तब **हाईड्रास्टि केन 30** तीन समय दें।
- यकृत पीड़ा के साथ कठोर कब्ज, मल अतिकष्ट के साथ निकलता है अथवा मलद्वार में आकर अटक जाता है और जोर लगाने पर निकलता है अथवा बड़े-बड़े टुकड़ों में होकर गिरता है। दाहिनी करवट लेटने से पीड़ा में वृद्धि **मैग्नेसिया म्यूर-6** चार-चार घण्टे के अन्तर से दें।
- यकृत रोग में भूरे रंग का व काले रंग का मल पर्याक्रम से होता है, जो वेग से निकलता व बदबूदार होता है। रोगी अत्यन्त दुर्बल, अधिक नींद आती है और बेहोश की तरह पड़ा रहता है। ताप के साथ शरीर पीला व सूखा, हाथ-पैर ठण्डे तब **लेप्टेन्ड्रा-6** चार-चार घण्टे से दें।
- खाते और पीते ही वमन हो जाता है परन्तु वमन में केवल तरल भाग निकलता है और अतरल भाग नहीं निकलता, प्यास बहुत अधिक होती है। यदि खाद्यादि

निकलते हैं तो कुछ देर के बाद निकलते हैं **बिस्मित-200** दिन में तीन बार (**आर्सिनिक** के वमन में खाद्य और तरल पदार्थ दोनों निकलते हैं।)

- बवासीर के मस्से फूले व नीले रंग के, उन पर जरा सा भी स्पर्श सहन नहीं होता, ऐसा कि सामान्य कपड़े का स्पर्श भी सहन नहीं हो तथा गर्म पानी के प्रयोग से तकलीफ बढ़ जाती हो **मुयरेटिक एसिड-30** तीन समय दें।
- बवासीर में मल त्यागने के साथ बवासीर के मस्से बाहर निकल आते हैं और बहुत देर तक बाहर रहते हैं **इग्नेशिया 30** तीन बार दें।
- कब्ज : मल सूखा, कठिन और गुठलीदार, अधिक कष्टकारी, बच्चा दर्द के डर के कारण पाखाना जाने से डरता है **सल्फर-30** एक मात्रा सुबह प्रतिदिन दें।
- कब्ज के समय मल इतना मोटा होता है कि बहुत जोर लगाने पर भी नहीं निकलता। अंगुली से निकालना पड़ता है **सेलिनियम-200** एक मात्रा हर शाम को दें।
- कब्ज में अत्यन्त कुंथन के बाद मल निकलता है, जिसके कारण बहुत देर तक दर्द रहता है तथा मलद्वार जलता है। मल नरम होने पर भी मलद्वार पर जलन रहती है **रेटानिया-6** चार-चार घण्टे से दें।
- कब्ज में, कठिन गोली की तरह मल, जिसे त्यागते समय मलद्वार पर भयानक ऐंठन के साथ दर्द होता है, ऐसा आमाशय की शिथिलता के कारण होता है, मल रुका रहता है और कब्ज बनी रहती है **प्लम्बम मेट-30** तीन समय दें।
- काँच निकलना(मलपथ का बाहर निकलना), सामने की ओर झुकने से या भारी चीज उठाने पर या प्रसव के बाद काँच निकलने पर **रूटा-30** तीन बार दें।
- मल व मलद्वार का संकुचित होना, रोगी जब मल त्यागने के लिए जोर लगाता है, तब अधिक कष्ट होता है, और वह चेष्टा छोड़ देता है, परन्तु उसे इसके लिए बार-बार मल त्यागने जाना पड़ता है। और जब मल बाहर आता है, तब अत्यन्त बदबूदार होता है। मल का रंग जले हुए कोयले के समान काला होता है। **लैकेसिस-30** दो बार दें।
- मल त्यागने के बाद मल द्वार में जख्म की तरह का दर्द होना जो बहुत समय तक रहता है **नाइट्रिक ऐसिड 200** सुबह-शाम दें।
- फिशर रोग में मल त्यागते समय मस्से बाहर निकल आते हैं और बहुत समय तक दर्द बना रहता है **रेटन्हिया-30** तीन समय दें।
- भूख अधिक सदैव खाने की इच्छा बनी रहती है। फिर कभी भूख लगनी बन्द हो जाती है, समस्त दिन खाद्य पेट में रहता है और रात को उल्टी हो जाती हैं या दर्द के साथ दस्त हो जाती है। मक्खन खाने की अधिक इच्छा **फेरम मेटालिकम 30** तीन समय दें।

- पाक स्थली में दुर्बलता, पाकस्थली में ऐसी दुर्बलता मालूम हो कि पेट बिल्कुल खाली हो गया है **इग्नेशिया ऐमेरा 30** तीन बार दें।
- पाकस्थली में धीमे-धीमे दर्द के साथ शून्यता का बोध और उसके साथ दिल धड़कना **हाइड्रास्टि केनडैन्सिस 30** तीन समय दें।
- पेचिश खूनी, लगातार पेट में कुंथन, मल त्यागने के बाद भी कुंथन समाप्त नहीं होती, मल गर्म, कम मात्रा में, आंवदार व ज्यादा खून मिला हुआ मल अत्यन्त दुर्गन्धी **मर्कुरियस कौर-6** दिन में तीन बार दें।
- पेचिश रोग में आंव के साथ खून मिला मल, पेट में कुंथन और कुंथन के बाद शीतबोध होने पर **मर्कुरियस** तीन समय दें। नक्सबोम में मलत्याग के बाद आराम मिलता है। अगर आंव के साथ ज्यादा खून आये तब **मर्क-कौर** का प्रयोग करना चाहिए।
- पेट दर्द पेट दबाने से बढ़ता है परन्तु सारे शरीर को तान कर पीछे की तरफ टेढ़ा होने से आराम मिलता है **डायोस्कोरिया विलोसा 6** चार बार दें।
- सदैव खाली डकार आती है, मालूम होता है कि खाया हुआ पदार्थ गैस में बदल जायेगा **आयोडियम 30** तीन समय दें।
- उदरशूल में ऐसा मालूम पड़ता है कि तलपेट मेरुदण्ड की हड्डी के साथ सट गया है। उदर में दर्द इतना कि मालूम पड़ता है दर्द सारे शरीर में फैल गया है **प्लम्बम मेट-30** तीन बार दें।
- दस्त या उदरमणिक कोलरा पानी की तरह खट्टा बदबूदार मल जिसके कारण बहुत बेचैनी, उलटी व मतली होना **जैलापा 30** तीन समय दें।
- दस्त, खून मिला मलद्वार या पेट में छुरी से काटने जैसा दर्द रोगी चुपचाप पड़ा रहता है और सहन करता रहता है **कैडमियम सल्फ-6** चार-चार घण्टे से दें।
- दस्त (अतिसार) में बहुत परिमाण में पतला, पानी की तरह अतिदुर्गन्धित मल, जो वेग से आता है। मल का रंग कभी भूरा, कभी हरा होता है। वायु के साथ बेखबरी में मल निकल जाता है। ऐसा मल गर्म होता है **पोडोफाइलम-6** हर दस्त के बाद एक खुराक दें।
- दस्त में बहुत परिमाण में जल के समान पतला, हल्दी के रंग के समान जोर से एकदम मल निकलता है। कुछ भी खाने या पीने के बाद दस्त हो जाते हैं। **क्रोटन टिंगलियम 6** हर दस्त के बाद दें।
- दस्त में मल हरा फेनदार, उसमें बहुत से छोटे-छोटे अण्डे की तरह टुकड़े होते हैं। मल त्यागने से पहले पेट में भयानक मरोड़ व दर्द, दर्द के कारण रोगी दोहरा हो जाता है **मैग्नेशिया कार्ब-6** चार-चार घण्टे के अन्तर से दें।
- दस्त में अचानक मल त्यागने की इच्छा, बेग के साथ सारा मल एक बार में

निकल जाता है। खाने-पीने के बाद ही पीड़ा में वृद्धि, मल त्यागने के बाद मल द्वार पर जलन, मल अत्यन्त दुर्गन्धी, पानी की तरह पीला या हरा **गैम्बोजिया 6** हर 4 घण्टे के अन्तर से दें।

- दस्त प्रातःकाल 5 से 10 बजे तक। बिस्तर से उठते ही दौड़कर पाखाना जाना पड़ता है। मल भूरा, बहुत परिमाण में दुर्गन्धी और बिना दर्द के साथ होता है **रूमेक्स-6** चार-चार घण्टे के अन्तर से दें।
- दस्त प्रातःकाल में अचानक पाखाने का वेग, मल मैला भूरे रंग का, पानी की तरह पतला, बदबूदार और वेग से निकलता, रोगी कमजोर और उसे रात में बहुत परिमाण में पसीना आता है **ट्यूबरकुलिनम 1एम** की एक मात्रा सप्ताह में दें और बार-बार प्रयोग में न लाएं।
- दस्त रात व दोपहर के बाद बिना दर्द के या सुबह नींद से उठते ही पाखाने का अतिवेग, रोगी दौड़कर पाखाने को जाता है। मल त्यागने के बाद रोगी सो जाता है। मल में दुर्गन्ध या खट्टी बू जो कपड़े धोने के बाद भी कम नहीं होती। ऐसा मालूम होता है कि रोगी ने कपड़े में ही मल त्याग किया है **सल्फर-200** सुबह एक मात्रा दें। इसका बार-बार प्रयोग नहीं करना चाहिए।
- दस्त रोग में जब रोगी कुछ खाता है उसी समय पेट में दर्द होने लगता है **केल्केरिया फॉस-30** तीन बार दें।
- दस्त व कौलरा फेनदार पानी की तरह दस्त, अधिक परिमाण व तेजी के साथ दस्त आते हैं, अधिक प्यास रहती है, पेट में गुड़-गुड, पैर में ऐंठन, शरीर पर ठण्डा पसीना। दस्त के साथ पेट में दर्द नहीं रहता है **जैट्रोफा 6** चार-चार घण्टे के अन्तर से दें।
- दस्त फेनदार हरा, मल घास की तरह, हरा ऑवदार अथवा पानी की तरह मल खून मिला हुआ है तब **इपिकाक 6** चार-चार घण्टे के अन्तर से दें।
- अम्लपित्त रोग में मुँह से समस्त भोजन नली तक जलन, खट्टे स्वाद का वमन जो जलन पैदा कर देता है या वमन मीठा या कडुआ बहुत परिमाण में लार का निकलना **आइरिस वर्सिकोलर 30** तीन समय दें।
- अम्लरोग के साथ अजीर्ण रोग में डकार के साथ खट्टा पानी आना, खट्टी कै होना, पेट और छाती में जलन, पेट में मरोड़, पेट फूलने में **रोबिनिया-3** चार-चार घण्टे के अन्तर से दें। यह अम्लपीड़ा के कारण हिचकी आने पर भी लाभदायक है।
- अम्लरोग के कारण पेट में वायु, रोगी को बार-बार डकार आती है तब **सेलीसीलिक एसिड-12** तीन समय दें।
- दस्त व हैजा रोग में पानी की तरह बहुत परिमाण में मल आता है। बिना दर्द

के सफेद मल जिसमें चर्बी के टुकड़े या साबूदाना की तरह फुटके दिखाई देते हैं, मलद्वार खुला रहता है **फास्फोरस-6** चार-चार घण्टे से दें।

मूत्र तन्त्र सम्बन्धित रोग

- एलबूमनेरिया और मुत्रस्थलि (ब्लैडर) के प्रदाह में पेशाब करते समय जलन व कष्ट **गेलिक ऐसिड 1ग पाउडर** का प्रयोग तीन समय करें।
- यूरिमिया - पेशाब का आपेक्षिक गुरुत्व बहुत कम **यूरिया 6** तीन बार दें।
- यूरिमियो में **फेरम फॉस 3 एक्स** या **12 एक्स** और **नेट्रम फॉस 3 एक्स** या **12 एक्स** पर्यायक्रम से दें।
- बहुत थोड़ी मात्रा में **गंदला** पेशाब होने पर या पेशाब में ऐलबूमेन रहने पर **हेलोनियस डाइयोइका 30** तीन बार दें।
- बाइटस डिजीज या चोट लग जाने पर अगर रक्तस्राव हो तब **ऐसिड गेलिक 1 एक्स** जल्दी-जल्दी देने से जल्दी लाभ होता है।
- बार-बार मूत्र त्यागने की इच्छा, रात में अधिक मात्रा में पेशाब आये **इक्यूसिटम 6** चार बार दें।
- बार-बार पानी सा मूत्र आना, बिना किसी कारण के मल द्वार का अनियंत्रित होना **एरोगोटिनम 2 एक्स** दिन में तीन बार दें।
- बार-बार पेशाब त्यागने की इच्छा और पेशाब लगने पर क्षण भर के लिए रोक नहीं पाना। पेशाब लगने पर अगर तुरन्त पेशाब न करें तो मूत्राशय में एक प्रकार का पक्षाघात हो जाता है, उस समय बहुत चेष्टा करने पर भी पेशाब की एक बूँद भी नहीं निकलती **रूटा गैवियोलन्स 6** चार बार दें।
- बार-बार मूत्र व मल त्यागने की इच्छा रहने पर **लिलियम टिग्रिनम-30** दिन में तीन बार दें।
- बालक या युवक बिस्तर में पेशाब कर देते हैं—वे ऐसा समझते हैं कि पेशाब के स्थान पर पेशाब कर रहे हैं। नींद खुलने पर मालूम होता है कि वह तो सपना था **क्रियोजोटम 30** तीन बार दें।
- कमर दर्द जो बाद में सारे शरीर में फैलता है. जिसके साथ पेशाब का रंग लाल और उसमें श्लेष्मा जो तले पर जमे **बर्बेरिस वल्गैरिस 30** दिन में तीन बार दें।
- मूत्र बन्द होने या युरिमिया हो जाने पर जब खून विषैला हो जाता है और रोगी को बहुत नींद आती है तब **एमोनियम कार्बोनिकम 6** को चार-चार घण्टे के अन्तर से दें।
- मूत्र की मात्रा कम या न होना, साथ ही मूत्र में एल्व्यूमिन का आना और हृदय क्षेत्र में दर्द व मूत्र की मात्रा में कमी के कारण मानसिक तनाव व सूजन **ई सिरम**

30 तीन बार दें।

- मूत्र का बूँद के रूप में टपकना दिन रात **टर्नेरा 2 एक्स** तीन बार दें।
- मूत्र के साथ छोटी पथरी (Gravel) निकलने में **ऐसपेरागस 6** को चार-चार घण्टे से दें।
- मूत्र में क्रिटाइन की अधिकता को **ईल सिरम 6** की दिन में 3 मात्राओं के प्रयोग से इसकी मात्रा कम हो जाती है।
- मूत्र में आक्जेलेट, फॉस्फेट व एसीटेट का आना **सेना 6** तीन बार दें।
- मूत्र में आगजेलेट आना **नाइट्रो म्यूरेटिक एसिड क्यू** 5-10 बूँदें दो बार दें।
- मूत्रस्थली में पथरी के कारण उत्तेजना व रक्तस्राव **इरिजिरोन केन 6** चार बार दें।
- मूत्र नली का छेद सकरा हो जाने पर **किलेमेटिस 30** तीन बार दें।
- मूत्रयन्त्र में पथरी रोग के कारण दर्द उदर के दाहिने ओर होता है। पेशाब में लाल रंग की रेत के कण निकलते हैं, उस समय **लाइकोपोडियम-30** चार-चार घण्टे के अन्तर से दें।
- मूत्रयन्त्र की मूत्रस्थली की दुर्बलता, पेशाब करने के लिए देर तक बैठे रहने पर बूँद-बूँद पेशाब आता है। पेशाब करने के बाद भी ऐसा महसूस होता है कि पूरा पेशाब नहीं निकला **हिपर सल्फ 6** चार-चार घण्टे से दें।
- मूत्रनली की राह सिकुड़ कर सकरी हो जाना, स्नायुशूल पेशाब निकालने के लिए बहुत देर तक लिंग दबाते रहना, पेशाब नली के मुँह तक आकर फिर पीछे वापस चला जाना **प्रुनस स्पाइनोसा 30** तीन-चार बार दें।
- मूत्रनली में पेशाब करते समय जलन नहीं होती, परन्तु अन्य समय जलन बनी रहती है **स्टैफिसेग्रिया-30** चार-चार घण्टे से दें।
- किडनी के रोगों के कारण जल संचय साथ में मूत्र में एल्ब्युमिन का आना **प्लम्बम मेट 30** दो बार दें।
- किडनी रोग में कम व मुश्किल से मूत्र आना, मूत्र में एल्युमिन, रक्त व श्लेष्मा आना, पैर सूज जाना **सोलिडिगो वाइप्रा क्यू** 10 से 15 बूँद दो बार दें।
- किडनी से ब्राइट डिजीज या चोट के कारण रक्तस्राव होने पर **गेलिक एसिड 1एक्स** देना फलदायी होता है।
- सिस्टाइटिस या मूत्रनली में प्रदाह, पेशाब के साथ म्युकस (श्लेष्मा) अथवा रक्तमिश्रित श्लेष्मा के निकलने पर **युवा अरसी-6** चार-चार घण्टे से दें।
- सोते ही मूत्र त्याग देना **सिपीया 30** दो बार दें।
- निचले अंगों का लकवा और मूत्र में रुकावट **लेथाइरस सेटाइवा 6** दिन में तीन बार दें।

- पथरी के कारण किडनी क्षेत्र में दर्द **सारसापैरिला 6** तीन बार दें।
- पथरी रोग, अत्यधिक पेशाब या पेशाब बन्द, बिस्तर पर अनजाने में पेशाब निकल जाने पर **पेट्रोसेलिनम 6** तीन-चार बार दें।
- पेशाब की हाज़त नहीं रोक सकता है। चलते समय बूँद-बूँद पेशाब निकलता रहता है **जेरोफाइलम 6** चार बार दें।
- पेशाब करते समय मल का निकल जाना **मियुरेटिक एसिड 3** चार घण्टे के अन्तर से तीन बार दें।
- पेशाब का रुक जाना, प्रसव के बाद **आरनिका मोन्ट 30** तीन बार दें।
- पेशाब में यूरेट और युरिक एसिड रहने पर **कॉक्क्स केकटाई 30** की तीन मात्रा दें।
- पेशाब में अम्ल या युरिक एसिड आने पर **आसियम केन 30** तीन बार दें।
- पेशाब बिना जोर दिये नहीं आती है तो **ऐल्यूमीना 6** जल्दी-जल्दी दें।
- पेशाब अधिक मात्रा में आना **इउफॉर्विया लैथाइरिस 6** तीन बार दें।
- पेशाब लगने पर एक मिनट के लिए वेग रोक नहीं सकता, पेशाब में जलन व दर्द **ट्रिब्यूलस टेरस्ट्रिस क्यू** 2-5 बूँद तीन बार दें।
- पेरिनियम से लेकर समूची मूत्र नली में भयंकर जलन, दूध की तरह सफेद पेशाब **पेट्रोसेलिनम 30** या **पेट्रोलियम 30** तीन बार दें।
- पेशाब बेखबरी से निकल जाता है, पेशाब सूख जाने पर बिछावन पर लाल रेत के से निशान पड़ जाते हैं। पेशाब के बेग को रोक नहीं सकता, प्रसूति में मूत्र बन्द हो जाने पर भी **हाइओसायेमस 30** तीन समय दें।
- पेशाब करने के बाद मूत्रनली में दर्द व खुजलाहट **सासीपेरिला-30** तीन समय दें।
- प्रोस्टेट ट्यूम्यूर और अल्सर की अतिवृद्धि को दूर करने के लिए **काली आयोड 30** दिन में तीन बार दें।
- सोने के तुरन्त बाद मूत्र त्याग बिस्तर में **सिपीया 30** दो बार दें।
- सदैव पेशाब करने की इच्छा, पेशाब में यूरिक एसिड का जमना कम करता है **लिथयम बेंज्जो 3 एक्स** 3-4 बार दें।
- स्वतः मूत्र निकल जाना **म्यूरेक्स 30** दिन में तीन बार दें।
- सर्वदा मूत्र त्यागने की इच्छा बनी रहे और केवल बूँद-बूँद पेशाब आये और खून मिला हो, मूत्र त्यागने के पहले, उस समय या बाद में जलन व काटने वाला दर्द हो तब **केन्थरिस-6** दिन में चार बार दें।
- वृद्ध लोगों में पेशाब रुक-रुक कर निकलता है **कोनियम 30** तीन बार दें।
- अधिक परिणाम में पेशाब, साथ में बार-बार प्यास लगना और अधिक मात्रा

में पानी पीना **मेग्नेशिया म्यूर 30** तीन बार दें।

- अत्यधिक मात्रा में मूत्र त्याग, लगातार बूँद-बूँद मूत्र आना, मूत्र का स्वतः निकल जाना **रस एरोमेटीक क्यू** आधा चम्मच पानी के साथ दो बार दें।
- गुर्दे की बीमारियाँ जैसे पेशाब कम और कठिनाई से आना, पेशाब में खून, मियुक्स और एल्बुउमिन आना, गुर्दे की बीमारी में पैर सूज जाना **सोलिडीगो विग्रा 3** तीन-चार बार दें।
- गुर्दे की बीमारी के कारण मूत्र में एल्बुयमिन व सूजन **प्लबम मेट 30** तीन बार दें।
- गुर्दे की बीमारी और युरेमिया, हृदय रोग साथ में मूत्र की कम मात्रा आये **ईल सिरम 6** चार बार दें।
- गुर्दे के प्रदाह (नेफ्राइटिस व पेरेननाईटिस) में **मेथिलिन बिलू 3 एक्स** दिन में चार बार दें।
- **लाइकोपोडियम 1 एम** की एक मात्रा हफ्ते में एक बार और **बैरबेरिस वल्गेरिस 30** दिन में तीन बार 6 दिन तक दें। ऐसा कई हफ्तों तक करें। इस क्रम से गुर्दे की पथरी निकल जाती है।

गुप्तांग व जनन सम्बन्धित रोग

- कामोत्तेजना के साथ अनिद्रा **जिंकम फॉस 6** तीन बार दें।
- सिफिलिस में अगर घाव लाल रंग का हो तो **सिनावेरिस 30** तीन-चार बार दें। घाव अगर सफेद श्लेष्मा के समान हो तब **मर्क कोर 30** या **नाइट्रिक एसिड 200** दें।
- पुराना गिनोरिया **लोरिक ऐसिड 6** चार बार दें।
- पुराना सुजाक और दाँत के भगन्दर में **फिलोरिक एसिड 30** तीन बार दें।
- पुराने सुजाक में अगर अण्डकोष बढ़ जाते हैं तब **सिनावैरिस 30** तीन बार दें।
- पुराने गुनेरिया में जब स्राव गाढ़ा पीला अथवा पीव की तरह हो जाता है और पेशाब करने के बाद जोरदार जलन होती है **किउबेब 30** तीन बार दें।
- प्रमेह के कारण गठिया रोग में **मेडोराइनम** विशेष लाभदायक है।
- प्रमेह रोग में बिना दर्द के पीले रंग का अधिक मात्रा में पीव निकले तब **ओलियम सेंटाली 1 एक्स** तीन बार देना चाहिए।
- संभोग की कमजोरी के साथ जल्दी ही स्वतः वीर्यपात हो जाता है **टाइटेनियम 30** तीन खुराक दें।
- सिफलिस की दूसरी या तीसरी अवस्था या शिशन ग्रन्थियों का बढ़ना **काली आयोड 200** हफ्ते में 2 बार दें।

- सुजाक के साथ वात का दर्द **सारसापैरिला 6** तीन बार दें।
- दबी हुई कामेच्छा, थोड़ी सी उतेजना से ही वीर्य स्खलन हो जाना व अण्डकोषों की चोट में **कोनियम मेक 30** तीन बार दें।
- तीव्र कामेच्छा, थोड़े से स्पर्श मात्र से ही तीव्र कामेच्छा जागृत होना **म्यूरेक्स 30** दिन में तीन बार दें।
- नपुंसकता मधुमेह के कारण **मोस्कस 3** तीन बार दें।
- गुनेरिया में मूत्रनली व मूत्रस्थली में अत्यन्त उत्तेजना रहती है, पतला व दूध की तरह स्राव निकलता है। रोग पुराना होने पर खून के साथ थोड़ा-थोड़ा पीव निकलता है और पेशाब में म्युकस व वलगम देखा जाता है **कोपेइवा 30** तीन समय दें।
- गुनेरिया में पीव हरापन लिए हुए होता है। पेशाब अत्यन्त वेग से आना, पेशाब के अन्त में जलन, रात में रोग में वृद्धि **मर्कुरियस-30** सप्ताह में दो-तीन खुराक दें।
- गनोरिया पीड़ा लुप्त होकर वात होने पर, वात रोग का दर्द सिर्फ दिन में अतिवृद्धि पाता है **मेडोरिनम-200** सप्ताह में केवल दो बार, केवल एक खुराक दें।
- गनोरिया रोग में जब दवाई या किसी कारण पीव स्राव बन्द हो जाता है और रोगी को अण्डकोष का प्रदाह या आर्काइटिस हो जाने पर **किलमेटीस इरेक्टा 30** दिन में तीन समय दें।

पुरुष जननांगों से सम्बन्धित रोग

- धातु दुर्बलता में लिंग कमजोर और धीरे-धीरे खड़ा होता है व सहवास के समय जल्दी शुक्रपात हो जाता है। सहवास के बाद शरीर में कम्पन, चिड़चिड़ाहट और दुर्बलता आ जाती है। कमर में दर्द बना रहता है, स्मरणशक्ति कमजोर हो जाती है **सेलिनियम-30** तीन समय दें।
- युवकों के स्वप्न दोष में **नेट्रम फ़ॉस 6** तीन बार दें।
- काम वासना तीव्र, स्त्री को देखते या आलिंगन करने पर या उसका विचार आने पर, स्वयं वीर्य का निकल जाना। लिंग में कमजोरी, कड़ापन नहीं आना **कोनियम मेक 200** दिन में एक बार।
- मानसिक उत्तेजना के साथ स्वतः ही वीर्यपात बिना किसी गंदे स्वप्न के और उसके साथ अत्यधिक कमजोरी **पिक्रिक एसिड 30** दिन में तीन बार दें।
- मानसिक नपुंसकता **ओनोस्मोडियम 6 एक्स** तीन बार दें।
- थोड़ी सी उत्तेजना या मल त्यागते समय वीर्य निकल जाता है **नूफर लूटियम**

6 तीन बार दें।

- दिन-रात सम्भोग के विचार आयें, हर स्त्री को कामवासना की दृष्टि से देखें **स्टेफिसेगेरिया-30** दिन में 3 बार दें।
- लिंग का क्रमशः छोटा और शक्तिहीन हो जाने पर **अर्जेण्ट नाइट्रिकम 30** तीन बार दें।
- लिंग के ऊपर मसे जैसे उद्‌भेद जो बहुत खुजलाते हैं और सूखने पर लाल-लाल निशान छोड़ जाते हैं **जैकारैण्डा कैरोबा 3 एक्स** तीन बार दें।
- लिंग के कड़े हो जाने से नींद न आने पर **पिक्रिक एसिड 6** का प्रयोग दिन में तीन बार करना चाहिए।
- लिंग के मुँह पर और लिंग के अगले भाग की त्वचा में बहुत खुजली **सासपिरिला 200** एक-दो मात्रा दें।
- लिंग और अण्डकोष पर एग्जिमा और बहुत खुजली **क्रोटन टिग्लियम 200** हफ्ते में तीन बार दें।
- हस्तमैथुन के बाद स्वतः वीर्य का निकल जाना **सेलिक्स नाइग्रा क्यू 30** बूँदें दो बार दें।
- हस्तमैथुन व अति तीव्र कामेच्छा के लिए **ग्रेटीओला 6** एक उत्तम दवा है।
- पाखाना या पेशाब करते समय अनजाने में वीर्य निकल जाता है **कचोला ट्राइकलर 3** चार बार दें।
- पाखाना करते समय काँखने से वीर्य निकल जाता है तब **ऐल्यूमिना 30** तीन बार दें।
- पारे से प्रभावहीन रहने वाला सुजाक जिसके कारण वात का दर्द **सारसापैरिला 6** तीन बार दें।
- पौरुष ग्रन्थियों का बढ़ जाना **सेबाल सेरूलेटा क्यू** 10 से 30 बूँदें दो बार दें।
- पुरुषों में संगम करने की अति इच्छा परन्तु रतिक्रिया में अक्षम, स्त्रियों को देखने, आलिंगन करने से शुक्रपात हो जाता है, संगम की इच्छा से लिंग कड़ा हो जाता है परन्तु आलिंगन करने से ढीला हो जाता है और पुरुष संगम के अयोग्य हो जाता है। वह चिन्तामय रहता है **कोनियम 30** तीन समय दें।
- पुरुषों में विषय भोग करने की प्रबल इच्छा परन्तु कामोत्तेजक बात या स्त्री आलिंगन करने पर भी लिंग उत्तेजित नहीं होता या जिन्हें बार-बार प्रमेह होकर लिंग ध्वजभंग हो गया है **ऐगनस कैस्टस 6** तीन-चार बार दें।
- पुराने सुजाक में यदि अधिक स्राव हो तो **कोपेवा 30** और **क्युबेबा 30** का प्रयोग करना चाहिए। दिन में तीन बार दें।
- पेशाब-पाखाने के समय खांसने पर वीर्य निकल जाना या अधिक स्वप्न दोष

होना **सेलिक्स नाइग्रा 2 एक्स** 10 बूँदें तीन बार दें।

- प्रबल इच्छा परन्तु लिंग में कड़ापन आये बिना ही वीर्य निकल जाना या लिंग में कड़ापन आने के साथ उसमें जलन, कभी-कभी स्त्री संगम के साथ वमन व उल्टी **मास्कस 6 एक्स** चार घण्टे के अन्तर से दें।
- प्रोस्टेट ग्लैंड की गड़बड़ी के कारण स्नायविक अवसन्नता में प्रॉस्टेट का बढ़ जाना और प्रॉस्टेट से लसेदार पदार्थ निकलने पर **प्रॉस्टेट 3 एक्स** दो टिकिया की मात्रा में रोज 3 बार दें।
- प्रॉस्टेट ग्रन्थियों का दमित उभार और साथ ही त्वचा पर मस्से **फेरम पिकरिक 3 एक्स** तीन बार दें।
- रतिक्रिया के समय शुक्र स्खलन नहीं होता **हाइड्रोफोबिनम 30** तीन बार दें।
- रात में किसी तरह का स्वप्न आदि बिना देखे वीर्य स्खलन होने पर **जेलसिमियम 30** दिन में तीन बार दें।
- शारीरिक नपुंसकता **ओनोसमोड़ियम 6 एक्स** तीन बार दें।
- स्त्री संगम की इच्छा प्रबल किन्तु शक्ति नहीं होना, प्रॉस्टेट ग्रन्थि का बढ़ना, मस्तिष्क क्रिया की दुर्बलता के कारण पक्षाघात, कब्ज मल कड़ा और थोड़ा **बेराइटा कार्ब 200** हफ्ते में तीन मात्राएँ दें।
- स्त्री सहवास की बहुत इच्छा, उसके बाद थोड़ी या एकदम शक्तिहीन हो जाने पर **सल्फर 30** सुबह व दोपहर में दें।
- संगम की इच्छा का लोप होना, लिंग का छोटा होना, सदा धातु निकलते रहना **कार्बोनियम सल्फ 6** चार बार दें।
- सम्भोग की इच्छा में कमी या हुकवार्म **थाइमोल 6 एक्स** तीन बार दें।
- सम्भोग शक्ति की कमजोरी, सहवास में वीर्य स्खलन जल्दी हो जाना **टाइटिनम 6** तीन बार दें।
- स्मरण शक्ति का घट जाना फिर भी स्त्री संगम की इच्छा बनी रहती है **सेलिक्स नाइग्रा 2 एक्स** 10-20 बूँद तीन बार दें।
- स्वतः वीर्यपात और नपुंसकता, अनिद्रा अधिक या जल्दी-जल्दी होने वाली हिचकी **स्कुटेलेरिया** निम्न शक्ति तीन बार दें।
- सूजाक की बीमारी में पेशाब के अन्तिम भाग में जलन रहती है। सिर्फ मूत्र द्वार पर पीव लगी रहती है **क्यूबेवा आफिसिनैलिस 30** तीन बार दें।
- दबी हुई कामेच्छा, थोड़ी सी उत्तेजना से ही वीर्य स्खलन हो जाना व अण्डकोषो की चोट में **कोनियम मेक 30** तीन बार दें।
- वृद्धों में प्रॉस्टेट का बढ़ना **फेरम पिक 3 एक्स** तीन-चार बार दें।

- वीर्य स्राव के बाद या दस्त के बाद कमजोरी में **सिनकोना ऑफ 30** तीन बार दें।
- फाइमांसिस इसमें लिंग के आगे की त्वचा पीछे की ओर सिकुड़ जाती है जिसे खींचकर आगे नहीं लाया जा सकता है **जैकारैण्डा कैरावा 3 एक्स** तीन बार दें।
- अण्डकोष का दाहिना कोष फूल जाता है और उसमें दर्द होता है तब **ओरम मेटालिकम 30** दिन में दो बार दें।
- अण्डकोष के एग्जिमा में जिसमें अत्यन्त खुजली परन्तु दर्द के कारण खुजलाया नहीं जाता, पीड़ित स्थान को धीरे-धीरे हाथ फेरने से आराम मिलता है **क्रोटन टिगलियम 200** दिन में एक बार दें।
- अण्डकोष में जलसंचय और फूल जाना **केल्केरिया फ्लोर 200** एक मात्रा प्रतिदिन दें।
- अण्डकोषों का सिकुड़ना विशेषकर जवान लड़कों में **ऑरम मेट 30** दिन में तीन बार दें।
- अण्डकोषों में पानी भरना साथ ही दबे हुए उद्भेद **हेलेबोरस नाइगर 30** दिन में तीन बार दें।
- अधिक स्वप्न दोष होना और दूसरे दिन फिर दुर्बलता होने पर विशेषकर घुटनों में दर्द तब **डायस्कोरिया 3 एक्स** देनी चाहिए फिर 12 शक्ति और बाद में 30 शक्ति का प्रयोग करना चाहिए।
- अण्डकोषों का सूजना बच्चों में **ओरम मेट 6** तीन बार दें।
- गन्दे स्वप्न साथ में रक्तमिश्रित वीर्यपात **सेनेशियो क्यू** की 2-3 बूँदें तीन बार दें।

स्त्री रोग

- माता के प्रादुर्भाव के समय यदि रोगी को कोलरा हो जाये तो **एन्टिम टार्ट 6** हर दो घण्टे के अन्तर से दें।
- योनि की खुजली, अत्यधिक काम वासना **टेरेन्टुला हिस्पेनिया 30** तीन बार दें।
- योनि मार्ग सूखा रहने से स्त्री को पति सहवास में कष्ट होता है। **सिपिया** की उच्च शक्ति एक बार दें या **बेलाडाना 30** तीन बार दें।
- योनि में खुश्की होने के कारण रतिक्रिया के समय व बाद में योनि में जलन होती है **लाइकोपोडियम-200** सप्ताह में दो बार एक खुराक दें। (योनि से वायु निकलने पर भी यह फलदायी है।)
- योनि में जलन **बर्बेरिस वल्गेरिस 6** दिन में तीन बार दें।
- योनि से जोर की आवाज के साथ वायु निकलना **ब्रोमियम 6** तीन बार दें।

- यौवनावस्था में स्तनों का अविकसित होना, अनियमित मासिक धर्म के कारण मोटापा, धीमी हृदय की धड़कन के साथ ऐंठन वाला दर्द, ऐंठन के दौरों के साथ मासिक धर्म **पिट्यूरिन 30** दिन में दो बार।
- युवा स्त्रियों में ऋतुस्राव बन्द हो जाये और उसके हाथ-पैर और पेट पर शोथ आ जाये **ऐपोसाइनम 30** दिन में तीन समय दें।
- ऋतु की गड़बड़ी में यदि महीने में दो बार चमकीला, लाल रंग का स्राव बहुत परिमाण और जोर के साथ निकलने पर **ट्रिलियम-6** चार-चार घण्टे से दें। (रोगिणी के कूल्हे व सेक्रम हड्डियों में दर्द होता है और ऐसा अनुभव होता है कि हड्डियाँ अलग हो जायेंगी इसलिए उक्त स्थान को बाँधकर रखती हैं)
- ऋतु के समय स्तन और स्तन की घुंडियां फूल जाती हैं और ऋतु न होकर उसके बदले स्तन में दूध पैदा हो जाता है **मर्क साल 30** तीन बार दें।
- ऋतु स्राव कम अथवा लुप्त, देर से, अल्प परिमाण और अल्प दिन स्थायी रहे इसके साथ शरीर में फुन्सियाँ निकल आती हैं–**कोनियम 200** दिन में एक मात्रा दें। ठण्ड लगने या ठण्डे पानी में हाथ भिगोने से ऋतु स्राव बन्द हो जाये तब **डल्केमारा** का प्रयोग करें।
- ऋतु स्राव के 10 दिन बाद श्वेत प्रदर आरम्भ होना, श्वेत प्रदर दूध की तरह बहुत परिमाण में, गाढ़ा व रक्तमय **कोनियम 30** तीन समय दें।
- ऋतु स्राव के बन्द होने पर सड़ा गन्ध भरा श्वेत प्रदर आना **सवाइना 3 एक्स** चार बार दें।
- ऋतु स्राव प्रारम्भ होने के साथ ही नई लड़कियों में पागलपन, मोटी लड़कियों में अनियमित ऋतु स्राव **थाइरोडीनम 200** एक मात्रा प्रतिदिन दें।
- ऋतु स्राव श्वेत प्रदर दस्त आदि में दुर्बलता और स्राव अत्यन्त दुर्गंधित हो तब **कार्बो ऐनीमेलस 30** का दिन में तीन बार प्रयोग करें।
- ऋतु स्राव जल्दी-जल्दी होता है, थोड़ा-थोड़ा करके बहुत दिन तक चलता है जिसके कारण अत्यन्त दुर्बलता आ जाती है यहाँ तक कि रोगिणी बात तक नहीं कर सकती है **कार्बो ऐनिमेलस-30** तीन समय दें।
- ऋतुस्राव बहुत थोड़ा या बन्द होना **जैवोरेण्डी 3** दिन में चार बार दें।
- ऋतुस्राव बन्द होकर स्त्रियों के सिर में टपकन वाला दर्द **ग्लोनायिन 6** तीन बार दें।
- ऋतुस्राव ज्यादातर या सिर्फ रात में होता है दिन में लेटने पर बन्द हो जाता है। ऋतु से पहले और ऋतु के समय दस्त हो जाते हैं। एमौन कार्ब रक्तस्राव बहुत जल्दी-जल्दी और अधिक मात्रा में होता है **बोविष्टा-30** तीन बार दें।
- ऋतुस्राव बहुत देर से व कम मात्रा में आता है। पाँव भीगने पर ठण्ड लगने से

ऋतुस्राव बन्द हो जाता है जिसके कारण अधिक दर्द पैदा हो जाता है, **पलसेटिला-6** चार-चार घण्टे से लें।

- ऋतुस्राव काला, अधिक परिमाण में व ढेलेदार, कपड़े से स्राव का दाग कठिनाई से दूर होता है। हिलने-डुलने से जोर के साथ ऋतुस्राव और दर्द। स्तन की घुण्डी को छूना बर्दाश्त नहीं, स्राव के समय स्तन या स्तन की घुण्डी का ठण्डा होना **मेडोरिनम-200** एक या दो बार दें, बार-बार न दें।
- ऋतुस्राव के पहले गले में दर्द, जरायु में प्रसव की तरह दर्द व दुर्बलता। लेटे रहने और रात में स्राव रहता है, परन्तु चलने-फिरने से बन्द हो जाता है। स्राव काला, जो धोने से भी नहीं छूटता **मैग्नेसिया कार्ब-6** चार-चार घण्टे से दें।
- ऋतुस्राव के समय ऋतु न होकर उसके स्थान पर नाक, फेफड़े, पाकस्थली, मलद्वार इत्यादि से रक्तस्राव होने पर **फास्फोरस-30** की दो-तीन मात्रा सप्ताह में लें।
- ऋतुस्राव नियमित समय से बहुत पहले और बहुत परिमाण में आता है, बहुत समय स्थायी व दर्द के साथ होता है। लेटी हुई हालत में स्राव होता है, लेकिन बैठने व खड़े होने पर रुक जाता है। ठण्डी चीजें पीने में दर्द में कमी हो जाती है **क्रियोसोटम-30** तीन समय दें।
- ऋतुस्राव शुरू होने पर स्त्री सब प्रकार से आराम महसूस करती है, परन्तु बन्द होने पर सारी तकलीफें वापस आ जाती हैं **जिंकम मेट-30** तीन समय दें।
- ऋतुस्राव समय से पहले बहुत परिमाण में और बहुत दिनों तक होता है। ऋतुस्राव के समय नाना प्रकार के कष्ट बने रहते हैं और जब तक स्राव बन्द नहीं होता, तब तक कष्ट बने रहते हैं। ऋतुस्राव के समय कब्ज की शिकायत बनी रहती है। इन लक्षणों पर **नक्स वोमिका-30** दिन में तीन बार दें।
- ऋतुस्राव असमय यानी समय से पहले/परिमाण में अधिक और काला-काला थक्कों में होता हो **मुरेक्स-30** तीन समय दें।
- ऋतुस्राव अधिक मात्रा में जाना जिसके कारण कान में भौं-भौं की आवाज आना, रक्तस्राव का रंग फीका, हाथ, पैर और मुँह पर सूजन, ये लक्षण रक्तहीनता के हैं **फेरम मेटालिकम 30** तीन बार दें।
- झूठी प्रसव वेदना के कारण होने वाला रोग जल्दी और बार-बार होने वाले गर्भपात में **वाइबर्नस ओपुलस** 6 चार बार दें।
- बाँझपन की उत्तम औषधि ऑरम म्यूर नेट्रो नेटम 3 एक्स है। इसको तीन बार दें।
- बायीं ओवरी के रोगों में **वेसपा-3** का प्रयोग फलदायी होता है।
- बार-बार गर्भपात होने पर **कल्केरिया फ्लोर 12 एक्स** दिन में तीन बार दें।

- बदबूदार और थकान पैदा करने वाला श्वेत प्रदर या गहरी नींद में मूत्र त्याग करना **क्रिसोटम 30** तीन बार दें।
- बच्चे के पैदा होते ही मर जाने या मृत शिशु के पैदा होने को रोकना है व पहले जिनके मृत बच्चे पैदा हुए हैं उनमें बच्चे के पैदा होने की शक्ति प्रदान करनी है **सीमिसीफुगा 1 एक्स** तीन बार दें।
- कष्टदायक रजस्राव और जरायु में ऐंठन वाले दर्द के लिए **वाईबर्नस ओपुलस** निम्नशक्ति उत्कृष्ट औषधि है।
- कम या दबा हुआ मासिक धर्म **सेनीशियो क्यू** की 2-5 बूँदें तीन बार दें।
- कम मासिक के कारण मोटापा **पिच्युटरीन 30** सुबह व रात में दें।
- कम व दमित मासिक या कामुक सपनों के साथ वीर्यपात **सेनीशियो ओरिन्स 3** तीन बार दें।
- मासिक धर्म के आरम्भ से ठीक पहले **ग्लोनाइन-6** का इस्तेमाल मासिक स्राव को विलंबित कर देता है।
- मासिक व श्वेतप्रदर के कारण अधिक थकान **कार्बो ऐनेमिलिस 6** तीन बार दें।
- किसी भी कारण से कै होने पर खासकर गर्भावस्था के वमन में **सैरियम आक्जैलिकम 1 एक्स विचूर्ण** जल्दी-जल्दी दें या हर कै के बाद दें।
- स्त्रियों को अतिशीघ्र और अधिक परिमाण में ऋतु स्राव होता है और अधिक समय तक चलता है, हाथ-पैर ठण्डे रहते हैं **कैल्कैरिया कार्बोनिका-30** तीन बार दें।
- स्त्रियों की जननेन्द्रिय के ऊपर सामान्य स्पर्श से ही सहवास की प्रबल इच्छा/सर्वदा सहवास की इच्छा बनी रहती है, जिसे वह कह नहीं सकती **मुरेक्स-6** तीन समय दें।
- स्त्रियों का रजःस्राव बन्द होने की उम्र में बहुत अधिक रक्तस्राव **वाइपेरा 12** की कई मात्रा दें। ठीक हो जाने पर प्रतिमास **वाइपेरा सी एम** एक मात्रा देने से स्त्री आरोग्य व स्वस्थ हो जाती है।
- स्त्रियों के ऋतु स्राव के समय या उसके बाद अतिसार हो जाये तो **पल्सेटिला 6** चार बार दें।
- स्त्रियों के डिम्बकोष में उत्तेजना के साथ जरायु ग्रीवा में संकोचन हो तो **बाइर्बनस ओपर्लस 6** चार घण्टे के अन्तर से दें।
- स्त्रियों के रक्त प्रदर, मेट्रोरैजिया (जरायु से रक्तस्राव), मेनोरेजिय (अतिरजः), मिनोपोज (रक्तस्राव बन्द होना), जरायु का बढ़ना, डिम्बकोष का बढ़ना, प्रसव के बाद बहुत दिनों तक रक्तस्राव **अस्टिलेगो 200** दो-तीन मात्रा दें।

- स्त्रियों में ऋतु देर से आना और कम आना **काली सल्फयुरिकम 6** दो बार दें।
- स्त्रियों में हस्त मैथुन की आदत और तीव्र कामेच्छा **ग्रेटीओला 3** तीन बार दें।
- स्त्रियों में रक्ताल्पता में चेहरा फूला-फूला, आँखों के ऊपर वाले पपोटे फूल जाते हैं। चेहरा फीका पड़ जाता है। कमर में दर्द व सुन्नपन का भाव, उसे सहज में पसीना आ जाता है **काली कार्ब-30** दो समय दें।
- स्त्रियों में दोनों गालों के ऊपरी भाग में काले रंग के दाग, ये दाग नाक के ऊपर आकर मिलते हैं और घोड़े की जीन की तरह दिखाई देते हैं। ऐसी स्त्रियों में जरायु पीड़ा या ऋतु की गड़बड़ी पायी जाती है—**सिपिया-200** की एक डोज हफ्ते में दो बार दें।
- स्त्रियों में दूध की मात्रा बढ़ाने के लिए **स्टिकटा 2 एक्स** तीन बार दें।
- स्त्रियों में श्वेतप्रदर अतिदुर्गन्धी, तेजाब सा जख्म पैदा करने वाला और पीले रंग का, जहाँ पर लगता है वहीं पर खुजली और जलन पैदा कर देता है, खुजलाने से खुजली बढ़ती है, श्वेतप्रदर के साथ रक्तस्राव रुक-रुक कर होता है **क्रियोसोटम-30** तीन बार दें।
- स्त्रियों में दूध की मात्रा बढ़ाने के लिए **ऐगनस कैष्टस 30** का दिन में तीन बार प्रयोग करें।
- डिम्बकोष के अबूर्द (ट्यूमर) में जिसमें अधिक तकलीफ व दर्द रहने पर **लेक्टुका विरोसा 30** चार घण्टे के अन्तर से दें।
- डिम्बाशय के रोगों में **लैकेसिस** से लाभ न होने पर **प्लेटिना 30** देने से लाभ मिलता है। इसे दिन में तीन बार दें।
- डिम्बाशय में प्रबल दर्द और पीव पड़ने पर **प्लेटीना 200** का प्रयोग करना चाहिए।
- जिन स्त्रियों में जरायु भ्रंश होता है और उनको बवासीर या कब्ज रहती है, तब **कॉलिन्सोनिया केन 30** दिन में तीन बार दें।
- नितम्बों के पूर्ण विकसित नहीं होने पर **सीपिया, सिकेल कोर, लाइकोपोडियम** दवाइयों का लक्षण अनुसार प्रयोग करें, निश्चित तौर पर अच्छे परिणाम मिलेंगे।
- भय व उत्तेजना के कारण गर्भपात **एकोनाइट 30** तीन बार दें।
- भग में खुजली या मवाद वाले जख्म, स्पर्श से संवेदनशीलता **हीपर सल्फ 30** दिन में तीन बार दें।
- भग में खुजली जिसमें खुजलाने से आराम आये **फेगोपाइरम 3 एक्स** तीन बार दें।
- भग में खुजली, थोड़े से दर्द से ही मूर्छा आ जाती है **हीपर सल्फ 30** दिन में तीन बार दें।

- पुराने श्वेत प्रदर रोग में बहुत परिमाण से प्रदरस्राव आता है और स्राव इतना तेज होता है कि रोगिणी के कपड़ों में छेद हो जाता है **आयोडियम 30** तीन समय दें।
- पतली-दुबली स्त्रियों के स्तन में दूध सूख जाने पर **सिकेल कोर-30** तीन समय देने से दूध की मात्रा बढ़ जाती है।
- पेशाब करते समय या ऋतुस्राव के समय रोगिणी का दिल धड़कता है और दर्द होता है। छोटे-छोटे जोड़ सूज जाते हैं और लाल हो जाते हैं। उनमें दर्द होता है। पेशाब में प्रायः यूरिक एसिड या पीव पाया जाता है। इन लक्षणों पर **लिथियम कार्बोनेट-3 एक्स** का प्रयोग दिन में तीन समय करें।
- प्रसव के एक माह पहले **कालोफायलम 6** की एक खुराक रोज देने से प्रसव आसान हो जाता है।
- प्रसव के बाद बहुत समय तक लोचिया आता रहता है जिसके कारण दुर्बलता और शरीर में कंपन होता है **कोलोफाइलम 30** तीन बार दें।
- प्रसव के बाद मूत्र का रुक जाना **आर्निका मोन्टेना 30** दिन में तीन बार दें।
- प्रसव के बाद पेट के लटक जाने पर **कोकस 200** या **सीपिया 200** की एक खुराक देने से लाभ होता है।
- प्रसव के बाद स्तन में दूध आने में देर हो या दूध कम आये तब **रिसिनस-6** चार-चार घण्टे से दें।
- प्रसव के पश्चात होने वाली व्याधियों में **पायरोजिनम 200** एक अच्छी दवा है।
- प्रसव के समय अगर जरायु का मुँह खुल गया है परन्तु दर्द जोर का नहीं है इस कारण सन्तान पैदा नहीं हो रही **सिकेल कोर 200** की 2-3 मात्रा आधे घण्टे के अन्तर से दें।
- प्रसव के दौरान हिचकी **साइक्लामेन 30** तीन बार दें।
- प्रसव दर्द बहुत देर तक होने पर भी जरायु का मुँह खुलने में देर हो रही हो और दर्द नीचे की ओर न जाकर ऊपर की ओर धक्का देता है **जैलसिमियम सेम्पर** 6 मात्रा जल्दी-जल्दी दें।
- प्रसव दर्द में वे या जरायु का मुख कठिन रहने से प्रसव दर्द का होना, प्रसव के आरम्भ में कष्ट दायक निष्फल दर्द होता है उस समय **कोलोफाइलम 12** का जल्दी-जल्दी प्रयोग करने से प्रसव आसानी से हो जाता है।
- प्रसव वेदना झूठी या प्रसव वेदना विलम्बित में **कोलोफाइलम 30** कम अन्तराल में जल्दी-जल्दी दें।
- प्रसव वेदना में विलम्ब, हिस्टीरिया व दुर्गन्धयुक्त स्राव **काली फॉस 30** दिन में तीन बार दें।

- प्रसूति की ऐंठन जो गर्भाधान के बाद भी बराबर बनी रहती है **साइक्यूटा 30** दिन में तीन बार दें।
- प्रसूति के बाद प्रसूता को **आर्निका-1 एम** की एक खुराक देने से सारे कष्ट दूर हो जाते हैं।
- प्रसूता के जननांगों की खुजली **आर्निका मोन्टना 200** दो बार दें।
- प्रसूता में दूध की मात्रा बढ़ाने के लिए **फ्रगैरिया 30** की 3 मात्रा प्रतिदिन दें। इसका कुछ समय तक सेवन करें।
- रक्तहीनता के कारण ऋतु स्राव के बन्द होने पर **फेरम फॉस 30** तीन बार दें।
- रजःस्राव का बन्द होना या देर से आना, खून थक्का-थक्का और गहरा लाल या काला **काली म्यूरिएटिकम 6** तीन बार दें।
- रजोनिवृत्ति के समय होने वाले रोग **यूफोरबिनम** निम्न शक्ति में दिन में तीन बार दें।
- रजःस्राव अति शीघ्र-शीघ्र व अधिक परिमाण में आता है, दर्द के साथ काला काला ढेले के समान रक्तस्राव होता है, आँखों में चिन्गारियाँ व धुँधलापन आ जाता है **साइक्लेमेन युरोपिअम 30** तीन समय दें।
- स्त्री के स्तन में कड़ी गाँठें होने पर केल्के फ्लोर 200 का प्रयोग करें।
- स्त्रियों के अनेक स्थान पर विशेषकर गले व गर्दन के निकट ग्लेंड्स व गिल्टियाँ बढ़ जाती हैं लेकिन स्तन सूख जाते हैं **आयोडियम 30** तीन बार दें।
- स्त्रियों मे महामारी के होने से पहले और बाद में कष्टदायक सिर दर्द होने पर **ऐमोनियम पिक्रेटम 3** तीन-चार बार दें।
- स्त्रियों को प्रायः गर्भपात हो जाया करता है **अस्टिलेगो 3 एक्स** तीन बार दें।
- स्त्रियों में ऋतृ का समय बीत जाने पर भी मासिक स्राव नहीं आता और कलेजे में धड़कन बढ़ जाती है, सिर दर्द, साँस में तकलीफ होने पर **केल्केरिया कार्ब 200** सप्ताह में 2-3 मात्राएँ दें।
- स्त्रियों के कष्टदायक प्रमेह में और पुरुषों के प्रमेह में जब रोगी के बैठे रहने पर ऐसा मालूम हो कि बूँद-बूँद पेशाब निकल रहा है **लेक्टुका विरोसा 6** तीन घण्टे के अन्तर से दें।
- समय से पहले प्रसव का झूठा दर्द होने पर **मेचेलरिपेन्स 2 एक्स** जल्दी-जल्दी दें।
- स्थूलकाय लड़कियों में मासिक स्राव की कमी **थाइरोडिनम 3 एक्स** 3-4 बार दें।
- सात महीने की गर्भणी स्त्री को अगर रक्त आने लगे और गर्भ गिर जाने का भय होने पर **कैनाबिस इण्डिका 3 एक्स** तीन बार दें।

- सातवें महीने में होने वाला गर्भपात **सीपिया 200** सप्ताह में दो बार दें।
- स्तन की घुण्डी में घाव व फटना तथा उसमें बहुत दर्द रहना, स्तन फूलना, उसमें खुजलाहट, स्तन का गोलाकार भाग लाल हो जाना **केस्टर इक्वी 6** चार बार दें।
- स्तन की घुण्डी (Nipple) में तेज दर्द जो नीचे की तरफ जाता है और फैल जाता है और उसके साथ गर्दन का बायाँ भाग कठोर हो जाता है **ऐसक्लिपियस टिउवोरोसा-30** चार-चार घण्टे के अन्तर से दें।
- स्तन का दूध सुखाने के लिए **लेक केनाइनम 200** सप्ताह में दो बार दें।
- स्तन में दूध की मात्रा बढ़ाने के लिए **लेक डिफ्लोरेटम 30** सुबह व शाम दें।
- स्तन में दूध सूखने पर **आर्टिका यूरेनस-6** चार-चार घण्टे के अन्तर से दें।
- स्तन में गाँठें, या स्तन सूजे हुए पत्थर से कड़े और दर्दयुक्त **फाइटोलेक्का क्यू** 10-15 बूँदें दो बार।
- स्तन पत्थर की तरह कठोर, गर्म, भारी और उसमें दर्द होता है। स्त्री को हाथ में उठाकर रखना पड़ता है **ब्राइयोनिया-30** तीन बार दें।
- स्तन प्रदाह व मेस्टाइटिस में स्तन की घुण्डी में, प्रदाह उसमें मामूली स्पर्श भी सहा नहीं जाता है या ऐसा दर्द होता है कि चलने-फिरने के समय जरा भी धमक लगने पर दर्द असहनीय हो जाता है **लेक कैनाइन-200** एक मात्रा प्रतिदिन दें।
- दबा हुआ मासिक धर्म, कर्कट या ग्रन्थियों का बढ़ना **सेम्पेरविवम** निम्न शक्ति दो बार दें।
- दाहिनी ओवरी में दर्द, जो शुरू होकर दाहिनी जाँघ तक जाता है, दर्द के साथ झनझनी होना में **पोडोफाइलम-30** तीन बार दें।
- दाहिनी ओर के डिम्बकोष में प्रदाह **ऐपिस मेल 30** तीन बार दें।
- दो ऋतु के बीच में फिर रजस्राव हो जाता है **केल्केरिया सिलिकेटा 30** तीन बार दें।
- दर्द के साथ ऋतुस्राव या पानी में पांव भीगने के कारण ऋतु बन्द होने पर **जैन्थ्रोजायलम-30** तीन समय दें।
- दुबली-पतली स्त्रियों में जरायु टल जाने के साथ या लिकोरिया व श्वेतप्रदर के साथ छाती में दुर्बलता का बोध होता है। सीढ़ी से नीचे उतरने के समय दुर्बलता बहुत ज्यादा होती है **स्टेनम मेट-30** तीन समय दें।
- दूसरे महीने के गर्भपात की प्रवृत्ति **काली कार्ब 30** की दो-तीन मात्रा सप्ताह में दें।
- वृद्धा स्त्रियों में बार-बार असहनीय पेशाब का बेग रहता है और उससे पेशाब का बेग कम नहीं होता, कभी-कभी पेशाब करने के अन्त में भयानक तकलीफ

(जलन) होती है—या दिन व रात में बेखबरी में बिछावन पर पेशाब निकल जाता है **इकुइसिटम हाइमेल 3** चार-चार घण्टे के अन्तर से दें।

- श्वेत प्रदर के साथ अनियमित ऋतुस्राव, स्नायुशूल के साथ कष्टदायक ऋतुस्राव, सिरदर्द नाक की जड़ तक जाता है **जेन्थोजाइलम 6** तीन बार।
- श्वेत प्रदर रोग में स्राव सफेद अण्डे की तरह अधिक परिमाण में निकलता है, स्राव निकलते समय गरम मालूम होता है **बोरिक्स-6** दिन में चार बार दें।
- श्वेत प्रदर साथ ही साथ गर्भपात की प्रवृत्ति **एलेट्रिस फेरिनासा क्यू** 5 से 10 बूँदें दिन में तीन बार दें।
- फाइब्रायड ट्यूमर से बहुत ज्यादा परिणाम में मासिक रज स्राव आना **विनका माइनर 6** तीन बार दें।
- तीसरे माह में गर्भपात की प्रवृत्ति गर्भाशय की क्रियाहीनता के कारण काम करना बन्द कर देने पर ये नारबेल को बाहर निकाल देती है **सेबाइना 30** तीन बार दें।
- तीव्र कामेच्छा, थोड़े से स्पर्श मात्र से ही तीव्र कामेच्छा जागृत हो जाना **म्यूरेक्स 30** दिन में तीन बार दें।
- जीर्ण शरीर वाली स्त्रियों में प्रसवकाल के समय यदि दर्द अच्छी तरह से न होकर धीरे-धीरे होता रहे तब **सिकेल कोर-200** की एक मात्रा से ही शीघ्र प्रसव हो जाता है।
- जरायु की पीड़ा में जब ऋतुस्राव बन्द रहता है, तब अधिक तकलीफ रहती है, ऋतुस्राव के होने पर सारी तकलीफें दूर हो जाती हैं। अगर ऋतुस्राव फिर बन्द हो जाये, तब सारी तकलीफें वापस आ जाती हैं। इन लक्षणों में **लैकेसिस-30** दो बार दें।
- जरायु की वृद्धि, स्थानच्युति, भारीपन या बाहर आने पर **फैक्सिनासा अमेरिकाना** दें। दवा की 30 शक्ति तीन बार दें।
- जरायु के ऊपर किसी प्रकार से आघात होने पर **वेलिस पैरेनिस 30** एक उत्तम दवा है। दवा तीन बार दें।
- जरायु के कैंसर और फाइब्राइड ट्यूमर में जिसमें अधिक जलन और रक्तस्राव हो तब **लेपिस ऐल्बा 3** चार बार दें।
- जरायु के सारे रोग (तकलीफें) ऋतुस्राव के बाद बढ़ती हैं **क्रियोजोटम 30** तीन बार दें।
- जरायु में बहुत परिमाण से ऋतुस्राव, रक्त काला और साथ में दोनों ओवरी में दर्द रहे **युस्टेलागो-30** दिन में तीन बार दें।

- जरायु रोग और जरायु मुख की कठिनता दूर करने के लिए **जेल्सीमियम 30** का प्रयोग 4 घण्टे के अन्तर से करें।
- जरायु से काला व रस्सीदार लम्बा रक्तस्राव आता है **क्रोकस सैटाइवा** 6 चार बार दें। इस प्रकार का रक्तस्राव बदन के किसी भी हिस्से से निकले तब भी **क्रोकस सेंटाइवा** के प्रयोग से आराम मिलता है।
- जरायु से पतला काला रक्तस्राव, हिलने-डुलने से रक्तस्राव में वृद्धि होती है। ऋतुस्राव अधिक समय तक चलता है **सिकेल कोर-6** चार-चार घण्टे से दें।
- जरायु और डिम्बाशय के आपेक्षिक दर्द के साथ मासिक की गड़बड़ी और पैर में ऐंठन के लक्षणों में **बाइर्बनम आप्युलस 6** का प्रयोग असफल नहीं होता। दिन में चार बार दें।
- जननेन्द्रिय के चारों और लाल पुष्ट क्षत में **जकरिन्डा 30** तीन बार दें।
- नारबेल के चिपकने को रोकता है **हाइड्रेस्टिस 6** चार घण्टे के अन्तर से दें।
- नारवेल के अपनी जगह से हटने को रोकती है **एरिजीरोन 30** तीन समय दें।
- नसों की सूजन जो पैर लटकाने से ज्यादा हो : लक्षण हर साल में एक बार आते हैं। गर्भाशय की गाँठों से रक्तस्राव **वाइप्रा 30** तीन बार दें।
- अविकसित स्तन ग्रन्थियों के लिए अनमोल औषधि है **सेबाल सेरूलेटा क्यू** 10 से 30 बूँदें दो बार।
- ओवरी या फैलोपियन ट्यूब में पीड़ा बायीं ओर से शुरू होकर इसके दाहिने अंग पर शुरू हो जाती है, पीड़ित स्थान पर स्पर्श सहन नहीं होता है **लैकेसिस-200** सप्ताह में दो खुराक दें।
- गर्भाशय की गाँठों से रक्तस्राव **वाइप्रा 30** एक मात्रा प्रतिदिन दें।
- गर्भाशय का स्थान बदल जाना या बाहर आना, काटने वाला श्वेत प्रदर जो भग में खुजली पैदा करे **हिलोनियस डी 6** तीन-चार बार दें।
- गर्भाशय से रक्तस्राव **विनका माईनगर** 3 दो बार दें।
- गर्भाशय की गाँठ के कारण रक्तस्राव **वाइप्रा 30** तीन बार दें।
- गर्भाशय के रोग या हृदय शूल दायीं तरफ की बाँह में दर्द के साथ होने पर **लिलियम टीग्रीनम 30** तीन बार दें।
- गर्भाशय में गाँठें, उच्च रक्त चाप जो कि स्नायु तन्त्र की गड़बड़ी के कारण हो तब **ऑरम म्युरियेटिकम** निम्न शक्ति दें।
- गर्भावस्था में बहुत वमन व बहुत लार निकलना जिसके कारण ठण्डा पसीना व कमजोरी महसूस होती है **लोबेलिया इन्फलेटा-30** चार-चार घण्टे से दें।
- गर्भावस्था में स्त्रियों के पेट में भ्रूण हिलने डुलने पर तकलीफ होती है **क्रोकस**

सैटाइवस 6 तीन बार दें।

- गर्भावस्था में पेशाब में एलूमेन का अंश आना और पेशाब बहुत कम या न आना **काली क्लोरिकम 3** तीन बार दें।
- गर्भावस्था में स्त्रियों की योनि में अधिक खुजली होती है और हस्तमैथुन को बाध्य हो जाती हैं **कैलाडियम-30** दिन में तीन समय।
- गर्भावस्था में वमन **काली सेलिसाइलिकम 6** तीन घण्टे के अन्तर से दें।
- गर्भावस्था में जब रोगी को मद्यपान की इच्छा हो **एलूमेन-30** दिन में तीन समय दें।
- गर्भावस्था में पेट की गड़बड़ी होने पर वमन **पेट्रोलियम 30** तीन घण्टे के अन्तर से दें।
- गर्भावस्था में गर्भवतियों को वमन होना **क्यूप्रम सल्फ 30** तीन बार दें।
- गर्भावस्था में या अगर लाल-पीली पेशाब आये **इयोनाइमिन 6** चार बार दें।
- गर्भणी स्त्री में आठवें महीने में ऋतु स्राव आरम्भ हो जाये, रक्तस्राव काला और पतला होता है **केनाबिस इण्डिका-3** जल्दी-जल्दी दें।
- गर्भकाल की परेशानियाँ या दुग्धपान कराने वाली औरतों के स्तन का दूध सूख जाने पर **लेक वेक डिफ्लोरेटम 30** दिन में तीन बार दें।
- गर्भपात कमजोरी के कारण **एलेट्रीस** या **कॉलोफाइलम** या **चाइना** या **हेलोनियस** या **सिकेल कोर** सबको 30 पोटेन्सी में दिन में दो बार दें।
- गर्भपात की प्रवृत्ति होने पर **काली कार्ब** या **सेबीना** या **सीपिया** तीनों **1 एम** में दें।
- गर्भपात की प्रवृत्ति, समय से पहले होने वाला दर्द जो गर्भाशय ग्रीवा के बढ़ने से होता है, और गर्भाशय की स्थानच्युति से होने वाला बाँझपन **ऑरम म्यूर नेट्रो नेटम 3 एक्स** तीन बार दें।
- गर्भपात की शंका होने पर जब जरायु से स्राव होना आरम्भ होने लग जाये तब **वाईबर्नम प्रुन** की 3 या 6 शक्ति के प्रयोग से लाभ हो जाता है।
- गर्भपात के बाद कमजोरी, खाना खाने के बाद ही निद्रा, रक्तस्वल्पता **काली कार्ब 30** दिन में दो बार दें।
- गर्भवती स्त्रियों में खाँसी के कारण गर्भपात का खतरा रहने पर **काली ब्रोम 3 एक्स** तीन बार दें।
- गर्भावस्था में वमन और जी मिचलाना, जब प्रातःकाल जी मिचलाये और आहार करने के साथ ही वमन हो तब **कार्बोलिक ऐसिड 6** बार-बार दें।

हड्डियों, जोड़ों व मांसपेशियों के रोग

- घुटनों से एड़ी तक तेज दर्द, मानो कस कर बाँधा है, लिखने व कोई वस्तु पकड़ने में असमर्थता, हाथ काँपना **लिलियम टिगरिनम 6** तीन बार दें।
- बात व गठिया रोग में जब दर्द बार-बार स्थान बदलता रहता है—पीड़ित स्थान को छूना बर्दास्त नहीं होता। दर्द फाड़ने जैसा जो हरकत से और रात में बढ़ता है। पीड़ा के स्थान में खासकर हाथ-पाँव विशेषकर छोटे-छोटे जोड़ों में शोथ होता है **कोलचीकम 30** तीन समय दें।
- वात, गठिया व पुराना वात, गाँठ कड़ी, खींचने वाला दर्द, हिलने-डुलने से वृद्धि, दबाव से घटना **फामिका रूफा 30** तीन बार दें।
- कमर दर्द, अधिक परिश्रम या सम्भोग से **सिमफाइटम 30** तीन बार दें।
- कन्धों के जोड़ों का वात जिसमें सूजन व दर्द **लिथयम कार्ब 3 एक्स** तीन-चार बार दें।
- मांसपेशियों का क्षय, जुकाम के कारण और बरसात के मौसम में बहरापन **मेगनम ऐसीटेट 30** तीन बार दें।
- हड्डियों के विकार जैसे हड्डी का बढ़ जाना (ओइसटो सारकोमा) **हेक्ला लावा 3 एक्स** तीन बार दें।
- हड्डियों का क्षय रोग (जख्म) व कमजोर होना या अस्थि की वृद्धि में **कल्केरिया फलोर 30** का तीन बार प्रयोग करें।
- हड्डी की टी. बी. में **थेरिडियोन 200** को दिन में एक बार दें।
- हड्डी टूटने पर **सिम्फाइटम 30** दिन में 2-3 बार देने से हड्डी एक सप्ताह में जुड़ जाती है।
- हड्डियों या फेफड़ों या क्रूप खाँसी या गाँठें व श्लेष्मिक झिल्ली के रोग में **ड्रोसेरा 30** तीन बार दें।
- हड्डियों की यांत्रिक चोट, मोच व हड्डियों का इधर-उधर हो जाना, जिस तरफ से लेटें उस तरफ से कुचले जाने का सा दर्द **रूटा जी 6** तीन बार दें।
- हड्डियों के रोग के साथ ही दाँतों में गहरे घाव **हेक्ला लावा 3 एक्स** दिन में तीन बार दें।
- हाथ-पैरों की उंगली या नाखून के नीचे की हड्डी के दर्द में **बर्बेरिस वलगेरिस 200** का दिन में दो बार प्रयोग करना चाहिए।
- हाथ व अंगुलियों में दर्द होने पर **कूरेरे 30** तीन बार दें।
- हड्डी बढ़ जाने पर **केलकेरिया-लोर-6 एक्स** देने पर कुछ समय तक रोग में लाभ होता है।
- हड्डी के क्षय रोग में **एंगूस्टुरा-6** अधिक उपकारी है।
- पसलियों की हड्डियों के मध्यवर्ती स्थानों को दबाने पर अधिक दर्द, यह दर्द

सामने की तरफ दोहरा होने पर कम हो जाता है **ऐसक्लिीपिअस टूबररोसा-30** दिन में तीन बार।

- पुराने वात रोग में दर्द, चलने-फिरने से बढ़ता है, जोड़ों में अकड़न व छूने से दर्द **स्टेलेरिया मिडिया 3 एक्स** तीन बार दें।
- पुराने वात रोग में उठने-बैठने के समय जोड़ों में कड़क-कड़क की आवाज आये **पेट्रोलियम-200** सप्ताह में एक या दो डोज दें।
- पैर की एड़ी में मोच आ जाने के कारण दर्द **स्ट्रानशियाना कार्बोनिका 6 एक्स एक** ग्रेन की मात्रा में चार बार दें।
- पैर की पिंडलियों और तलवे में ऐंठन व जलन रात के समय, आधी रात के बाद दस्त हो जाना **सल्फर 30** सुबह दो घण्टे के अन्तर से दो खुराक दें।
- सवेरे वात में बहुत ज्यादा दर्द होने पर **कॉलचिकम 2** एक्स तीन बार दें।
- उपदंश रोग व साथ में हड्डियों के दर्द में विशेषकर रात्रि में हो तब **काली आयोड 30** दो बार दें।
- छोटे से स्थान में वात का दर्द, दोनों भुजाओं के जोड़ पर कुचले जाने जैसा दर्द **लिथियम कार्ब** छोटी शक्ति दिन में दो बार दें।
- वात का दर्द दाहिने कन्धे व बाँहों में, जिसके कारण हाथ उठा नहीं सकता। रात में दर्द में वृद्धि होती है **सैंगुइनेरिया केन-30** तीन समय दें।
- वात रोग में बीयर से एलर्जी या गैस के लक्षणों के साथ अंगूठें जितनी जगह पर दर्द **काली वाइक्रोम 30** दिन में तीन बार दें।
- वात रोग स्थान बदलने वाला, जोड़ों की अकड़न, पुराना वात रोग, जो कि चलने से कम हो जाता है **स्टेलेरिया मिडीया 2 एक्स** तीन बार दें।
- वात रोग से दिल के रोग की उत्पत्ति होती है। ये दोनों पर्यायक्रम से होने पर दिल का भयानक धड़कना, नाड़ी धीमी चलने पर **कैलमिया लैटिफोलिया-6** चार-चार घण्टे से दें।
- वात दर्द दाहिने हाथ के ऊपरी भाग में **सेंगुरिया कैनाडेन्सिस 30** तीन बार दें।
- जोड़ों का मुड़ना व चटखना **जिंकम मेट 30** दो बार दें।
- जोड़ों का वात विशेषकर उँगलियों का **स्टेफिससेग्रीया 30** तीन बार दें।
- जोड़ों का चटखना या टूटना, टाँगों की कमजोरी में **हिस्पेनिया 30** तीन बार दें।
- आघात लगने से किसी स्थान की हड्डी टूटने या कुचल जाने पर दर्द होता है। इन परेशानियों को दूर करने व टूटी हड्डी जोड़ने के लिए **सिम्फाइटम-30** दिन में 3-4 बार दें।
- अगर हड्डी के घाव में जलन हो तो **यूफोबिया ओफीर्सिनेलिस 30** तीन बार दें।
- अंगुली कुचल जाने पर **हाईपेरिकम 30** का प्रयोग निश्चित रूप से एक सफल

उपचार है इस दवा को तीन बार दें।

त्वचा, नाखून व बालों के रोग

- एग्जिमा रोग में अगर खुजली व उस स्थान से शहद की तरह गाढ़ा स्राव निकले **ग्रेफाइटिस 1 एम** शक्ति की दवा हफ्ते में एक बार दें।
- एग्जिमा शुक्लपक्ष के पहले दिन से पूर्णिमा तक बढ़ता है और कृष्णपक्ष से घटने लगता है **किलेमेटिस इरेक्टा 200** हफ्ते में दो-तीन मात्रा दें।
- एग्जिमा सूखा और लाल अथवा रसयुक्त, उसके ऊपर मोटा खुरन्ट, जिसमें जलन और खुजलाहट **बोविष्टा-200** दिन में दो बार।
- एग्जिमा में ज्वलनशील निकलने वाले स्राव में **स्टेफिससेग्रीया 30** तीन बार दें।
- एग्जिमा व सूखी त्वचा **स्कूकम चक 4 एक्स** तीन बार दें।
- एपिथेलियोमा **आर्स एल्ब** का बाहरी प्रयोग करें।
- एग्जिमा में सूखे खुरंट के नीचे से तेज जख्म पैदा करने वाला स्राव निकलता है जो शरीर के अन्य भागों में लग जाने पर इरप्शन पैदा कर देता है। ये एग्जिमा सिर में, कान के चारों ओर आँखों के पपोटों पर होता है। इसमें अधिक खुजली होती है। रोगी एक स्थान से खुजलाते-खुजलाते दूसरे स्थान पर खुजलाने लगता है **स्टैफिसेगिरिया-1000** (1एम) सप्ताह में एक या दो बार केवल एक खुराक दें।
- एग्जिमा रोग में भयानक खुजली, छूने व लेटने में वृद्धि, एग्जिमा से बहुत परिमाण में पतला रस निकलता है। अधिक खुजलाने पर रक्त निकलना **मेजेरियम-200** सप्ताह में एक-दो खुराक दें।
- एड़ियाँ फटना **सल्फर 10 एम** या **ट्यूब्रकुलिनम 10 एम** एक मात्रा दें।
- घाव जो भरने में नहीं आते **साइलीशिया 3 एक्स** तीन बार दें।
- घाव, जख्म, एग्जिमा, जलन व आपरेशन के बाद घाव **सरिस्टोलोचिया मिलहोमेन्स** कितनी मात्रा में और कितनी बार दें।
- खसरा में **मोरबिलिनम 1 एम** एक मात्रा देकर उसका प्रभाव देखें।
- खुजली एवं कठिन रोगों में **सल्फर आयोड 3 एक्स** के सेवन से बार-बार आने वाली खुजली दूर हो जाती है।
- खुजली बदन से कपड़ा उतारते ही शुरू हो जाती है। यह खुजली ठण्डी हवा से बढ़ती है। इरप्शन या दाने रसदार होते हैं **रूमेक्स-30** तीन समय दें।
- खुजली की **एनथ्रा कोकली 6** उत्तम औषधि है।
- खुजली भयानक, किसी भी तरह से खुजली बन्द नहीं होती, खुजली के कारण रात में नींद नहीं आती, बिछावन की गर्मी के कारण खुजली में वृद्धि, खुजलाते

समय खून निकलने पर भी खुजली में कमी नहीं होती। त्वचा गंदी और तैलमयी मालूम होती है। त्वचा से गंध आती है, जो नहाने के बाद भी नहीं जाती है। यह रोग गर्मी में कम होता है और जाड़े में बढ़ जाता है **सोरीनम-200** केवल एक खुराक, रोग रहने पर दोहराएँ।

- खुजली स्नान के बाद पैदा हो और बढ़ती जाये तब **स्टेफेसगेरिया 200** की एक खुराक जादू सा काम करती है।
- उँगलियों का अग्र भाग ठण्डा रहना, पीलिया रोग में जिगर का बढ़ जाना **टेरेक्साकम 3 एक्स** 3-4 बार दें।
- बार-बार होने वाले फोड़े या गुहेरी में **केल्के पिक्रेटा 3 एक्स** तीन बार दें।
- बार-बार अर्टिकेरिया का प्रकोप होने पर **क्लोरेलम 2 एक्स विचूर्ण 2** ग्रेन की मात्रा में रोज 3 बार दें।
- बालों का गिरना, तीव्र जुकाम और लगातार छींकें आयें **इस्कोकम चुक 3 एक्स** तीन बार दें।
- बालों के गिरने पर **एसिड फांस 6** एक उत्तम दवा है। इसकी तीन मात्राएँ दिन में दें।
- बालों के सफेद होने पर **जेबरेन्डी 6** का प्रयोग करें, इसकी दिन में तीन मात्रा दें।
- बालों में जुएँ पड़ना **स्टेफिससेग्रीया 30** तीन बार दें।
- बड़े-बड़े फोड़ों को **कैल्केरिया हिपोफास 1 एक्स** का प्रयोग अवश्य फायदा देता है।
- बदबूदार घाव **कार्बोलिक एसिड क्यू** की 20 से 30 बूँदें 4 औंस पानी में डाल कर बाहरी प्रयोग करें।
- बदन पर कपड़े खोलते ही भयानक सूखी खुजली या पुराना एग्जिमा, सोरायसिस आदि **काली कार्ब 30** तीन बार दें।
- बगल के ग्लैण्ड्स बार-बार बढ़ते और पक जाते हैं **इलैप्स कौर 30** तीन बार दें।
- कारबन्कल या गेंगरिन साथ में जलने वाला दर्द **ऐथ्रेक्सिनम 200** दिन में एक बार दें।
- कुष्ठ रोग में **स्कूकम चक 3 एक्स** की तीन मात्रा 2-3 मास तक दें।
- म्यूकस झिल्ली का जख्म गहरा और उसका किनारा बिल्कुल गोलाकार व साफ, मालूम पड़ता है कि उसे पंच से काटा गया है **काली बाइक्रोम-30** चार-चार घण्टे से दें।
- माथे, मुँह और कान के पीछे एग्जिमा जिसमें अधिक खुजली व जलन, रस

निकलना **वायोला ट्राइकलर 30** तीन बार दें।

- मस्सों का ऊपरी भाग चौड़ा और मूलदंश बहुत पतला और नुकीला—**थूजा 200** की एक मात्रा प्रतिदिन कुछ समय तक दें।
- मस्से विशेषकर हाथों पर **लाइकोपोडियम 6** या उच्च शक्ति दें।
- मस्से जिनसे खून बहता है **ऐसिड नाइट्रिक 200** सप्ताह में दो मात्रा दें।
- मस्से सूखे, लटकने वाले, गोभी जैसे **स्टेफिससेग्रीया 200** दो बार दें।
- मस्से दर्द के साथ हथेलियों व हाथ पर व हाथ के पीछे **रूटा जी 6** तीन बार दें।
- मस्से, पारे के दुष्परिणाम के बाद में उपदंश रोग, मुँह का पक जाना, मासार्बुद, व अल्सर **नाइट्रिक एसिड** उच्च शक्ति सप्ताह में दो बार दें।
- मस्से में **केल्के कैल्सीनेटा 3 एक्स** तीन बार दें।
- मुँहासे में **नेट्रम ब्रोम 30 एक्स** दिन में दो बार दें।
- किसी भी स्थान की सूजन जो दर्द के साथ हो, कनफेड व फोड़े फुँसी होने पर **वेलाडोना 200** की दो मात्रा दिन में दें।
- किसी प्रकार के चर्म रोग दब जाने से दिमाग में गड़बड़ी हो जाती है, रोगी अत्यन्त गमगीन, निराशावादी, सर्वदा चुपचाप बैठा रहता है, दुख, चिन्ता, शोक, डर इत्यादि भोगता रहता है **कष्टिकम 30** तीन बार दें।
- पित्त उछलने की सर्वश्रेष्ठ औषधि है **क्लोरल हाइड्रेट क्यू या 1 एक्स**। इसकी 5 बूँद पानी में तीन बार दें।
- सिर में धब्बों के रूप में बाल झड़ना, खोपड़ी पर से बाल झड़ना, सिर पर एग्जिमा **विन्का माइनर 3** दो बार दें।
- सिर पर जख्म होने पर जख्म पर मोटा खुरंट बनता है, उसके नीचे गाढ़ा-पीला पीव होता है, जिसमें से दुर्गन्ध आती है, बाल आपस में चिपक जाते हैं **मेजेरियम-200** सप्ताह में एक या दो खुराक दें।
- हर्पिज **हीपर सल्फ 10 एम** की एक खुराक दें।
- हथेली पर मस्से या घेंघा **नेट्रम फॉस 12 एक्स** तीन बार।
- हर प्रकार के फोड़े में **केल्केरिया हाइपोफास 1 एक्स** तीन बार दें।
- हाथ की कोहनी के नीचे, घुटनों के नीचे व अण्डकोष पर एग्जिमा होने पर **नेट्रम म्यूर 200** तीन घण्टे के अन्तर से दें।
- हाथ और चेहरे पर मस्से और गर्मियों के दस्त में **मेगनीशिया सल्फ 30** तीन बार दें।
- पीव वाले एबसिस व फोड़े, हड्डी की कैरीज में **कल्केरिया हाइपोफोसफोरिका-30** तीन समय लें।

- पाँव के गट्टे, घाव, पैर के तलवे फटना विसर्प (इरिसिपेलस) **ऐनाकार्डियम ऑक्सिडेण्टलिस 30** दिन में तीन बार दें।
- पाइमिया सेब्सेस (विषाक्त बड़े-बड़े फोड़े जो एक साथ बहुत जगह निकलते हैं) **ऐचिनेशिया 3 एक्स** तीन बार दें।
- पैर के एग्जिमा में **रस टॉक्स 6** तथा **लिडम पाल 6** को कुछ दिनों तक पर्यायक्रम से देने से वह ठीक हो जाता है।
- पुरानी खुजली में **क्रोटोन टींग 6** और **लोबिलिया 6** को पर्याय क्रम से देने से रोग ठीक हो जाता है।
- पुराना उद्भेद, त्वचा रोग के साथ अन्तराल से शिकायतें जो बार-बार हो जाती हैं **सल्फर 200** प्रति दिन सुबह एक मात्रा दें।
- पत्थर की तरह कड़ी गाँठ व पुराने कमर के वात में **केल्केरिया फ्लोर 12** एक मात्रा प्रति दिन दें।
- पतली-दुबली लड़कियाँ जो शीघ्र बढ़कर के लम्बी हो जाती हैं उनके मुँह पर मुहासे निकल जाते हैं **केल्केरिया फास-30** दिन में तीन बार देने से आराम आ जाता है।
- शरीर के किसी भी स्थान पर फोड़ा आदि होने पर और उस स्थान पर जख्म बन जाने पर और जख्म को जल्दी सुखाने के लिए **साइलेशिया-200** सप्ताह में एक मात्रा दें।
- शीत ऋतु में बढ़ने वाले चर्म रोग जिसमें फुन्सी निकलती है और बाद में गहरी हो जाती है, वहाँ पन्च जैसा छेद हो जाता है **काली बाइक्रोमियम 200** हफ्ते में 2 बार दें।
- शीत ऋतु में चर्म रोग बढ़ना **पेट्रोलियम 200** सप्ताह में तीन बार दें।
- साधारण घेंघा, विस्फोरित नेत्र के साथ घेंघा में **थाइमस 3 एक्स टेबलेट** 1 टिकिया की मात्रा में रोज 4 खुराक दें।
- साधारण खुजली, जल जाना, कमजोर मसूड़े, घाव से खूनशुदा बवासीर के लिए **एलूमेन** 5 से 10 ग्रेन गुलाब जल के साथ प्रयोग करें।
- सारे शरीर में पित्ती निकलना व उसमें खुजली **एस्टाकस फ्लूवायाटिलिस 30** तीन-चार बार दें।
- सोरायसिस, साधारण जुकाम, कोयले की धूल से साधारण दमा **नेट्रम आर्स 30** दिन में दो बार दें।
- सेपटिसिमिया, कारवंकन, प्राणघातक जख्म जिनमें अत्यन्त जलन, काला नीला रंग और सड़ने लगे तब **एन्थरासाइनम 200** हफ्ते में एक-दो बार दें।
- सोरायसिस में **स्टेलेरिया मिडीया 2 एक्स** तीन बार दें।

- सोरायसिस, फेफड़ों में घड़घड़ाहट, बिना ज्वर के **काली सल्फ 3 एक्स** दिन में तीन बार दें।
- स्तनों की त्वचा का चटखना **वालसम पेरू 30** तीन बार दें।
- स्नान के बाद या ठण्डी हवा के झोंके से शरीर पर लाल दाने और उनमें भयंकर खुजली होने पर **हीपर सल्फर 1 एम** की रात में एक खुराक दें और कष्ट दूर न होने पर दोहरायें।
- सूखी या तर खाज-खुजली या उपदंश जनित चर्म रोग में **ऐचिनेशिया 3 एक्स** तीन बार दें।
- सूखा फोड़ा, उच्च रक्त चाप, हृदय की भिती में वसा का जमाव **सिकेल कोर 6** तीन बार दें।
- सूखा एग्जिमा में **काली आर्स 200** की एक मात्रा नित्य देने से रोग से मुक्ति मिल जाती है।
- उंगलियों एवं नाखून की नीचे की हड्डी में दर्द **बर्बेरिस वल्गेरिस-30** तीन समय दें।
- उद्भेद **एपिस मेल 30** दिन में तीन बार देने से ठीक हो जाते हैं।
- उद्भेद **ग्रेफाइटिस 10 एम** एक मात्रा दें।
- उद्भेद जिनमें खुजली नहीं होती या जोरों से चलने वाली खुजली **डोलीकोज 30** से ठीक हो जाती है।
- दाद, सोरायसिस, कान के पीछे एग्जिमा **एसिड क्रायोसैफेनिक क्यू** 4 से 8 बूँदें 30 एम एल वेसलीन के साथ मिलाकर मलहम बना कर प्रयोग करें।
- दाद, जो गोल आकृति में हो **टेल्युरियम 6** तीन बार दें।
- छोटी माता **मेलेण्ड्रीनम 10 एम** तीन खुराक सप्ताह में या **वेरियोलिनम 200,** 1 एम या 10 एम 24 घण्टे में।
- छोटी माता ज्वर व साथ में गले में दर्द व पीठ में दर्द **वेरियोलिनम 30** तीन बार दें।
- छेदयुक्त घाव, जीव जन्तुओं का काटना और चूहे आदि के काटने पर **लेडम पाल 30** तीन बार दें।
- चर्म रोग में बहुत सी छोटी-छोटी फुन्सियाँ इकट्ठी उत्पन्न होती हैं और उनके ऊपर पीले रंग का मोटा खुरट पड़ जाता है **सिकिउटा विरोसा 200** दिन में एक बार दें।
- चर्म के जख्म के किनारे ऊँचे होते हैं जिनसे आसानी से बहुत खून निकलता है। जख्म का छूना बर्दाश्त नहीं होता तब **एसाफोटिडा 6** दें।
- चर्मरोग दब जाने से दस्त जो सिर्फ दिन में आते हैं, बिजली चमकने या तूफान

आने से दस्तों में वृद्धि—**पैट्रोलियम-30** चार-चार घण्टे से दें।

- चोट के कारण काले या नीले दाग को **ऐसिड सल्फ 30** मिटा देता है, इसे दिन में तीन बार दें।
- चोट के कारण अगर चर्म पर नीले दाग पड़ जायें तो **लेडम पाल 30** दिन में दो बार दें।
- चोट लगने पर उसके चारों ओर फुन्सियाँ जिसमें खुजलाहट व जलन होती है, जिनका रंग लाल होता है, चोट के स्थान की पपड़ी चिपक जाती है और हटाने पर जख्म से खून निकलने लगता है **मेजेरियम-200** सप्ताह में एक या दो खुराक दें।
- चेहरे के मुँहासे, बर्रे के लिए **काली ब्रोम** एक अच्छी दवा है। इसका **2 एक्स** विचूर्ण रोज दो बार दें।
- फोड़े के साथ अगर शीत और उत्ताप पर्यायक्रम से रहे तब यह समझना चाहिए कि फोड़े में पीब बनना शुरू हो गया है, इन लक्षणों में **मक्युरियस 200** की दो-तीन मात्रा दें।
- फोड़े व घाव में **गन पाउडर 3 एक्स** तीन बार दें।
- फोड़े फुन्सियाँ जो अधिक दर्द करें क्षय से पीड़ित रोगी में **टुबरकुलिनम 1 एम** हफ्ते में एक खुराक दें।
- तीव्र खुजली में **सल्फर 6** अन्य दवाओं की अपेक्षा अधिक गुणकारी है।
- त्वचा का कैंसर और साथ ही सोरायसिस **काली आर्स 30** दिन में तीन बार दें।
- त्वचा पर काले दाग में **ऐसेटीक ऐसिड 1 एक्स** की 10 बूँदें पानी में दो बार दें।
- त्वचा रोग में शहद सा स्राव, और त्वचा के उद्‌भेद जहरवाद बन जाते हैं **ग्रेफाइटिस 30** तीन बार दें।
- त्वचा का कैंसर, सोरियसिस मे **काली आर्स 6** तीन-चार बार दें।
- त्वचा की फुन्सियां जिनमें खुजली और दर्द हो तो **एटिम क्रुड 6** एक उत्तम औषधि है।
- तेज दर्द वाले छोटे-छोटे फोड़े जो बार-बार निकलते रहते हैं तब **ऐन्थ्रासिनम 30** दिन में केवल एक बार।
- तलवों में दर्दयुक्त गाँठें, नहाने के पश्चात सिर में दर्द **ऐन्टीमोनिपयम क्रूडम 30** तीन बार दें।
- जख्म के सड़ने को बन्द करने के लिए **रसाग्लैबरा 30** तीन बार दें।
- जाड़ों के दिनों में सूखी दाद की तरह उद्‌भेद निकलने पर **ऐल्यूमीना 200** हफ्ते

में दो मात्रा।

- नाई के उस्तरे से खुजली व अन्य त्वचा रोग में **सल्फर आयोड 6** उपयोगी सिद्ध होती है।
- अण्डकोष की फुन्सियों में **कोटान टिग 30** सदैव फायदा करती है।
- अंगुलबेण्डा में सुई भोंकने जैसा दर्द और यह रोग बार-बार होने पर **डायोस्कोरिया विलोसा 30** चार-चार घण्टे से दें।
- अंगुलबेण्डा में **साइलीशिया 200** अच्छा काम करती है।
- अंगुलवेण्डा में नीलापन आ जाये और जलन वाला दर्द रहे तब **थेरिडियन-30** तीन समय दें।
- अधिक दर्द वाला एग्जिमा जिसके साथ अस्थमा रहे **टुबरकुलिनम 1 एम** हफ्ते में एक मात्रा दें।
- आग से जलने से घाव बनने लगे और उनसे दुर्गंध आने लगे तब **कार्बोलिक एसिड 6** दिन में तीन बार दें और उसका मदर टिंचर वेसलीन में मिलाकर मलहम बनाकर घाव पर लगायें।
- गंजापन **स्कूकम चक 3 एक्स** तीन बार।
- गैग्रीन या सड़े हुए घाव के काले हो जाने पर **यूर्फोविया कोरोलेटा 30** तीन बार दें।

ज्वर व उनकी व्याधियाँ

- क्षय के रोगी में पुराना मलेरिया **सिपिया 30** दो बार दें।
- लू **इन्फुलूऐंजीन एच 200** तीन से आठ घण्टे के बीच में दें।
- लू का अत्यधिक प्रभावशाली हो जाना **सारकोलेकटीक अम्ल 30** तीन बार दें।
- इन्फुलूऐंजा **बेरटिशिया** या **आर्स एल्ब** या **ब्रायोनिया** या **रस टोक्स** का लक्षण अनुसार प्रयोग करें।
- इण्टरमिटेन्ट ज्वर (जाड़ा बुखार) में शीत, उत्ताप और पसीना आना इन तीनों अवस्था का रहना, और प्रत्येक ज्वर का आक्रमण 2-3 घण्टे के अन्तर से आना—**चायना 30** चार-चार घण्टे के अन्तर से दें।
- बुखार का ताप अधिक बढ़ जाने पर ताप घटाने के लिए **वेरेट्रम विरिडि 6** केवल 2-3 मात्रा दें।
- बुखार के कारण मुँह के चारों ओर छाले **रूस टोक्स 6** तीन बार दें।
- बुखार के साथ में जबान पर सफेद परत, नजला, नाक, गले व आँखों के जलने के बाद फफोले **काली म्यूर 30** दो बार दें।
- बुखार के साथ ही लीवर व प्लीहा बढ़ा हुआ **फेरम आर्स 3 एक्स** तीन बार दें।

- बुखार में रोगी को अत्यन्त कम्पन होता है और शरीर को दबाने से आराम मिलता है। रोगी ज्वर के समय निद्रित भाव, या बेहोश पड़ा रहता है, रात में ज्वर में वृद्धि **जोलसिमियम 30** तीन बार दें।
- मलेरिया बुखार के साथ चमकदार पीले रंग की उल्टी में **काली बार्योक्रोम 30** तीन बार दें।
- मलेरिया में स्पिलन का बढ़ जाना **सिओनेथस ऐमरा 1 एक्स** 3-4 बार दें।
- मलेरिया ज्वर में अगर किसी प्रकार से आराम न हो तो **चिनिनम आर्स** और **फेरम आर्स 30** को पर्यायक्रम से 2-3 बार दें।
- हमेशा जंभाइयाँ आना, जाड़ा और ज्वर सा मालूम होता है **इलाटिरियम 30** तीन बार दें।
- हे फीवर में एकाएक छींकें **स्कूकम चक 3 एक्स** तीन बार दें।
- हे ज्वर के साथ में नथुनों में खुजली और छींकें आयें **अरन्डो 6** चार बार दें।
- हे ज्वर के साथ अगर नजला हो तब **एन्थ्रासिनम 200** दिन में एक बार दें।
- हे ज्वर में **काली सल्फ 3 एक्स** दिन में तीन बार दें।
- हे ज्वर, सिरदर्द, आँखों से पानी आना, छींकें, दमा, पुराना श्वसन प्रदाह, क्रूप खाँसी **सुकसिनम** 30 तीन बार दें।
- हल्के बुखार के साथ रोगी को रात में पसीना आये और रोग के गम्भीर होने की सम्भावना हो तो **बाल्सम पेरू** की निम्न शक्ति चार-चार घण्टे से दें।
- पीत ज्वर **क्रोटेलस एच 30** दिन में तीन बार दें।
- पीत ज्वर व मलेरिया **सीमीसीयूगा 1 एम** की एक मात्रा दें।
- प्रसूति ज्वर के दौरान ऐंठन को रोकना है जो गर्भावस्था के तुरन्त बाद होती है **एमाइल नाइट्रट** 30 तीन बार दें।
- प्रसूति ज्वर, जिसमें तापमान में असामान्यता रहने से तेज बुखार **वेरेट्रम विरडीस 6** तीन बार दें।
- स्कारलेट ज्वर **बेलाडोना** 30 तीन बार दें।
- स्कारलेट ज्वर के बाद मूत्र में एल्बयूमिन का आना या टायफायड के बाद जलोदर **एपिस मेल** 30 तीन बार दें।
- स्कारलेट ज्वर, हवाई यात्रा का भय और ऐपन्डिसाइटिस में स्पर्श असहनीय **बेलाडोना** 30 तीन बार दें।
- सविराम ज्वर में सिर्फ शीत अवस्था में प्यास रहती है उस समय चेहरा लाल हो जाता है, शरीर को ढकने से गर्मी लगती है जिससे कठिनाई होती है **इग्नेशिया** 30 तीन बार दें।
- सविराम ज्वर में जब लक्षण स्पष्ट न हो तो **इपिकाक 36** की 3 मात्रा प्रति दिन

देनी चाहिए।

- सविराम ज्वर में, ज्वर के समय सामान्य शीत का बोध, प्रतिदिन एक ही समय शीत आरम्भ होता है, दिन में 3 बजे कम्पन्न के साथ शीत का आरम्भ होता है। हर तीसरे दिन रात 10 बजे शीत के साथ ज्वर आता है और प्यास समाप्त हो जाती है और आराम मिलता है। रोगी की रीढ़ की हड्डियों में दर्द रहता है **चिनिनम सल्फ 30** तीन बार प्रयोग करें।
- दबा हुआ मलेरिया में **चिनिनम सल्फ 200** केवल एक खुराक दें।
- छोटी माता, आंत्रिक ज्वर साथ ही मुँह से गंदी बदबू आना **कार्बोलिक एसिड 30** तीन बार दें।
- ताप अधिक होने पर **नैप्थेलिन 3 एक्स** तीन बार दें इससे ताप घट जाता है।
- ज्वर की कोलप्स अवस्था में जब हाथ-पैर में ठण्डा पसीना आना, हाथ-पैर बर्फ की तरह ठण्डे लेकिन धड़ गर्म, मतली कष्टकारी, हिलने-डुलने से वमन, हृदय के आसपास अत्यन्त कष्ट, नाड़ी अस्थिर **टिबेकम-30** चार-चार घण्टे से दें।
- ज्वर के साथ पेशाब में जलन और दर्द, पेशाब के साथ श्लेष्मा जैसी कोई चीज निकलना **इयुपेटोरियम परफोलियेटम 30** तीन बार दें।
- ज्वर में जागने की हालत में बहुत पसीना आता है जो कमजोरी पैदा करता है, परन्तु सोने से पसीना समाप्त हो जाता है, **सैम्बुकस-6** तीन समय दें।
- ज्वर प्रायः एक दिन अधिक व दूसरे दिन कम ठण्ड लगकर ज्वर आता है।
- ज्वर रोग में सब अवस्था में लगातार मतली होना, प्यास का अधिक न होना **इपिकाक 30** तीन समय दें।
- टायफायड ज्वर की प्रथमावस्था में जब शरीर का ताप अधिक, नाड़ी तेज, रोगी पेट छूने नहीं देता, जिह्वा का रंग लाल या थोड़ी सफेदी लिये होता है और मुख से तीक्ष्ण राल निकलता है। इन लक्षणों में **बेग्टीशिया 30** अति मूल्यवान औषधि है।
- टायफायड ज्वर में **मर्करी** का प्रयोग नहीं करना चाहिए।
- आन्त्रिक ज्वर या हवाई यात्रा से भय **बेलाडोना 30** दिन में तीन बार प्रयोग करें।
- आन्त्रिक ज्वर या स्कारलेटीना में **वेलाडोना–1** एम की एक मात्रा दें।
- आन्त्रिक ज्वर **आर्स एल्ब** या **चायना सल्फ** या **सल्फर** का प्रयोग लक्षण अनुसार करें।
- टायफायड ज्वर में गले व पीठ में दर्द रहने पर **वेरियोलिनम 30** तीन बार दें।
- आरक्त ज्वर और डिपथीरिया में यदि मस्तिष्क प्रदाह हो जाये तब **एरम ट्राइफाइलम 30** का प्रयोग करना चाहिए।

- टायफायड बुखार में जीभ का कम्पन हो तो **जेल्सेमियम 30** तीन बार दें।
- अत्यधिक बुखार के साथ सूखी त्वचा यह तापमान का भी कम करती है **पाइलोकार्पस माइक्रोपायरिन क्यू** 10-20 बूँदें दो बार दें।

विविध रोग

- एलर्जी की बीमारियों के साथ में मधुमेह **थाइरोडीनम 200** प्रतिदिन एक खुराक दें।
- धनुष्टंकार में **एसिड हाइड्रो 6** एक उत्तम दवा है। चार-चार घण्टे से दें।
- यदि ऑपरेशन के बाद स्वास्थ्य गिरा-गिरा रहता हो तो **क्लोरोफार्म 200** या **1 एम** दें।
- यूरेटर में पथरी, हृत्पिण्ड के रोग के साथ वात रोग, रोगी किसी भी प्रकार का मामूली सा दबाब भी सहन नहीं कर सकता, पेट के रोग खाने से घटते और किसी वस्तु का केवल बायाँ आधा हिस्सा देख सकता है तब **लिथयम कारबोनेट 3एक्स** 1 ग्रेन की मात्रा में दिन में तीन बार दें।
- युवकों में गंजापन या गरदन में गाँठ **बेराइटा कार्ब 3 एक्स** तीन बार दें।
- खसरा में **मोरविलिनम 1 एम** एक खुराक दें।
- खसरा में **एकोनाइट** या **आर्स एल्ब** या **पल्साटिला 30** शक्ति तीन बार दें।
- क्षय का रोगी जो खुली हवा के प्रति अतिसंवेदनशील रहता है **रूमेक्स क्रिसपस 30** तीन बार।
- क्षय के रोगियों में बार-बार होने वाली खाँसी **वाइग्रा क्यू** 10 से 15 बूँदें दो बार दें।
- लू का अत्यधिक प्रभावशाली हो जाना **सारकोलेक्टीक अम्ल 30** तीन बार दें।
- लू में **इन्लूऐंजीन एच 200** तीन से आठ घण्टे के बीच में दें।
- ठण्डा पानी पीने या फल खाने से पाक स्थली में बर्फ की तरह ठण्ड और उसके साथ दाँतों के भीतर भी ठण्ड मालूम हो—**इलैप्स कौरालिनम 6** तीन बार दें।
- ठण्ड लगने पर पल्साटीला के लक्षण होने पर **काली सल्फ** देने से अधिक लाभ होता है।
- ठण्डी साँसें भरना या आवाज का गायब हो जाना **कार्बो वेज 30** तीन बार दें।
- बढ़ती हुई रक्तस्वल्पता, सिर दर्द उसके साथ अत्यधिक कमजोरी **पिक्रिक एसिड 30** दिन में तीन बार।
- बहुमूत्र में तेज प्यास, बार-बार व अधिक मात्रा में पेशाब आना। पेशाब का आपेक्षिक गुरुत्व कम **रस ऐरोमेटिका 2 एक्स** 10-15 बूंदें पानी में तीन बार दें।

- बहुत परिमाण में भोजन करने पर भी रोगी अति दुर्बल व कमजोर होता जाता है। भोजन करने से उसे बहुत आराम मिलता है **आयोडियम 30** का तीन समय प्रयोग करें।
- बहुत दुबलापन और कमजोरी के साथ बैचेनी **फेरम मेटालिकम 30** तीन बार दें।
- बायीं ओर की अधिकांश बीमारियाँ जैसे ट्यूमर, स्नायुशूल, सूजन, कड़ापन आदि में **लैकेसिस 200** सप्ताह में एक बार।
- बार-बार प्यास और उसके साथ अधिक मात्रा में पानी पीना **मैग्नेशिया सल्फ 3 एक्स** चार बार दें।
- बच्चों के पेट में गोल कृमि व लम्बी कृमि, रात्रि में खाँसी, मूत्र स्वतः निकल जाना **सेन्टोनाइन 3 एक्स** तीन बार दें।
- बुढ़ापे में एकदम स्मरणशक्ति का लोप हो जाना या चेचक आदि रोगों के कारण स्मरणशक्ति दुर्बल हो जाने पर **ऐनाकार्डियम 30** एक उत्कृष्ट दवा है। तीन बार दें।
- बेकार में बकना और उसके बाद कमजोरी आने पर कुछ देर के लिए चुप रहना **लेकेसिस 200 सप्ताह में एक बार दें।**
- बगल में बार-बार गाँठ निकल कर पक जाना **इलैप्स कोरालिनस 200** हफ्ते में तीन बार।
- कर्णमूल, स्तन, अण्डकोष आदि ग्रन्थियों की सूजन, डिम्बकोष के अर्बुद की सूजन, गाँठें बड़ी व कड़ी परन्तु उनमें दर्द बिल्कुल नहीं रहता है **आयोडियम 6** चार घण्टे के अन्तर से दें।
- कृमि हो या न हो अगर रोगी बराबर नाक खुजलाता है और खोटता है **नैपथैलिन 6 एक्स** 2-3 बार दें।
- कृमिरोग में यदि नाक के भीतर व मलद्वार में सुरसुराहट व खुजली रहे तो **टिउक्रियम-6** चार-चार घण्टे से दें।
- कर्कट में जलनयुक्त दर्द में **युर्फोबिनम 3** तीन बार दें।
- कर्कट व ग्रन्थियों का बढ़ना **सेम्पेरविवम** निम्न शक्ति दो बार।
- कम ठण्डे पसीने के साथ रोग, ठण्डी साँसें भरना व आवाज का गायब हो जाना **कार्बो वेज 30** तीन बार दें।
- कीड़ों के काटने पर **अर्टिका यूरेन्स 30** तीन बार दें।
- कीड़ों के असाध्य रोगों में जब **सीना** व **ट्युक्रियम** फैल हो जाये तब **सोरेनियम 200** केवल एक खुराक दें, आवश्यकता पर दोहराएँ।
- कार या नाव की यात्रा सहन ना होना या गोभी खाने से दस्त **पेट्रोलियम** निम्न

शक्ति तीन बार।

- कोलरा रोग में कोलेप्स अवस्था में ऊपर का शरीर बर्फ की तरह ठण्डा, परन्तु शरीर के अन्दर ज्वाला की अनुभूति होती है, रोगी कपड़ा धारण नहीं कर सकता, अंगुलियाँ अलग-अलग होकर पीछे की तरह टेढ़ी हो जाती हैं **सिकेल कोर-6** चार-चार घण्टे से दें।
- कोलरा रोग में पानी की तरह दस्त, कौलेप्स, नाड़ी कमजोर करीबन लुप्त, चेहरा चमकीला व नीलापन लिए हुए, **काली फौस-6** हर दस्त के बाद दें।
- कोलरा रोग में पेशाब बन्द हो जाने पर **टेरीविन्था की 3 या 6 शक्ति** के प्रयोग से आराम आ जाता है।
- कोलरा रोग में दस्त व कै साथ-साथ होते हैं, दस्त पतले, ज्यादा प्यास, पेट में दर्द, माथे पर ठण्डा पसीना, जल्दी-जल्दी निढाल हो जाने पर **वेराट्रम एल्बम-6** चार-चार घण्टे से दें।
- कुनेन के कुप्रभाव को दूर करने के लिए **नेट्रम म्यूर 200** दिन में एक मात्रा। अत्यधिक बुखार के साथ सूखी त्वचा इसमें यह तापमान को भी कम करती है **पाइलोकार्वस माइक्रोपायरिन** 30 दिन में तीन बार दें।
- कनफेड के साथ दमा, सूखी खाँसी के साथ हृदय का शूल जिसके साथ गरदन में दर्द और साथ ही दायें कन्धे में दर्द, चिन्ता व मृत्यु भय या संक्रामक रोग के बाद हृदय का रोग **नाजा 30** तीन बार दें।
- कनफेड में **पेरोटिडीनम 200** उत्तम दवा केवल एक-दो मात्रा दें।
- क्लोरोफार्म के दुष्प्रभाव को दूर करने के लिए **क्लोरोफार्म 200** दें।
- क्रूप खाँसी में **फॉस्फोरस 10 एम** दें।
- मधुमक्खी, बिच्छू व बर्र के काटने पर बाहरी प्रयोग के लिए **एपिस मेल** का प्रयोग किया जाना उचित है। बिच्छू के काटे जाने पर **लिडम पाल 200** की 6 गोलियाँ हर 5 मिनट बाद देते रहें जब तक बिच्छू के काटे का दर्द समाप्त नहीं होता है।
- मधुमेह इन्सिपीड्स में **युपेटोरियम पर्पुरिया 1 एक्स** तीन बार दें।
- मधुमेह के साथ नपुंसकता **मोस्कस 3** तीन बार दें।
- मधुमेह साथ में मूत्र की मात्रा कम **कुप्रम आर्स 30** तीन बार दें।
- मधुमेह, वात रोग के कारण **लेक्टीक ऐसिड 6 एक्स** दिन में तीन बार दें।
- मधुमेह, अत्यधिक मात्रा में मूत्र त्याग करता है, लगातार बूँद-बूँद से आने वाला मूत्र, मूत्र का स्वतः निकल जाना। सुबह और रात्रि में, पानीदार मल, गर्भाशय से अत्यधिक रक्तस्राव **रस एरोमेटीक क्यू** आधा चम्मच पानी के साथ दें।
- माता पिता से आये दपदंश रोग इसमें बच्चा पैदा होने के बाद ही शरीर में घाव

होना आरम्भ हो जाता है **इथिओप्स ऐण्टिमनैलिस 3 एक्स** तीन बार दें।

- मॉरफीन के आदी व्यक्ति को यदि वह न मिले तो वह अत्यन्त बेचैन हो जाता है, उस स्थिति में **केमोमिला 30** की खुराक बेचैनी को समाप्त कर देती है।
- मस्से आँख के पपोटे पर, मुख मण्डल, नाक के ऊपर अथवा सारे शरीर पर मस्से से सहज रक्तस्राव होना या पतला रस निकलना है **काष्टिकम 200** दिन में एक बार दें।
- मवाद का संक्रमण **आर्निका माउन्ट** या **गनपाउडर** निम्न शक्ति में दें।
- मूर्च्छा होने के साथ हैजा, स्वयं को ढँकना पसन्द नहीं करता **जेट्रोपा 30** चार घण्टे के अन्तर से दें।
- मेलेटस मधुमेह और लू के साथ निमोनिया होने पर **ग्लाइसेरिनम 6** तीन बार दें।
- मूर्च्छित हो जाना, माथे पर ठण्डे पसीने के साथ ही हैजा, हैजे के साथ में माथे पर पसीना, पागलपन के साथ विशेषकर कपड़ों को काटता व फाड़ता है। दस्त के साथ तेज वमन, दस्त के साथ पेट में काटने वाला दर्द व ऐंठन व कब्ज, मल सख्त, लम्बा, काला व गेंद के समान, ऋतुस्राव के दौरान कमजोरी, वात रोग बरसात के मौसम में बढ़ जाता है **वेरेट्रम एल्बम 30** तीन बार दें।
- शियाटिका के साथ अन्तराल से सुन्नपन व दर्द रहने पर **नेफेलियम 200** दो बार दें।
- बिल्कुल याद न रहना यहाँ तक कि अपना नाम तक भूल जाना **क्लोरिनम 3** या **6** की 3-4 मात्राएँ दें।
- किसी भी स्थान की सूजन दर्द के साथ, कनफेड व फोड़े फुंसी **वेलाडोना 30** तीन बार दें।
- किसी स्थान पर काँटा गड़ जाने पर **ऐनागेलिस 30** तीन बार दें।
- किसी स्थान से पीव का सा स्राव निकलते रहने पर **कल्केरिया सल्फूरिका-3** का प्रयोग करें और दिन में तीन समय लें।
- मिर्गी, योनि की खुजली, अत्यधिक कामवासना, जोड़ों का चटखना व टूटना, टाँगों की कमजोरी **टेरेन्टुला हिस्पेनिया 30** तीन बार दें।
- हिस्टीरिया (ऐपिलेप्टिक) फिट जल्दी-जल्दी आना या फिट बहुत समय तक रहता है **टेरेंटुला हिस्पेनिया 30** तीन बार दें।
- पियोरपैरल एक्लेम्सिया (सुतिकाक्षेप) और यूरिमिक कान्वलशन में **इनैन्थि कोकेटा 6** चार बार दें।
- पित्ती उछलना **स्कूकम चक 3 एक्स** तीन बार।
- पित्ती रोग में अतिजलन व खुजलाहट और साथ में दस्त रहने पर **आर्टिका**

यूरेनस-6 चार-चार घण्टे से दें।

- सिर में दर्द के साथ सुन्नपन रहने पर **एसाफोटिडा 6** तीन बार दें।
- डिपथीरिया में **डिथीरिनम 1 एम** की एक मात्रा दें।
- डिपथीरिया में चमकदार झिल्ली बनने पर **लेक कोनियम 200** सप्ताह में दो बार दें।
- डिपथीरिया और कूप रोग में जब गले में कृत्रिम पर्दा उत्पन्न हो जाने पर श्वास लेने में कठिनाई हो तब **काली म्यूर 6** बहुत लाभदायक सिद्ध होता है।
- डिपथीरिया रोग में जब नाक से लगातार खून गिरे तब **क्रोटेलस एच 30** लाभदायक है। इसकी तीन मात्रा दिन में दें।
- दिन या रात के समय सोने पर अगर पसीना आता है तब **कोनियम 30** दवा इस रोग को ठीक कर देती है।
- जिन रोगियों के खुले अंगों पर पसीना आता है उन्हें **थूजा 200** की 2-3 मात्रा देनी चाहिए।
- निद्रित अवस्था में दाँत कटकटाना (कृमि के लक्षण) **नेट्रम फोस 6 एक्स** तीन बार दें।
- निचले होठ का कैंसर **ऐन्टीमोनियम मूयरेटिकम 6** चार बार दें।
- निचले अंगों का लकवा और मूत्र में रुकावट **लेथाइरस सेटाइवा 6** दिन में तीन बार दें।
- गिरने, चोट लगने पर **बेलिस पेरेनिस 30** तीन बार दें।
- हकलाहट पहले शब्द को तीन-चार बार बोलता है **स्पाइजेलिया 30** तीन बार दें।
- हकलाहट, एक ही शब्द पर बहुत देर तक अटका रहता है, बोलने के लिए अत्यधिक जोर लगाना पड़ता है, पानी से भय **स्ट्रामोनियम 200** केवल एक बार दें।
- हकलाने के रोग में **केनाबिस स्टाईवा 30** सुबह व शाम दें।
- हमेशा जंभाइयाँ आना, जाड़ा और ज्वर सा मालूम होता है **इलाटिरियम 30** तीन बार दें।
- हथेली पर मस्से, घेंघा, ब्रेड से एलर्जी, अवसाद, हिस्टीरिया, सिरदर्द के साथ अंधापन **नेट्रम फॉस 12 एक्स** तीन बार दें।
- हथेली व तलुवों में जलन व गर्मी और उनसे दुर्गन्ध व पसीना आने पर **पैट्रोलियम-200** की एक या दो खुराक सप्ताह में दें।
- हिस्टीरिया, सूखा मुँह व अत्यधिक निद्रा के लक्षण या रक्त देखते ही मूर्छित हो जाता है या खाने की थोड़ी सी गड़बड़ी से ही परेशानी **नक्स मोस्केटा 6** तीन बार दें।

- हिचकी, मस्से, मोच, जीवों के काटने, मसूड़ों का फूलना, त्वचा पर काले दाग **एसेटीक ऐसिड 1 एक्स** 10 बूँदें पानी में
- हड्डियों, फेफड़ों, क्रूप खाँसी, गाँठें व श्लेष्मिक झिल्ली के रोग व गले की खराश, व गले में टपकन के अहसास में **ड्रोसेरा 30** तीन बार दें।
- हरपीज जोस्टर **रस टोक्स 30** तीन बार दें।
- हाइड्रोफोबिया की अमोघ दवा **जैन्थिनम स्पाइनोसम 30** तीन समय दें।
- हाथ की कलाई में पक्षाघात साथ में स्पर्श सहन न हो **प्लम्बम 1 एम** 2-3 मात्रा दें।
- हाथ व अंगुलियों में दर्द होने पर **कूरेरे 30** तीन बार दें।
- हुक के समान कीड़े **थायमोल 6 एक्स** तीन बार दें।
- हुपिंग खाँसी में **पर्टुसिन 200** एक खुराक दें।
- हे ज्वर में **काली सल्फ 3 एक्स** दिन में तीन बार दें।
- हैजा, साथ में हिचकी या बॉयटे **कुप्रम आर्स 30** तीन बार दें।
- हैजे के साथ में माथे पर पसीना, पागलपन के साथ में विशेषकर कपड़ों को काटता व फाड़ता है। वात रोग बरसात के मौसम में बढ़ जाता है **वेरेट्रम एल्बम 30** तीन बार दें।
- हैजे में **कम्फर क्यू** की 8-10 बूँदें शक्कर में डाल के हर आधे घण्टे के बाद 3 या 4 बार या हर उल्टी या दस्त के बाद दें चाहे एक-एक मिनट के अन्तर से देना पड़े। इससे तुरन्त प्रभाव होता है।
- भीग जाने से होने वाली व्याधियों में **डल्कामारा 30** तीन बार दें।
- भार उठाने या अत्यधिक शारीरिक कार्य करने के दुष्परिणाम **रस टोक्स 30** तीन बार दें।
- भार उठाने व अत्यधिक शारीरिक कार्य करने के दुष्परिणाम से हरपीज जोस्टर या बुखार के बाद मुँह में बुखार के दाने निकलना **रस टोक्स 30** तीन बार दें।
- पक्षाघात में आँख की ऊपरी पलक ठहरे रहने पर **जिंकम मेट 30** तीन बार दें।
- पढ़ने वाले विद्यार्थियों के मस्तिष्क की थकान के लिए **एनाकार्डियम 30** दिन में तीन बार दें।
- पारे के दुष्परिणाम के बाद में उपदंश रोग, मासार्बुद व अल्सर **नाइट्रिक एसिड** उच्च शक्ति सप्ताह में दो बार।
- पानी या अन्य तरल पदार्थ पीते समय अगर गड़गड़ की आवाज आती है और रोगी खाँसी से पीड़ित हो जाता है तब **सीना 30** दिन में तीन बार दें।
- पागल कुता, सियार या बिल्ली के काटने पर जलांतक होने पर **हाइड्रोफोबिन 3 एक्स** की 1 बूँद रोज 3 बार देने से रोग शीघ्र दूर हो जाता है।

- पसीना लाने के लिए **पाइलोकार्पस क्यू** 10-15 बूँदें दो बार।
- पुराने जुकाम के कारण बहरापन, चिन्ता व दुःख, चक्कर आना व कानों में आवाज आना, लू के बाद **नेट्रम सेलीसिलिक 3** दिन में दो बार दें।
- पैर की एड़ी में आघात लगने का सा दर्द होने पर **लिडम पाल-30** दिन में दो बार दें।
- पैर के तलवे में दुर्गन्धमय पसीना आता है, शरीर से सिर बड़ा होता है, रोगी को सिर में ठण्डी हवा सहन नहीं होती है तो **बैरयाटा कार्ब 200** की एक मात्रा दिन में। **साइलिसिया** दवा भी पैर के तलवे में दुर्गन्धमय पसीना आने और सिर में बहुत पसीना आने पर दी जाती है।
- पैर के तलवे में गड्ढे, मस्से, नहाने के बाद सिर दर्द **ऐनटीमोनियम क्रुड 30** तीन बार दें।
- पैर और पैरों की पिण्डिलियों में दर्द **चोलास टेरापिना 30** तीन बार दें।
- पैरों में दुर्गन्धी, पसीना आना और ठण्ड के कारण इसके दब जाने और कोई रोग हो जाने पर **साइलेशिया-300** सप्ताह में एक या दो बार दें।
- प्लेग, घाव, ना सूखने वाला फोड़ा, नासूर जलन के साथ, दर्द साथ ही शरीर का बैंगनी कलर **टेरेन्टुला क्यूबेन्सिस 30** तीन बार दें।
- रक्तस्राव रोकने के लिए **एकलैफा इण्डिका 6** दिन में तीन बार प्रयोग करें।
- रक्तल्पता के कारण दुर्बलता व पाकस्थली की गड़बड़ी के कारण खट्टी डकार का आना, रात में कमजोरी के कारण पसीना आना **फेरम फॉस 30** दिन में तीन बार दें।
- रोग में माथा गरम और शरीर ठण्डा **आर्निका मोण्टेना 30** तीन बार दें।
- रोग भोगते भोगते रोगी की जीवनी शक्ति कमजोर हो जाती है और शरीर ठण्डा पड़ जाता है, रोगी को देखकर ऐसा मालूम होता है कि उसमें प्राण नहीं रहे हैं उसका चेहरा व नाखून नीले पड़ जाते हैं उसे श्वास लेने में भी कठिनाई होती है, सदैव कहता है कि हवा करो—हवा करो। ऐसी स्थिति में **कार्बो बेजिटेलिस-30** दिन में तीन बार दें।
- रोग रात 3 बजे से 4 बजे तक और ठण्डी ऋतु में बढ़ते हैं **काली कार्ब 30** दिन में दो बार दें।
- रोग दोबारा न हो इसके लिए **फोस्फोरस 200** एक मात्रा रोज दें।
- रोग चाहे मुँह, दाँत या गले का हो जिसमें बदबू आती है और दर्द बिल्कुल भी महसूस नहीं होता तब **बैप्टिसिया टिक्टोरिया 6** तीन-चार बार दें।
- रोगी का एक हाथ व पाँव संचालित रहता है दूसरा हाथ-पाँव स्थिर रहता है पेशाब की मात्रा कम हो जाती है **हैलोबोरस नाइजर 30** तीन समय दें।

- रोगी को सूर्योदय के बाद कुछ भी दिखाई नहीं देता है **बोथ्रोप्स 30** तीन बार दें।
- रोगी हर बात भूल जाता है, दिमाग बहुत कमजोर, वहमी, उन्माद जैसी अवस्था में **एनाकार्डियम 3** एक्स दिन में 3 बार दें।
- रोगी पढ़ते समय तुतलाता है **बोविष्टा-30** तीन बार दें।
- रोगी लगातार पैर हिलाया करता है या एक बार हाथ और एक बार सिर हिलाना इस प्रकार से एक के बाद दूसरे का हिलाना **जिंकम मेट 30** सुबह व शाम दें।
- शब्दों को बार-बार दोहराता है **केनेबिस सेटाइवा 30** दिन में तीन बार दें।
- शरीर ठण्डा जिसके साथ ऐंठन कै दस्त जिनमें किसी प्रकार से कमी नहीं होती **कूप्रम मेटालिकम 30** इसके साथ **वेरेट्रम एल्ब 30** पर्यायक्रम से दें।
- शरीर को बढ़ने और विकसित करने के लिए **टैथेलिन विचूर्ण 2** ग्रेन की मात्रा में रोज 3 बार दें।
- शरीर के अंगों का काला होना **सोलेनम नाइग्रम 6** तीन बार दें।
- शरीर के ग्लेण्ड्स (गिल्टियां) कठिन हो कर फूल जाती हैं और पक जाती हैं जिसके कारण कमजोरी आ जाती है या पुराना और कठिन वाघी (Bubo) पकना शुरू हो जाता है, उसके किनारे कठोर हो जाते हैं उनमें से दुर्गन्ध आने लगती हैं **कार्बो ऐनीमेलिस-30** तीन बार दें।
- शराब पीने की वंशानुगत लत **सिफलीनम** उच्च शक्ति, इसे दोहराना नहीं चाहिए।
- शराब पीने की वंशानुगत लत, प्राथमिक व द्वितीयक उपदंश, नाक से बदबूदार स्राव, नवजात शिशुओं में रोने की आदत में **सिफलीनम उच्च शक्ति** इसे दोहराना नहीं चाहिए।
- शराब पीने की आदत, तम्बाकू की लत, अंग्रेजी दवाओं के दुष्परिणाम दूर करने के लिए **नक्स वोमिका 200** रात में एक खुराक।
- शराब पीने से रोग पैदा होने पर **ऐसिड सल्फुरिकम 6** तीन-चार बार दें।
- शराबी का नशा उतर जाने पर सिर में दर्द, माथा ऊँचा करने पर और खड़े होने पर चक्कर आते हैं **सेलिनियम 6** तीन बार दें।
- शारीरिक व मानसिक शक्तियों को बढ़ाने के लिए **एकस रे 12** तीन बार दें।
- शोथ के रोग में **सैम्बुकस कैनाडेन्सिस क्यू** की चौथाई चाय की एक चम्मच तक दिन में तीन बार दें।
- शोथ, टायफायड, यक्ष्य रोगों के दस्तों में जब दस्त के साथ रात में बहुत पसीना आता है तब **ऐसेटिक एसिड 6** हर दस्त के बाद खुराक दें।
- स्त्री का स्राव बन्द होने पर सिर दर्द रहने लगता है **लेकेसिस 200** एक मात्रा दें। केवल रोग रहने पर दोहरायें।

- संगीत से तकलीफ और रोग बढ़ जाना **नैट्रम कार्ब 30** तीन बार दें।
- समुद्र के पानी से भय, शोर के प्रति अधिक संवेदनशील, सूके रोग में यह बहुत अच्छी औषधि है **थेरिडीयोन 30** तीन बार दें।
- सपनों में मृत व्यक्तियों के सपने आने पर **थूजा-30** तीन बार दें।
- सरवाइकल स्पोंडलाइटिस, टायफायड बुखार में जीभ का कम्पन, पलकों पर भारीपन के साथ अनिद्रा रहे **जेल्सेमियम 30** तीन बार दें।
- सारे शरीर की शून्यता में **रेफनस 6** दिन में तीन बार दें।
- सारे शरीर के शोथ में रोगी अधिक कमजोर यानी मृतवत चेहरे वाले को **मर्क डलसिस 30** लाभ करता है।
- सारे लक्षण तूफान के पहले व उस दौरान पैदा होते हैं या बढ़ते हैं **रोडोडेन्ड्रान 30** दो बार दें।
- साँप के काटने पर **पनामा** व **सिड्रान** लगाने के लिए व खाने के लिए भी देनी चाहिए।
- स्वप्नदोष रोग में स्त्रियों और रतिविषय के स्वप्न आते हैं **वायोला ट्राईकोलर** निम्नशक्ति (3 या 6) का दिन में चार बार प्रयोग करें।
- स्वस्थ मनुष्य अगर धीरे-धीरे कमजोर हो जाये और हड्डियों का ढाँचा रह जाये **सेना 3** चार बार दें।
- सवेरे अत्यधिक छींकें और आँख व नाक से लगातार पानी गिरने पर **ऐमोनियम फोस 3 एक्स विचूर्ण** की 3-4 मात्रा दें।
- सुई, छुरी, काँटे इत्यादि के चुभ जाने पर जख्म के कारण धनुष्टंकार हो जाने पर **हाइपेरिकम परफोरेटम 30** तीन बार दें।
- स्तन का कैंसर और घाव जिसमें तेज दर्द हो और बगल में गाँठ फूल उठती है **ऐस्टिरियस रियुवेन्स 6** तीन-चार बार दें।
- स्ट्रेंगुलेटेड हर्निया, तम्बाकू की लत, शरीर पर ठण्डा पसीना साथ ही पूरा शरीर ठण्डक से भरा रहता है **टेबेकम 30** तीन बार दें।
- सूर्य के कारण सिरदर्द जो सूर्योदय से शुरू होकर सूर्यास्त तक रहता है **स्पाइजेलिया 30** दो बार दें।
- डीथिरिया **डीप्थीरिनम 10** एम दें।
- डीपथिरिया जो एक बार दाहिनी और दूसरी बार बायीं ओर का जिसमें चमकदार झिल्ली बने **लेक केन 200** प्रतिदिन एक खुराक दें।
- डीप्थीरिया **एपिस मेल, डीथीरिनम, मर्क साइनाइड** लक्षण अनुसार दें।
- उपदंश रोग से उत्पन्न नाक की हड्डी में घाव **हेक्ला लावा 3 एक्स** तीन बार दें।

- डायबिटीज (बहुमूत्र) रोग में अत्यन्त भूख व प्यास, रोगी फिर भी सूखता जाता है। कभी-कभी पेट फूल जाता है, पेशाब भी अधिक मात्रा में आता है **यूरेनियम नाइट्रिकम 2 एक्स ट्रिटुरेशन** दिन में तीन बार दें। इस दवा का लम्बे समय तक प्रयोग करना चाहिए।
- डाइविटिज इन्सीपिडस **इऊपेटोरियम पर्फ 1 एक्स** चार बार दें।
- डाइविटिज पेशाब शक्कर मिला, होंठ सूखा और चिपका रहना, अधिक प्यास, अस्थिरता, कमजोरी, चिड़चिड़ाहट रहने पर हैलोनियम डाटोइका 6 चार-चार घण्टे से दें।
- डाइविटिज मेलिटस **गेलेसिरीनम 30** तीन बार दें।
- डाईविटिज, पेशाब की मात्रा कम और उसमें ऐसीटोन आना साथ में बॉयटें **कूप्रम आर्स 6 एक्स** तीन बार दें।
- उद्भेद **ग्रेफाइटिस 10 एम** एक मात्रा दें।
- दीर्घकाल तक चाय पीने से या दीर्घ कालीन रोग के बाद अत्यन्त स्नायविक अवसाद में **सीप्रीपिडीयम 6** श्रेष्ठ दवा है। सुबह व शाम दें।
- दाहिनी ओर के पक्षाघात में **चेनोपोडियम एन्थेलमिन 3** चार बार दें।
- दोनों पैर की सायेटिका और वात में **विस्कम ऐल्बम 30** दिन में तीर बार दें।
- छोटी माता **सारासीनिया पर्पुरिया 6** तीन बार दें।
- छोटी माता में **वेरियोलिनम 30** का प्रयोग शुरू से अन्त तक करना चाहिए।
- छोटी माता, आंत्रिक ज्वर साथ ही मुँह से गंदी बदबू आना **कार्बोलिक एसिड 30** तीन बार दें।
- दर्द जो रात से सुबह तक रहे **सिफालीनम 1 एम** की एक मात्रा रोजाना रात में।
- वात का दर्द और चलने-फिरने की शक्ति समाप्त, पित्त पथरी का दर्द **बारबेरिस बलगैरिस 6** तीन-चार बार दें।
- वात का दर्द गर्मी से बढ़े **गुयेकम 6 एक्स** तीन बार दें।
- वात रोग स्थान बदलने वाला, जोड़ों की अकड़न, पुराना वात रोग जो कि चलने से कम हो जाता है **स्टेलेरिया मिडीया 2 एक्स** तीन बार दें।
- चर्बी बढ़ जाने पर मोटापा आ जाना **फाइटोलैक्का डिकैण्ड्रा 2 एक्स** तीन बार दें।
- चोट के कारण घुमड़ उठना **बैलिस पेरिनिस 3 एक्स** तीन बार दें।
- चेचक के दाने गिराने के लिए **सारासिनिया परप्यूरिका 6** तीन-चार बार दें।
- चेचक रोग के प्रतिरोधक के रूप में और रोग ठीक करने की उत्तम दवा **सारासीनिया पर्पुरिया 30** दें। इसे 4 घण्टे के अन्तर से देना चाहिए।

- चेचक रोग में अन्य औषधियों के अलावा **ऐंटिम टार्ट 6** एक अच्छी दवा है, इसका प्रयोग 4 घण्टें के अन्तर से करना चाहिए।
- फेफड़ों में घुटन का आभास, खून का दौरा, सिर व चेहरे की तरफ खून का दौरा **वेरेट्रम विरडीस 6** की शक्ति तीन बार दें।
- फल या कोई भी ठण्डी चीज का खाना या पीना बिल्कुल सहन नहीं होता **इलैप्स कोरालिनस 6** चार बार दें।
- तम्बाकू खाने के कारण चक्कर और सिर दर्द **जेलसिमियम 30** तीन बार दें।
- तम्बाकू की लत छुड़ाने के लिए **डेफने इण्डिका 3 एक्स** तीन बार दें।
- तीव्र रक्तामाशय (Acute dysentry) में **कैलोट्रोपिस जाइगेण्टिया क्यू** 5 बूँद दिन में तीन बार दें।
- त्वचा का कैंसर और साथ ही सोरायसिस **काली आर्स 30** दिन में तीन बार दें।
- तुतलाना रोगी पहले शब्द को बार-बार बोलता है, साथ में पेट में गड़बड़ी और कृमि की शिकायत रहती है **स्पाईजीलिया-30** तीन बार दें।
- तलवों में जलन, पिण्डलियों व तलवों में बाँयटे, दस्त आधी रात के बाद - **सल्फर 200** एक मात्रा सुबह के समय।
- तलवों में बदबूदार पसीना **ब्युटिरिक ऐसिड 3** दें।
- जब रोगी बिल्कुल मरणासन्न हो जाये, जीने की कोई उम्मीद न हो, साँस बिल्कुल बन्द हो तब **काली सियेनेटम 3 एक्स** विचूर्ण जीभ पर 5 मिनट तक रगड़ते रहने से साँस पलट आती है।
- जब दाहिने फेफड़े से काला रक्तस्राव हो तो **इलेप्स 6** दिन में चार बार दें।
- जीवन शक्ति को कमजोर करने वाला किसी प्रकार का तरल पदार्थ का क्षय (जैसे श्वेत प्रदर, शुक्रपात, दस्त, रक्तस्राव आदि) के कारण दुर्बलता के हेतु **चायना क्यू** एक उत्कृष्ट औषधि है।
- जरा सी ठण्ड लगते ही सर्दी हो जाना **इलैप्स कोरालिनस 30** तीन बार दें।
- जो रोगी बहुत ठण्ड सहन कर सकते हैं और जाड़ों के दिनों में भी कम जाड़ा अनुभव करते हैं उन्हें **ग्रेफाइटिस 30** देने से अधिक लाभ होता है। 2-3 मात्रा दें।
- जवान व्यक्तियों के गलगण्ड रोग में **केल्के आयोड 3 एक्स** तीन बार दें।
- जल से भय **आर्स एल्ब** या **बेलाडोना** या **केन्थेरिस** या **हायोसाइमस** या **स्ट्रामोनियम** या **स्कुटेलेरिया सब को** 30 की शक्ति में दें।
- जलन की अनुभूति या प्राथमिक या द्वितीयक अवस्था का जलना **केन्थेरिस 30** दिन में तीन बार दें।

- नकसीर, मसूड़ों से रक्तस्राव, दाँत निकलवाने के बाद गाँठों से रक्तस्राव **ट्रीलियम 6** तीन बार दें।
- नम मौसम से रोग, जैसे अस्थमा, चोट लगने से मिर्गी, यकृत के रोग में यकृत का बढ़ना, सुजाक जिसके साथ में गाढ़ा व हरा स्राव **नेट्रम सल्फ उच्च शक्ति** प्रतिदिन एक बार दें।
- नींद न आने का कोई वास्तविक कारण न हो **होयोसियामस नाइगर 30** सुबह व शाम दें।
- नींद की अवस्था में उठकर चल देना और उसे नहीं मालूम होता है कि वह कहाँ आ गया है **नेट्रम म्यूर 200** दो बार दें।
- नीचे के होंठ का—**कैंसर एमोनियम म्यूर 6** चार बार दें।
- नाड़ी कमजोर अनियमित, लिवर बड़ा व दर्द युक्त साथ में सफेद चिपचिपा पाखाना **डाईजीटेलिस 3 एक्स** 3-4 बार दें।
- नसों की सूजन जो पैर लटकाने से ज्यादा हो : लक्षण हर साल में एक बार आते हैं **वाइप्रा 30** एक मात्रा प्रति दिन।
- नर्तन रोग उद्भेद के दबने से या डर जाने से, चलते समय असंयत मूत्रता जो कि छींकते व खांसते समय भी होती है **जिंकम मेट 30** तीन बार दें।
- अण्डा खाने से दस्त हो जाने पर **चिनीनम आर्स 3 एक्स** तीन बार दें।
- अंगों का काला होना, हृदय में जल संचय होने पर **सोलेनम नाइग्रम 30** तीन बार दें।
- अंगुलबेड़ा **साइलीशिया 3 एक्स** तीन बार।
- टीकाकरण का दुष्परिणाम, चाय पीने के बाद दाँत दर्द, मस्से बड़े, लटकने वाले, नाखून विकृत व बिगड़े हुए **थूजा आक्सीडेन्टेलिस 30** दो बार दें।
- टीकाकरण का दुष्प्रभाव **साइलीशिया 3 एक्स** तीन बार।
- टिटनस **हाइपेरिकम** या **मेग फॉस** या **लीडम पाल** लक्षण अनुसार प्रयोग में लायें।
- टिटनस **लेडमपाल** या **थूजा** या **आर्निका** तीनों 10 एम में या **हाइपेरिकम** या **मेग फॉस** या **लीडम पाल** 1 एम में दें।
- टाइपराइटर पर काम करने वालों की उंगलियों के पक्षाघात में **स्टेनम मेट 200** सप्ताह में दो-तीन मात्रा दें।
- ऑक्जैलुरिया में पेशाब का आपेक्षिक गुरुत्व और यूरिया की मात्रा बढ़ जाने पर **सेना 3** तीन बार दें।
- ऑपरेशन के सदमे अथवा ऑपरेशन के बाद रक्तस्राव होने पर या रिसते रहने पर **स्ट्रोन्टिया 30** देनी चाहिए।

- अदम्य औंधाई धनुष्टंकार व जीभ के पक्षाघात में **लिनेरिया** 30 दिन में 3-4 बार दें।
- अचानक दर्द वा जकड़ जाना, उसमें दर्द होना, सिर को ऊँचा रखने पर दर्द बढ़ना (ऊँचा तकिया लगाने पर) **एक्स रे 200** सुबह-शाम दो मात्रा दें।
- टेप वर्म को निकलने के लिए **ग्रेनेटम 3** तीन बार दें।
- टेटेनस के लिए **मेग. फॉस** एक उत्तम औषधि है।
- अनेक प्रकार के शोथ जिसमें रोगी का चेहरा पीला दिखाई देता है, पेशाब करते समय मूत्र नली में दर्द होता है **ब्लैटा अमेरिकाना 6** तीन-चार बार दें।
- गुस्से से आँखों का काला हो जाना और चूहे आदि के काटने पर **लेडम पाल 30** तीन बार दें।
- गले की खराश **बेरायटा कार्ब** या **सोरिनम** 1 एम दें।
- ग्रन्थियों का बढ़ जाना **स्क्रोफुलेरिया नोडोसा 1 एक्स** दिन में तीन बार दें।
- श्लेष्मिक झिल्ली का सूखापन, जीभ, गलग्रन्थि व श्वासग्रन्थि के सूखेपन के कारण खाँसी और उसमें सूखापन बढ़ जाये **स्पोंजिया टोस्टा 6** तीन बार दें।
- लू लगना **ग्लोनाइन 10 एम** दें।
- लू लगने के पुराने दुष्परिणाम, मष्तिष्क की थकावट, बाँझपन **नेट्रम कार्ब 200** दो बार दें।

शिशु एवं बाल रोग

- बच्चे का रात में डरना व अनिद्रा **काली ब्रोम 6** तीन बार दें।
- बच्चा दिन में खूब हँसता-खेलता है परन्तु रात में रोने-चिल्लाने लगता है **साइप्रिपिडियम 6** चार बार दें।
- बच्चा पूरे दिन आराम से खेलता है लेकिन रात भर रोता है व बेचैन रहता है **जालापा 6** दिन में तीन बार दें।
- बच्चों का दस्त, भूख ना लगना, गुदा में खुजली के साथ बच्चों के पेट में कीड़े, **नेट्रम फॉस 12** एक्स तीन बार दें।
- बच्चों का चिड़चिड़ा होना, दाँत आने पर दस्त आना **केमोमिला 30** दिन में तीन बार दें।
- बच्चों के पेट में कीड़े और कीड़ों के कारण सिर दर्द **सेबेडीला 3** तीन बार।
- बच्चों के दाँत निकलते समय दस्त, मल का रंग हरा, उसमें सड़े अण्डे की तरह बदबू **केमोमिला 6** चार बार दें।
- बच्चों के दाँत निकलते समय में दस्त, मल हरा, मल त्यागते समय फड़फड़ शब्द होता है, पेट फूला हुआ रहता है **कल्केरिया फॉस-30** तीन समय दें।

- बच्चों में सोते ही मूत्र त्याग या क्षय के रोगी में पुराना मलेरिया **सिपीया 30** दो बार दें।
- बच्चों की रात में नाक बन्द हो जाती है। बच्चा उठकर बैठ जाता है, चिल्लाने के साथ-साथ खांसते-खांसते बच्चे का दम घुटने लगता है। साँस के साथ सांय सांय की आवाज आती हो तब **सैम्बुकस-6** चार-चार घण्टे से दें।
- बच्चों की छोटी माता में **क्लौरेलम हाइड्रेटम 30** तीन बार दें।
- बच्चों की छोटी-छोटी फुंसियों में **सिकूटा बी 200** को दिन में एक समय दें।
- बच्चों की गर्मी की घमोरियों में **सोरसापेरिल्ला 3** दिन में तीन बार दें।
- बच्चों का मल, कै विसर्जन के बाद सो जाना और कमजोरी होने पर **इथुजा 30** तीन बार दें।
- बच्चों का बिस्तर पर पेशाब कर देना **वोयला ओडोरेटा 3** तीन बार दें।
- बच्चों का हकलाना में **बोबिस्टा 30** तीन बार देने से फायदा होता है।
- बच्चों का शाम में डर जाना **काली ब्रोम 3 एक्स** तीन बार दें।
- बच्चों का सुखण्डी रोग, दूध न पीना, कमजोरी के साथ माथा व हाथ-पैर गरम रहना, रात में हरारत व बेचैनी **ओलियम जेकारिस 3 एक्स** चार बार दें।
- बच्चों के यकृत व पित्ती के रोग में **केल्के आर्स 3 एक्स** तीन बार दें।
- बच्चों के मुँह के छाले या घाव में **युपेटोरियम ऐरोमैटिक क्यू** की 20 बूँद 1 ओन्स गिलेसिरीन में मिलाकर लगायें साथ में इसकी 6 शक्ति की दवा खिलायें जल्दी आराम मिल जाता है।
- बच्चों के मुँह में घाव हो जाने और अधिक लार गिरने पर **एसिड सल्फ 6** एक उपयोगी दवा है।
- बच्चों के पेट में कीड़े, सिर दर्द, कान से स्राव, बहरापन जिसके साथ दर्द जो कि आँखों तक जाता है। उदास बच्चों में असंयत मूत्रता **वायोला ओडोरेटा 3** तीन बार दें।
- बच्चों के दमा रोग में **नेट सल्फ, आर्सनिक** आदि दवाइयाँ जब काम न करें तो **मोरगन 200** का प्रयोग लाभदायक सिद्ध होता है।
- बच्चों के दाँत निकलते समय अगर हैजा हो जाये तब **क्रियाजोट 30** देना चाहिए।
- बच्चों के दस्त में दुर्गन्ध के साथ पेट में ऐंठन व दर्द और सदैव रोते रहना **जैलापा 6** तीन घण्टे के अन्तर से दें।
- बच्चों के टंकार रोग में जब सवेरे से शाम तक गुड़ गुड़ शब्द और दर्द व चिड़चिड़ापन रहने पर **नैफेलियम 6** को चार-चार घण्टे के अन्तर से देने से आराम आता है।

- बच्चों के अतिसार में मल का रंग हरा, मल द्वार छिल जाने पर **मर्क डलसिस 6** तीन-चार बार दें।
- बच्चों के अतिसार में हरे रंग का मल निकलता रहे और दूध पीने से बच्चे में दस्त या दूध पीने से दस्त में वृद्धि हो तब **सिपिया-30** दिन में दो बार दें।
- बच्चों में दूध से एलर्जी, अनपचा दूध निकल जाता है, बच्चों में दाँत आने पर अनेक रोग में **मेग कार्ब 200** एक बार, आवश्यकता होने पर दोहरायें।
- बच्चों में सूखा, नजला, नथुनों में सूजन या फेफड़ों में जल संचय **सेम्बुकस नाइग्रा 6** तीन बार दें।
- बच्चों में सूखा रोग **थेरिडीयोन 30** तीन बार दें।
- बच्चों में पेट में हमेशा ही दर्द रहता है साथ में अतिसार रहने पर **सेवाडिला 3** चार बार दें।
- बच्चे के पैदा होते ही पेशाब बन्द हो जाती है **ऐकोनाइट नेपेल्स 6** दो-तीन बार दें।
- बच्चे प्रथम निद्रा में पेशाब कर देते हैं। उनकी निद्रा इतनी गहरी होती है कि उन्हें उठाया नहीं जा सकता। पेशाब का दाग बिस्तर पर पड़ जाता है और उससे तीव्र गंध आती है **क्रियोसोटम-30** तीन बार दें।
- बच्चे रात में रोजाना बिस्तर पर पेशाब कर देते हैं। रात के सिवाय दिन में भी चलते-फिरते पेशाब कर देते है **फेरम मेटालिकम 30** तीन बार दें।
- बच्चे जो कि दूध नहीं पचा सकते हैं **मेगनीशिया म्यूर 30** तीन बार दें।
- बच्चा अपना मसूड़ा अपने दाँत से काटता है और जो कुछ भी सामने पाता है उसे भी काटता रहता है **फाइटोलक्का डेकेन्ड्रा 2 एक्स** चार बार दें।
- बच्चे जब दर्द के कारण अपनी इन्द्रिय को हाथ से खींचते हैं तब उन्हें **कैन्थिरिस 6** देना चाहिए।
- कार्निया के घाव खासकर बच्चों में **ट्यूबरकुलिनम** उच्च शक्ति का प्रयोग करें।
- माता पिता से आये उपदंश रोग, इसमें बच्चा पैदा होने के बाद ही शरीर में घाव होना आरम्भ हो जाता है **इथिओप्स ऐण्टिमनैलिस 3 एक्स** तीन बार दें।
- शिशु के जन्म लेते ही पीलिया, कुपोषण से ग्रस्त बच्चों में दस्त जो कि दाँत आने पर आये **थाइरोडिनम 200** प्रतिदिन एक खुराक।
- शिशु बहुत चिड़चिड़ा ऐसा कि उसकी तरफ ताकने या स्पर्श करने से अत्यन्त क्रोधित हो जाता है, वह गोदी लेने और टहलने-फिरने से भी शान्त नहीं होता तब **एन्टिमोनियम क्रुडम 30** दिन में तीन बार दें।
- शिशु को दस्त अजीर्ण फीका मल या पीला। पेट में किसी प्रकार की तकलीफ न होना। मल त्यागते समय बहुत सी हवा निकलना **चायना 6** को जल्दी-जल्दी

प्रयोग में लें।

- शिशु के मस्तिष्क में जल संचय होने पर शिशु अपने मस्तिष्क को तकिये के ऊपर इधर-उधर करता है और खड़ा रहता है और चिल्लाता रहता है या अज्ञान अवस्था में पड़ा रहता है, बोध शक्ति की हीनता देखी जाती है **हैलोनियस डायोइका 30** तीन समय दें।
- शिशुओं की क्रुप खाँसी में खाँसी सूखी के साथ-साथ गले में सांय-सांय की आवाज या कुत्ते के खांसने की तरह, खांसते समय शिशु गले को पकड़ कर दबाए रखता है **आयोडियम 30** तीन बार दें।
- शिशुओं के निमोनिये में छाती बलगम से भरी रहती है, जल्दी-जल्दी व सांय सांय आवाज के साथ श्वांस व प्रश्वास आता है, चेहरा फीका व शरीर नीला पड़ जाता है। ऐसी अवस्था में **इपिकाक 6** का दो घण्टे के अन्तर से प्रयोग करें।
- शिशुओं में भय या खुशी के कारण कन्वल्शन या आक्षेप होने पर **हाइओसायेमस 30** को चार-चार घण्टे से दें।
- शिशुओं में पेट दर्द जिसके साथ अधिक बेचैनी, रोने के साथ दस्त हो जाना वह रातभर रोता रहता है **जैलापा 6** चार-चार घण्टे से दें।
- दाँत निकलते समय शिशु को मृगी रोग (Convlsion) में **आर्टिमिसिया वलगेरिस-12** दिन में तीन समय दें।
- दूध पीने के दोष से बच्चों को अजीर्ण के दस्त हो जायें और साथ में पेट दर्द **मेग्नेशिया म्यूर 6** तीन घण्टे के अन्तर से दें।
- चर्म पीड़ित बच्चों को गर्मियों के दिनों में अधिकतर हैजा हो जाता है, उनको **सोराइनम की उच्च शक्ति** ही एक मात्रा में दवा दें।
- चेहरे का स्नायुशूल, बच्चों में अनिद्रा, जिद्दी, हिचकी **जिंकम वेलेरियाना 2 एक्स** तीन बार दें।
- नवजात शिशु की सूखी खाँसी **सेम्बुक्स 6** तीन बार दें।
- नवजात शिशु की आँख आने पर **अर्जेन्टम निट 30** दो बार देनी चाहिए।
- नवजात शिशु में रोने की आदत **सिफलीनम उच्च शक्ति** केवल एक मात्रा।
- नवजात शिशु में दस्त, मल पूरी शक्ति लगाने पर बाहर निकलता है **ग्रेटी ओला 3** तीन बार दें।
- नवजात शिशुओं में नीलापन, हृदय का अस्थमा, सूका रोग से पीड़ित बच्चे में पोषण बढ़ाने के लिए **लेसिथिन 3 एक्स** तीन बार दें।
- नवजात और शिशुओं में नींद नहीं आने पर **साइप्रीपीडियम 6** दिन में और रात में दें।
- अम्लता, भूख ना लगना, गुदा में खुजली के साथ बच्चों के पेट में कीड़े हों तब

नेट्रम फॉस 12 एक्स तीन बार दें।

- टी.बी. के कारण सिकुड़न, अंगों की बच्चों में **ओलियम जेकोरिस असेली** बाहरी प्रयोग के लिए काम में लायें।
- अगर बच्चा अपने नाखून दाँतों से बराबर काटता रहता है तब **ऐरम ट्राईफाइलम 30** की तीन खुराक 4 घण्टे के अन्तर से देने पर यह आदत छूट जाती है।
- अगर बच्चे की भूख बढ़ गई हो और वह बराबर खाना खाने के लिए मांगता रहात है तब **ग्रेनेटम 6** की तीन खुराक चार-चार घण्टे के अन्तर से देने से रोग ठीक हो जाता है।
- गोल कृमि व लम्बी कृमि बच्चों के पेट में, रात्रि में खाँसी व मूत्र स्वतः निकल आना **सेन्टोनाइन 3 एक्स** तीन बार दें।

प्रतिरोधक

क्षय–**ट्यूबरकुलिनम** या **बेसीलीनम** या **ड्रोसेरा** दें।

जल से भय–**आर्स एल्ब** या **बेलाडोना** या **केन्थेरिस** या **हायोसाइमस** या **स्ट्रामोनियम** प्रयोग करें।

गुहेरी–**सल्फर 10 एम**

कान का दर्द, दाँत का दर्द–**एकोनाइट क्यू,** गरम पानी के साथ दें।

कनफेड–**पेरोटिडीनम 200**

डीपथीरिया–**एपिस मेल, डीपथीरिनम, मर्क साइनाइड**

नकसीर का रक्त तुरन्त बंद करने के लिए–**एड्रीनलिन 1** पानी के साथ दें।

गले की खराश–**बेरायटा कार्ब** या **सोरिनम 1 एम**

क्रूप खाँसी–**ड्रोसेरा** या **पर्टुसिन** या **वेक्सीनम**

क्रूप खाँसी–**फॉस्फोरस 10 एम**

हुपिंग खाँसी–**पर्टुसिन 200** एक खुराक दें।

फेफड़ों की बीमारी–**कूप्रम मेट 200** या **ओपियम 200** या **साइलीशिया 200** तीन बार दें।

खूनशुदा बवासीर के लिए–**एस्कुलस मल्हम** प्रयोग करें।

अंधी आँत का शोथ–**सोरिनम 1 एम**

अतिसार–**जेल्सीमियम 10 एम** या **अर्जेन्टम नाइट 10 एम**

भय व उतेजना के कारण गर्भपात–**एकोनाइट 30** तीन बार दें।

प्रसूति ज्वर के दौरान ऐंठन को रोकता है जो गर्भावस्था के तुरन्त बाद होती है – **एमाइल नाइट्रेट**

प्रसूता के जननांगों की खुजली को खत्म करता है–**आर्निका मोन्टना 200** दो

बार दें।

सातवें महीने में होने वाले गर्भपात को रोकती है–**सीपिया उच्च शक्ति।**

दूसरे महीने के गर्भपात की प्रवृत्ति को रोकती है–**काली कार्ब 30**

तीसरे महीने के गर्भपात की प्रवृत्ति को रोकती है–**सेबिना 30**

नारबेल के चिपकने को रोकता है–**हाइड्रोस्टिस 6**

नारवेल के अपनी जगह से हटने को रोकती है–**एरिजीरोन।**

गर्भाशय की स्थान च्युति के कारण होने वाला गर्भपात–**वाइर्बनम प्रुनिफोलियम**

गर्भपात कमजोरी के कारण–**एलेट्रीस** या **कॉलोफाइलम** या **चाइना** या **हेलोनियस** या **सिकेल कोर।**

गर्भपात की प्रवृत्ति–**काली कार्ब** या **सेबीना** या **सीपिया तीनों 1 एम** में दें।

गर्भपात की प्रवृत्ति को रोकती है खासकर दूसरे व तीसरे महीने में **एपिस मेल उच्च शक्ति** में दें।

स्तनों का चटखना, गुदा का चटखना व उसमें खुजली **वालसम वेरू।**

चोट, कुचल जाना, मांसपेशियों का वात दर्द, जिसका कारण ठण्डा व नम मौसम हो **अर्निका दें।**

एड़ियाँ फटना–**सल्फर 10 एम** या **ट्यूब्रकुलिनम 10 एम** दें।

खसरा में–**मोरविलिनम 1 एम**

बदबूदार घाव–**कार्बोलिक एसिड क्यू की** 20 से 30 बूँदें 4 औंस पानी के साथ लगायें।

हर्पिज–**हीपर सल्फ 10 एम**

साधारण खुजली, जल जाना, कमजोर मसूड़े में घाव, खूनशुदा बवासीर के लिए **एलूमेन 6** दें।

उद्भेद–**ग्रेफाइटिस 10 एम।**

दाद, सोरायसीस, कान के पीछे एग्जिमा **एसिड क्रायोसैफेनिक क्यू** 4 से 8 बूँदें 30 एम एल पानी में दें।

फोड़े व फुंसी के लिए–**गनपाउडर** उपयुक्त दवा है।

अंगुलबेड़ा में–**साइलीशिया उच्च शक्ति** में दें।

लू–**इन्लूएंजीन एच 200** 3 से 8 घण्टे के बीच के अन्तर से दें।

इन्फ्लूऐंजा–**बेरटिशिया** या **आर्स एल्ब** या **ब्रायोनिया** या **रस टोक्स** का प्रयोग करें।

हे ज्वर–**आर्स एल्ब** या **सोरिनम** का प्रयोग करें।

पीत ज्वर–क्रोटेलस एच दें।

पीत ज्वर व मलेरिया–सीमिसीयूगा 1 एम

स्कारलेट ज्वर—**वेलाडोना।**

आन्त्रिक ज्वर—**स्कारलेटीना** या **वेलाडोना,** दोनों को **1 एम** दें

आन्त्रिक ज्वर—**आर्स एल्ब** या **चायना सल्फ** या **सल्फर** का प्रयोग करें।

एपिथेलियोमा—**आर्स एल्ब** का बाहरी प्रयोग करें।

खसरा—**एकोनाइट** या **आर्स एल्ब** या **पल्साटिला** का प्रयोग करें।

कॉलेरा—**आर्स एल्ब** या **केम्फोर** या **कूप्रम मेट** या **वेरेट्रम एल्ब।**

मवाद का संक्रमण—**आर्निका माउन्ट** या **गनपाउडर।**

गिरने, चोट लगने पर—**बेलिस पेरेनिस।**

हैजा—**कालेराटोक्सीन, केम्फर 200 या लेकेसीस 200 या सल्फर 200** दें।

पोलिमाईलाइटिस—**लेथाइरस या कार्बोलिक एसिड या आर्सनिक एल्बम 10 एम फाइसोस्टिग्मा 200** दें।

डिप्थीरिया—**डीप्थीरिनम 10 एम**

छोटी माता—**मेलेण्ड्रीनम 10 एम** तीन खुराक सप्ताह में या **वेरियोलिनम 200, 1 एम या 10 एम** दें।

टिटनस—**हाइपेरिकम** या **मेग फॉस** या **लीडम पाल** दें।

टिटनस—**लेडमपाल** या **थूजा** या **आर्निका** तीनों का **10 एम** की शक्ति में प्रयोग करें।

सिर दर्द के साथ और हमेशा अपनी बीमारी के बारे में सोचना तब **रोबिनिया 30** तीन बार दें।

लू लगना—**ग्लोनाइन 10 एम दें।**

वेरियोलाइनम खसरे रोग का प्रतिरोधक और आरोग्यकारक है। खसरे के प्रकोप के समय इसकी **200** शक्ति देने से प्रतिरोधक का काम करती है और रोग हो जाने पर भी प्रयोग में लाने पर आरोग्य करती है। **वैक्सीनाइनम** खसरे रोग की प्रतिरोधक है। प्रकोप के समय इसकी **30** शक्ति एक समय प्रतिदिन खाने पर या **200** शक्ति हफ्ते में एक बार लेने से रोग नहीं होता।

पेट्रोलियम सीसा विष की प्रतिरोधक औषधि है।

भाग-3

औषधि के गुण एवं सम्बन्ध

मानसिक व्याधियाँ

- यदि कोई मनुष्य बिना कारण हर समय अपने बच्चों को मारने-पीटने का यत्न और इच्छा करे तो **चैलेडोनियम** देते रहें।
- यदि कोई पुरुष स्त्रियों से घृणा करता हो तो उसको **पल्साटीला, लैकेसिस** और **डायोसकोरिया** लक्षणानुसार देकर स्त्रियों से घृणा दूर की जा सकती है परन्तु यदि स्त्री पुरुषों से घृणा करे तो उसको **रैफेनस** दें।
- यदि कोई रोगी आपके पास आने पर तुरन्त ही कुर्सी पर बैठ जाये चाहे आप उसको बैठने को न भी कहें अर्थात खड़ा होना उसके लिए कठिन हो तो उसको **सल्फर** का प्रयोग कुछ समय तक करें।
- यदि मनुष्य दूसरों को मराने के बारे में सोचे और बातें **करे** तो उसको **केल्केरिया कार्ब** देने से उसके विचार बदल जाते हैं।
- यदि मनुष्य आत्म हत्या की बातें और आत्म हत्या का यत्न करे तो उसको **आरेम मैट** का प्रयोग कुछ समय तक करायें।
- यदि मिर्गी का दौरा सिर्फ रात को ही पड़े तो **बूफों** सफल दवा है।
- यदि प्रेम में असफलता से कष्ट और रोग बढ़ जाये तो **इग्नेशिया** और **एसिड फास** उपयुक्त दवायें हैं।
- यदि रोगी बहुत भावुक हो तो **कॉफिया क्रूडा** या **पल्साटिला** या **कैमोमिला** या **चायना** या **इग्नेशिया** या **वैलेरियाना** देने से लाभ होता है।
- यदि रोगी का कष्ट गर्म सेंकने और गर्म वस्तु के प्रयोग से कम हो जाता है तब **आर्सेनिक एल्ब, मैगनिया फास** और **कैप्सिकम** लक्षण अनुसार प्रयोग करने से कष्ट दूर हो जाता है।
- यदि रोगी हर समय चिड़चिड़ा, बुरे स्वभाव का रहे, दूसरे के साथ बिना कारण लड़ने, क्रोध करने लग जाये तो **एकलीफा इण्डिका** उपयुक्त दवा है।
- यदि रोगी पानी से डरे तो उसको **हाईड्रोफोबियम** दें।
- यदि रोगी जलन का अनुभव करे और **आर्सनिक** से लाभ न मिले तो **क्रियोजोट**

लाभ देती है।

- यदि स्त्री को दूसरों की उपस्थिति में **हिस्टीरिया** का दौरा पड़ जाये परन्तु अकेला रहने पर दौरा न पड़े तो **टेरेन्टूला** सफल दवा है।
- यदि दाँत का दर्द मुँह में ठन्डा पानी रखने से दूर हो जाये तो रोगी को **काफिया क्रुडा** देने से दाँत दर्द को तुरन्त आराम आ जाता है।
- यदि व्यापार में हानि या धन का नाश से कष्ट और रोग पैदा हो जायें तो **स्टेफिसेग्रीया** उचित दवा है।
- यदि नींद में मूत्र निकल जाये और सोते-सोते नींद में ही मूत्र करता रहे, जागने पर कपड़ा भीगा हुआ हो अर्थात नींद में ही पेशाब निकल जाता हो तो **क्रियाजोट** देने से लाभ होता है।
- घमंडी अपने आपको दूसरों से बड़ा और बुद्धिमान समझे और दूसरों को नीच या बेवकूफ समझने वालों को **पलाटीना** दें।
- घूमरी (चक्कर) किसी भी अवस्था में चक्कर आये तब **क्रोनियम** दें।
- खालीपन का एहसास दुर्बलता के कारण सिर, पेट, छाती, मैदा इत्यादि में खालीपन का एहसास होना **कोकुलस** का विशेष लक्षण है।
- **इथूजा** के आक्षेप (convulsion) में फिट के समय रोगी की आँख की पुतली ऊपर या बगल की तरफ नहीं जा कर नीचे की तरफ उतर आती है।
- बहम कि उसके पेट में कोई जीव है **थूजा** दें।
- बहुत अधिक और व्यर्थ की बात करें **स्ट्रामोनियम** का प्रयोग करें।
- बार-बार गुस्सा होना, आँसुओं के साथ हँसी आना—**क्रूकस सेटाइवा 30** दिन में दो बार दें।
- बुढ़ापे में एकदम स्मरणशक्ति के लोप हो जाने या चेचक आदि रोगों के कारण स्मरणशक्ति दुर्बल हो जाने पर **ऐनार्कार्डियम** एक उत्कृष्ट दवा है।
- **बैपटिसिया** के रोगी को बिस्तर कठोर लगता है जिसके कारण उसे शरीर में दर्द होता है। **फाइटोलक्का** के रोगी को सम्पूर्ण शरीर में जख्म का दर्द होता है और वह कष्ट के साथ भी गुनगुनाता रहता है और करवटें बदलता रहता है। रस टोक्स के रोगी की माँसपेशियों में दर्द होता है और वह बार-बार करवटें बदलता रहता है जिससे उसे आराम मिलता है। **रूटा** का रोगी जिस करवट लेटता है उसे उसी पार्श्व में अत्यन्त दर्द मालूम होता है।
- **बेलेडोना** और **ग्लोनइन** में सिर रक्ताधिक्य व धकधकाने के साथ सिर पीड़ा होती है परन्तु **ग्लोनइन** में सिर में अधिक रक्त होने के कारण **बैलेडोना** में तेज व अचानक दर्द होता है और शीघ्र आरम्भ भी होता है। **बेलाडोना** में सिर को पीछे ले जाने से आराम मिलता है पर सिर पर बँधा कपड़ा उतारने से तकलीफ

बढ़ती है, **बेलेडोना** का रोगी ठण्ड बर्दास्त नहीं कर सकता और **ग्लोनइन** के रोगी को ठण्ड से आराम मिलता है। **बेलोडोना** के रोगी को लेटने से तकलीफ बढ़ती है। **ग्लोनइन** के रोगी को लेटने से पहले आराम मिलता है फिर तकलीफ बढ़ जाती है।

- कमर दर्द में बैठे रहने से वृद्धि, परन्तु चलने-फिरने से आराम होता है। ये लक्षण **रसटोक्स** में पाए जाते हैं पर **जिंकम मेट** में चलने-फिरने से आराम नहीं मिलता। **पल्साटीला** में भी चलने-फिरने से आराम मिलता है, परन्तु इसमें ऋतु की गड़बड़ी देखी जाती है।
- क्रोध के बुरे प्रभाव से पैदा होने वाले कष्टों के लिए **कैमोमिला, स्टेफिसग्रेरिया** और **कालोसिन्थ** का लक्षण अनुसार प्रयोग करें।
- क्रन्दन अधिक करने वाली स्त्रियों के पुराने रोगों में **पल्साटीला** की अपेक्षा **साइलीशिया** अच्छा काम करती है।
- मृगी के दौरे के समय **एबिसिन्थमय क्यू** की एक बूँद जीभ पर डालने से होश आ जाता है।
- मृगी रोग में **ऐसिड हाइड्रो** अमृत तुल्य दवा है।
- मस्तिष्क या मेरूदण्ड के झटके से आहत होने पर **आर्निका** का प्रयोग सही सिद्ध होता है।
- मस्तिष्क की सिकुड़न के कारण ऐंठन, प्रसूति की ऐंठन जो कि गर्भाधान के बाद भी निरन्तर चालू रहे **साइक्यूटा वाइरोसा 30** दें।
- मस्तिष्क के जल संचय के साथ अगर माथे की हड्डी सुन्न हो जाये तब **ऐपिस** न देकर **एपोसाइनम** से अधिक लाभ होता है।
- मस्तिष्क और मेरुदण्ड की अवसाद जनित दुर्बलता में एसिड पिक्ररिक श्रेष्ठ दवा है।
- मानसिक काम करने वालों के लिए **एसिड फॉस** बहुत सफल और अच्छी दवा है।
- मानसिक क्लांति किसी भी कारण से हो, खासकर ज्यादा मानसिक परिश्रम करने के कारण, दिमाग के थक जाने और सुन्न हो जाने पर रोगी कोई भी दिमागी काम करना नहीं चाहता और चाह कर भी कर नहीं सकता। सोचने की शक्ति और स्मरण शक्ति बिल्कुल कमजोर हो जाती है। रोगी हमेशा उदास रहता है। इन सब लक्षणों में और क्रमशः मानसिक तथा स्नायविक क्लांति के बाद मिरगी होने परे **ब्रेन 3 एक्स** के प्रयोग से मिरगी दूर हो जाती है।
- मानसिक परिश्रम से यदि खाँसी बढ़ जाये तो **नक्स वोमिका** और **काली फॉस** का प्रयोग सफल रहता है।
- मानसिक आवेग और अचानक दुर्बलता के कारण स्नायविक दर्द में कैस्टरियम

फायदा करती है।

- मेरुदण्ड की आघातजनित टंकार हो जाने पर अगर **आर्निका** से लाभ न हो तो सिक्युटा वाइरोसा लाभदायक होता है।
- मेलिललेलोस दवा में सिर में खून की अधिकता होने से सिर भारी मालूम होता है जिसके कारण चेहरा चमकीला मालूम होता है परन्तु रोगी की नाक से खून निकल जाने से सिर दर्द में कमी आ जाती है।
- मूर्च्छा के लक्षण, निढाल हालत, शरीर बहुत जल्दी से निस्तेज हो जाता है, शरीर बैंगनी और बर्फ की तरह ठण्डा, टांग के पिछले भाग में ऐंठन, अगर ये लक्षण कोलरा, निमोनिया, टायफायड इत्यादि बीमारियों में मिलें, तब **वेराट्रम एल्बम** का प्रयोग फायदा देता है।
- बिना कारण पागलों की भांति जोर-जोर से हँसे, नाचे, गाये, बाद में रोने लग जाये तब **कैनाबिस इण्डिका** दें।
- मिरगी रोग में रोगी बेहोश होकर गिर जाता है, मुँह से फेन निकलते हैं। शरीर के बायीं ओर ऐंठन शुरू हो जाती है। ऐंठन से अंगुलियों की मुट्ठी बन्द हो जाती है। अक्सर अंगूठा मुट्ठी के अन्दर हो जाता है—**कुप्रम मेटालिकम 30** तीन बार दें (प्रति अमावस्या को यथा समय मृगी का दौरा आना कृप्रम मेट का स्वाभाविक लक्षण है)।
- मिरगी रोग जब रात के समय बढ़े तब **बुफो** दवा से अवश्य फायदा होता है।
- मिरगी के लिए **हाइड्रोसायनिक एसिड** एक अति उपयोगी औषधि है।
- हिस्टीरिया की बेहोशी में तथा बच्चों की अकड़न जनित मूर्च्छा में **कैम्फर क्यू** या **मस्कस क्यू** या **एमोनिया क्यू** सुँघाने से रोगी जल्दी होश में आ जाता है।
- हिस्टीरिया की स्त्री को यदि एकाएक बेहोशी आ जाये, स्त्री काफी समय या कई दिनों से बिल्कुल बेहोश पड़ी हो और किसी प्रकार भी होश में न आये तो **मोस्कस** सटीक दवा है।
- सिर दर्द के साथ दृष्टि कम होने पर कास्टिकम का प्रयोग करें और अगर सिर दर्द के साथ दृष्टि आने लगे तब **काली बाइक्रोम** लाभ करती है।
- सिर दर्द सिर्फ एक ओर होता है और ऐसा अनुभव होता है कि सुई या सलाई भोंक दी हो **कोफिया क्रुडा 30** तीन बार दें (अगर इसी प्रकार का दर्द हिस्टीरिया पीड़ित रोगी को हो तब, सिर चकराना, सिर को किसी एक तरफ घुमाने से, लेटने व करवट बदलने से सिर चकराता है, **कोनियम मेकूलेटम 30** तीन बार दें। स्त्रियों में जरायु या आवरी के प्रदाह के कारण इस प्रकार का सिर चकराना मिलता है।
- सिरदर्द, दर्द धीरे-धीरे शुरू होकर धीरे-धीरे बढ़ता है व तेज होने पर धीरे-धीरे

कम हो जाता है या बच्चों में गोल कृमि **स्टेनम 30** तीन बार दें।

- **सिना** और **कैमोमिला** के मानसिक लक्षण जैसे रोगी का अधिक चिड़चिड़ा जिद्दी होना, रोगी यह चीज व वह चीज मांगता रहता है और चीज फेंक देता है। शिशु गोदी में चढ़कर टहलना चाहता है किन्तु केमोमिला की तरह इससे **सिना** के रोगी को आराम नहीं मिलता।
- गिरने, चोट लगने पर **बेलिस पेरेनिस** का प्रयोग अधिक उपयोगी सिद्ध होता है।
- हर बात भूल जाय, दिमाग बहुत कमजोर, वहमी, उन्माद जैसी अवस्था में **एनार्काडियम** दें।
- हर समय दुःखी, ठण्डी आहें भरे, रोये, अकेला रहना पसन्द करे, दिलासा देने पर अधिक दुखी हो जाये तब **इग्नेशिया** दें।
- हाइड्रोकेफलस (दिमाग में जलसंचय) रोग में रोगी रात को भयानक वस्तुएँ देखता है। डर कर नींद से जाग पड़ता है और चिल्लाता है। ऐसी अवस्था में यदि **एपिस, हेलिवोरस, सल्फर** आदि से फायदा न हो तो **टूबरकुलिनम** प्रयोग में लानी चाहिए। पेट के कीड़ों में अगर **सिना** से फायदा न हो तो **सेन्टोनाइन** या **टुयूकेरियम** का प्रयोग करें।
- भयजनित व्याधि के लिए **ओपियम** एक प्रधान दवाई है। भय के कारण मिरगी होना, भय के कारण गर्भपात होना, भय आसानी से दूर नहीं होता और काफी समय तक बना रहता है।
- प्यासहीनता के साथ कै, जलन और बेचैनी होने पर **आर्सिनिक** के स्थान पर **इथुजा** अधिक लाभ करती है।
- पत्नी अपने पति को अपने घर में मारने की धमकी दे **नक्स वोमिका** दें।
- पुराने सिरदर्द में **बेलाडोना** और **नेट्रम म्यूर** की तुलना करनी चाहिए। **बेलाडोना** में रोगी का चेहरा चमकीला व्यक्त होता है। आँखें भी लाल होती हैं, परन्तु नेट्रम म्यूर में चेहरा फीका व सामान्य लाल होता है।
- **प्लेटिना** और **स्टेनम** का दर्द भी धीरे-धीरे बढ़ता है और धीरे-धीरे घटता है, किन्तु इसमें स्टेनम की तरह दुर्बलता नहीं देखी जाती है।
- शरीर के भीतरी भाग में कम्पन **सल्फूरिक एसिड** का एक विशेष लक्षण है। चर्म के नीचे रक्तस्राव होकर नीला धब्बा पड़ने पर **सल्फूरिक एसिड** दें। इससे सन्तोषनजक फल मिलता है।
- स्मरण-शक्ति कमजोर, सिर के पिछले भाग में दर्द, सुबह जीभ का सूखना, बदबूदार वायु जोर की आवाज के साथ निकलना, मसूड़ों में स्राव आदि के लक्षणों में **कालीफॉस** का प्रयोग होता है और फायदा भी मिलता है।

- सूई चुभने की तरह का दर्द, **काली कार्ब** का सर्वप्रधान लक्षण, लेकिन इसी प्रकार का दर्द **ब्राइयोनिया** में भी है, परन्तु अन्तर इतना है कि **ब्राइयोनिया** का दर्द प्रत्येक बार करवट लेने से होता है और रोगी जितना हिलता-डुलता है, उतना ही बढ़ता है। लेकिन **काली कार्ब** का रोगी चाहे स्थिर रहे या करवट ले, दर्द समभाव सा रहता है। **ब्राइयोनिया** का सूई चुभने वाला दर्द सिर्फ सिरस मेम्ब्रेन व झिल्लियों में होता है, लेकिन **काली कार्ब** का दर्द शरीर के सब स्थान में होता है।
- सन्यास (Apoplexy) में जब रोगी बेहोश पड़ा हो और **ओपियम** फेल हो जाये तब **एपिस मैल** का प्रयोग करें।
- स्नायविक रोगों में **एकोनाइट** को ऊँची शक्तियों में दें, क्योंकि निम्न शक्तियाँ लाभ नहीं करती हैं।
- **स्टैफिसेग्रिया** रोगी अपने व अन्य लोगों के काम को घृणा की दृष्टि से देखता है। बीती हुई बातों को दिल से लगा लेता है। मिली हुई वस्तु को घृणा के कारण फेंक देता है। अपमानित होने पर क्रोध और घृणा को जाहिर नहीं करता है और उसको दिल में दबाकर रखता है। ये मानसिक लक्षण कैमोमिला और **नक्स वोमिका** में भी पाए जाते हैं, इसलिए इनके अन्तर को ध्यान में रखकर ही दवा का प्रयोग करना चाहिए। बच्चों की बीमारी में कैमोमिला और बड़ों की बीमारी में **नक्सवोमिका** का प्रयोग करना चाहिए। जैसे हस्तमैथुन के कुफल में जहाँ **स्टेफिसेगिया** देनी चाहिए वहीं पर डाक्टर **एसिड फॉस** देते हैं। **स्टैफिसेगिया** के मानसिक लक्षण के साथ आँखों का धंसना, शुक्रपात के बाद कमर में दर्द, दुर्बलता, लिंग में दुर्बलता और ढीलापन आ जाता है।
- उन्माद में **इग्नेशिया 30** या ऊँची शक्तियाँ साधारणतया अधिक लाभ पहुँचाती हैं।
- दर्द दाहिनी छाती के निम्न भाग से शुरू होकर सीधा पीठ की तरफ जायें, तब **काली कार्ब** का प्रयोग महाउपकारी होता है। इस प्रकार का दर्द अचानक पैदा होता है, जिससे रोगी चीत्कार कर उठता है, लेकिन फिर दर्द अचानक चला जाता है।
- दुःख और सदमा से पैदा रोग, प्रेम के असफल होने के कारण पैदा रोग, सांसारिक कर्तव्यों से विमुख होने पर **फासफोरिक एसिड** दें।
- दुःख, चिन्ता के परिणाम स्वरूप पैदा कष्ट में **इग्नेशिया** अच्छी दवा है परन्तु इस कारण से यदि रोग बहुत पुराने हो चुके हों तो **लैकेसिस** देनी चाहिए।
- व्यापारियों को यदि व्यापार की चिन्ताओं के कारण नींद नहीं आये, शरीर में दुर्बलता और थकावट प्रतीत हो तो **ऐम्ब्रायेसिया** दें।

- वहम में मनुष्य अपने आपको शीशे (कांच) का बना समझे तब **थूजा** का प्रयोग करें।
- वहम कि उसकी उँगलियाँ और अँगूठे काट दिये गये हैं **मोस्कस**
- वहम कि उसकी जीभ लकड़ी की बनी है तब **एपिस मेल** दें।
- वहम कि उसकी आँखें बड़ी हो गई हैं **ओपियम एवं बैलाडोना** देने से फायदा होता है।
- वहम कि उसका अपना पति अपना नहीं है तब **एनाकार्डियम** दें।
- वहम कि उसके अण्डकोष सूज गये हैं तब **सेबेडिला** दें।
- वहम कि वह घोड़े की सवारी कर रहा है **केनाविंस इण्डिका** दें।
- वहम कि वह पतला है तब **थूजा** दें।
- वहम कि वह वायु से भी हल्का है **ओपियम, थूजा, लेकेसिस** आदि का लक्षण अनुसार प्रयोग करें।
- **फॉसफोरस** की जलन स्नायविक हो सकती है, **सिकेल कोर** की जलन में गर्मी को रोगी बर्दाश्त नहीं कर सकता है।
- फूलों को देखकर और उनकी खुशबू से कष्ट हो जाये और फूलों से घृणा हो तब **ग्रेफाईटिस** सफल दवा है।
- जो मनुष्य बहुत अधिक बातें करते रहते हों उनके लिए **हायोसायमस** बहुत सफल दवा है। इसे कुछ समय तक खिलाते रहना चाहिए।
- जो मनुष्य बच्चों से घृणा करता हो उसको **पल्साटीला** देते रहें इससे घृणा प्रेम में बदल जायेगी परन्तु यदि माँ या बाप को अपने ही बच्चों से घृणा हो तो उनको **लाईकोपोडियम** देते रहने से वे अपने बच्चों से प्रेम करने लग जायेंगे।
- जो मनुष्य विवाह न करना चाहता हो और शादी के नाम से ही उनको घृणा हो चुकी हो तो कुछ समय तक **लैकेसिस दें,** उनमें शादी कराने की इच्छा पैदा हो जायेगी और ऐसी अवस्था में **पिकरिक ऐसिड** और **पल्साटीला** भी सफल सिद्ध होती है।
- जो मनुष्य हर समय दूसरों की बुराई और कमजोरी की बातें करते रहते हों, उनको **कास्टीकम** दें यह आदत दूर हो जायेगी।
- जो हमेशा लेटे रहना चाहते हैं तथा चिड़चिड़े हो जाते हैं उनके लिए **एवेना-सेटाइवा** परम लाभदायक है।
- जो लोग बिना कारण हर समय हँसते रहते हैं तब **कैनाविस इण्डीका** दें उनकी यह आदत दूर हो जाती है।
- जलन, विशेषकर हथेलियों में होती है, रोगी हथेलियाँ ढक नहीं सकता **फॉसफोरस** का प्रयोग करें।

- नींद में हँसने की आदत के लिए **वोयोला ओडाराटा** सफल दवा है।
- अस्थिरता **रसटोक्स** का प्रधान लक्षण है, रोगी जितना छटपटाता है और इधर-उधर होता है उतना ही रोगी को आराम मिलता है। **एकोनाइट** और **आर्सेनिक** दवाओं में भी अत्यन्त अस्थिरता मिलती है, परन्तु **एकोनाइट** में अस्थिरता के साथ बहुत प्यास रहती है और इधर-उधर करने से रोगी को कुछ आराम नहीं मिलता। इसी प्रकार **आर्सेनिक** में भी अत्यन्त अस्थिरता पायी जाती है, जिसमें अस्थिरता के साथ अधिक प्यास रहती है। परन्तु रोगी थोड़ा-थोड़ा पानी पीता है। उसे अधिक कमजोरी मालूम होती है। इधर-उधर करने से कुछ आराम नहीं मिलता है। जीभ लाल व सूखी, जीभ के अग्रभाग पर त्रिभुजाकार चिन्ह बनने पर **रसटोक्स** का प्रयोग करें। ये लक्षण अगर किसी बीमारी में पाए जायें तब **रसटोक्स** एकमात्र दवा है रोग ठीक करने की।
- अति चिड़चिड़े स्वभाव के रोगी के रोगों में **कैमोमिला** एक उत्तम दवा है।
- आत्महत्या के विचार आयें परन्तु आत्महत्या का साहस न कर सके तब **नक्स वामिका** या **चायना** दें आत्महत्या के विचार आने बन्द हो जायेंगे।
- आलू खाने की बहुत इच्छा होने पर **ओलियम एनीमेलिस** दवा दें परन्तु जब कच्चे आलू खाने की इच्छा रहे तब **केल्केरिया कार्ब** दें। यदि रोगी को आलुओं से घृणा हो तब **थूजा** दवा दें।
- अचेतन अवस्था में साँस के साथ खड़खड़ की आवाज, चेहरा लाल, फूला-फूला, आँखें लाल व अधखुली, गरम पसीना, रोगी बिल्कुल बेहोश रहता है और किसी तरह से जगाया नहीं जा सकता। ये लक्षण अगर किसी भी बीमारी में पाए जायें, तब **ओपियम** दवा का प्रयोग करना चाहिए।
- अस्थिरता की दवायें हैं--**एकोनाइट, आर्सेनिक** और **केमोमिला** परन्तु प्रत्येक दवा के लक्षण अलग-अलग हैं। **ऐकोनाइट** में डर व घबराहट रहती है। **आर्सेनिक** में निस्तेजता के साथ डर, घबराहट और **केमोमिला** में गुस्से के साथ अस्थिरता होती है।
- अगर थोड़े से भी शब्द कहने से मरीज बुरा मानता है तो **नक्स वोमिका** के लक्षण होते हैं।
- गर्भ न होने पर भी स्त्री को गर्भ होने का वहम हो तब **सेवेडिला** या **थूजा** दें।
- रास्ता चलते समय ऊँचे मकान देख कर चक्कर आये, ऐसा अनुभव हो कि मकान का कोना आगे बढ़ा है इससे चोट लग जायेगी तब **आर्जेन्टम नाइट्रिकम** देनी चाहिए।
- **लेक कैनाइन** का दर्द स्थान बदलता रहता है। **पल्साटीला** में भी दर्द स्थान

बदलता रहता है, परन्तु अन्तर इतना है कि **लेक कैन** का दर्द एक बार दाहिनी ओर से बायीं ओर और बायीं ओर से फिर दाहिनी ओर जाता है। इस प्रकार का स्थान परिवर्तन घण्टे-घण्टे में या एक दिन के अन्तर से होता है, **मैंगानम-एसेटिकम** का दर्द क्रॉसवाइज स्थान परिवर्तन करता है।

मेरुदण्ड व स्नायु मण्डल की समस्याएँ

- एड़ी का पुराना दर्द **वेलेरियाना** से अच्छा हो जाता है।
- ऐंठन युक्त दर्दों में **साईकोटा वाईरोसा** बहुत सफल दवा है।
- यदि शियाटिका के रोगी को कब्ज हो तो **रस टॉक्स** लाभ नहीं देती है।
- यदि प्रत्येक बार चाय पीने के पश्चात दाँतों में दर्द हो जाये तो **थूजा** दें।
- यदि चाय पीने से स्नायु रोग और कष्ट पैदा हो जायें तो **काफिया क्रुडा** सफल दवा है।
- यदि गठिया और बवासीर बारी-बारी होते हों तो **एब्रोटेनम** दें।
- कमर के दर्द में अगर **रस टॉक्स** से फायदा नहीं हो तो **कैल्केरिया फ्लोर** देनी चाहिए।
- कमर में दर्द जो कठोर स्थान पर लेटने से कम हो जाये तो **नैट्रम म्यूर** देने से दूर हो जाता है।
- कोलिक दर्द जिसमें रोगी को पैर सिकोड़ने से आराम मिलता है तब **कोलोसिन्थ** सदैव लाभदायक होती है।
- मस्तिष्क और मेरुदण्ड के अवसाद जनित दुर्बलता में **एसिड पिक्ररिक** श्रेष्ठ दवा है।
- मुखमण्डल के स्नायुवात में **केलमिया** और **स्पाईजिलिया** उत्तम दवायें हैं, परन्तु **केलमिया** दाहिनी तरफ के और **स्पाईजिलिया** बायीं ओर के स्नायविक दर्द में दी जाती है। **केलमिया** के निइरैलजिक दर्द के साथ दुर्बलता रहती है और सुन्न भाव मालूम होता है। दर्द सुबह से आरम्भ होकर दोपहर में बढ़ जाता है और शाम को कम हो जाता है। **स्पाईजिलिया में केलमिया** की तरह आँख घुमाने पर दर्द में वृद्धि होती है, लेकिन **केलमिया** में विशेषता यह है कि आँख में अकड़न रहती है। **स्पाईजिलिया** में ऐसा प्रतीत होता है कि उसकी आँख का गोला बड़ा हो गया है।
- मुखमण्डल पर स्नायुशूल या उदरशूल में दर्द धीरे-धीरे बढ़ कर धीरे-धीरे कम होता है। दर्द दबाव पड़ने पर कम होता है। दबाने से दर्द कम होता है अर्थात पेट के ऊपर किसी प्रकार का दबाव पड़ने से दर्द कम नहीं होता है। ये लक्षण **स्टेनम** और **कोलोसिंथ** में पाए जाते हैं। नई बीमारी में पहले **कोलोसिंथ** देना चाहिए, परन्तु फायदा न होने पर **स्टेनम** का प्रयोग करना चाहिए।

- मेरुदण्ड के भीतर की मज्जा के क्षय के कारण लकवा होने पर **कोडयूरेगों** अधिक लाभ करती है।
- मेरुदण्ड में आघातजनित टंकार हो जाने पर अगर **आर्निका** से लाभ न हो तो **सिक्युटा वाइरोसा** लाभदायक होती है।
- शियाटिका के दर्द में यदि दर्द और सुन्नपन बारी-बारी से प्रतीत हो तो **नेफाईलम** अनुभूत दवा है।
- शियाटिका रोग में दर्द व सुन्नपन बारी-बारी से आती है तब **नेफाईलम** दवा का प्रयोग करना चाहिए।
- शियाटिका रोग गर्मी के मौसम में हो जाये और सर्दी के मौसम में रोग शान्त हो जाये तब **स्टैफिसेगेरिया** दवा का प्रयोग करें।
- मिरगी के दौरे के समय **एचिसिन्थयम क्यू** की एक बूँद जीभ पर डालने से होश आ जाता है।
- पढ़ने वाली लड़कियों के सिरदर्द के लिए **केल्केरिया फॉस** और **नैट्रम म्यूर** दें लेकिन उन विद्यार्थियों के सिर दर्द के लिए जिनका कद बहुत तेजी से बढ़ रहा हो और मानसिक काम करने पर सिर दर्द का कष्ट होने लगे तो **एसिड फॉस** सफल दवा है।
- प्रायः दायीं ओर के शियाटिका दर्द में **नेफाईलम** और बायीं ओर के रोग में **कोलोसिन्थ** दवा देनी चाहिए।
- प्रायः दायीं ओर शियाटिका के दर्द के लिए **नेफाईलम** उचित दवा है और बायीं ओर की गृधसी के लिए **कोलोसिन्थ** सफल दवा है।
- रक्तस्वल्पता में रोगी का चेहरा फीका पड़ जाता है। रोगी अत्यन्त दुर्बल और सर्वदा थका हुआ रहता है **एलूमिना 30** दो बार दें।
- रात भर शराब पीने के कारण सवेरे सिर में चक्कर या तबियत बिगड़ने पर **ल्यूफुलस** देनी चाहिए।
- रोग जिसमें दर्द जलने के कारण हो तब **केन्थेरिस** देने से सदैव आराम मिलता है।
- शूल दर्द **डायोसकोरिया** में हाथ व पैर को फैलाकर शरीर को तानने से कम होता है। **मेगनिशिया फास** और **आर्सैनिक** में शूल दर्द गरम सेक से कम होता है। **कैमोमिला** का शूल दर्द क्रोध जनित होता है।
- स्नायविक रोगों में **एकोनाइट** को ऊँची शक्तियों में दें, क्योंकि निम्न शक्तियाँ लाभ नहीं करती हैं।
- स्नायविक दुर्बलता के कारण जो हमेशा थका-थका जैसा महसूस करता है और किसी काम में मन नहीं लगता, जीवन दूभर प्रतीत होता है, तब **अलफा–ए**

लफा क्यू का सेवन करने पर बल, स्फूर्ति और पौरुष मिलता है।

- स्नायु दर्द में **वेलेरियाना** और **ऐम्ब्रा ग्रेसिया** विशेष लाभदायक होती है।
- स्नायु दुर्बलता के कारण रोग की स्वाभाविक क्रिया में बाधा आती है, जैसे दुर्बलता के कारण ऋतुस्राव में फायदा नहीं होता, किन्तु हो जाने पर कोई कष्ट नहीं रहता, दुर्बलता के हेतु बलगम निकाल नहीं सकता लेकिन बलगम निकल जाने पर रोगी बहुत आराम महसूस करता है आदि इन लक्षणों के पाए जाने पर **जिंकम मेट** का प्रयोग करना चाहिए।
- **स्टैफिसेग्रिया** में एक विशेष प्रकार का कमरदर्द देखा जाता है। रोगी रात में बिस्तर पर लेटते और सुबह उठते समय दर्द महसूस करता हैं।
- दीर्घकाल तक चाय पीने से या दीर्घ कालीन रोग के बाद अत्यन्त स्नायविक अवसाद पैदा जो जाये तब सीप्रीपिडीयम श्रेष्ठ दवा है।
- दाँतों के दर्द में **पंलाटागो** का उपयोग एक सफल प्रयास साबित होता है।
- दर्द का एक स्थान से दूसरे स्थान पर परिवर्तन होने पर **काली वाइक्रोम, पल्साटिला, काली सल्फ, लेक कोनियम** और **मैंगेनम** दवाइयों को लक्षण अनुसार देना है परन्तु दर्द का स्थान अंगुली से ढक जाये तो **काली वाईक्रोम** दवा का प्रयोग उत्तम है।
- तीव्र वात रोग में और ब्रोन्काइटीस रोग में **ब्रोयोनिया** का प्रयोग करने से पहले **एकोनाइट** की 2-3 मात्रा देने से ब्रायोनिया अधिक प्रभावशाली हो जाता है।
- जब सिर दर्द दूर हो जाये परन्तु जोड़ों में वात का दर्द होने लग जाये और जब जोड़ों के दर्द को आराम आ जाय तो सिर दर्द फिर शुरू हो जाये तो **यूपेटोरियम पर्फ** एक अच्छी दवा सिद्ध होती है।
- जब स्नायविक रोगी में अन्य औषधियाँ असफल रहें तो **जिंकम वलेरिनीकम** प्रयोग में लायें।
- जब गर्मी के मौसम में शियाटिका का दर्द हो जाये और सर्दी में यह रोग न रहे बल्कि क्रूप जैसी खाँसी हो जाये तो **स्टेफिसेग्रीया** देना चाहिए।
- जोड़ों का दर्द और पेचिस के रोग बारी-बारी से हों अर्थात जब पेचिश हो जाये तो गठिया समाप्त हो जाये, और जब पेचिश न रहे तो गठिया आरम्भ हो जाये तो **एब्रोटेनम** और **कालीबार्यीक्रोम** सफल दवा है जिनका प्रयोग लक्षण अनुसार करें।
- अनेक स्थान के स्नायविक दर्द या सायटिक में **कोलचिकम** और **मैगनेसिया फॉस** फलप्रद है, **मैगनेसिया फॉस** का दर्द गरम सेक से कम होता है।
- अगर रोगी दर्द से उन्मत्त हो रहा हो तो **कोफिया 30** की जगह **एकोनाईट 30** देने से लाभ होता है।

- अंगुली कुचल जाने पर **हाईपेरिकम** का प्रयोग निश्चित रूप से एक सफल उपचार होगा।
- गृधसी और कमर दर्द और साथ में बार-बार पेशाब की शिकायत रहे तब **जीन्सेंग** अच्छा लाभ करती है।
- गर्भिणी के पैरों की ऐंठन के लक्षणों या जरायु और डिम्बाशय के अपेक्षित दर्द के साथ मासिक में गड़बड़ी होने पर **वाइर्वनम ऑप्युलस** लाभ करती है।
- गर्भवती स्त्री के शियाटिका रोग में जब जमीन पर पैर रखने पर पैर में दर्द न हो तो **वेलेरियाना** देना चाहिए।

आँख व दृष्टि दोष

- यदि आँखों की ऊपरी पलकों पर गाँठें पड़ जायें तब **ग्रेफाइटिस** या **बैरायटा कार्ब** का प्रयोग उचित रहता है।
- **इथुजा** रोगी की आँखें सदा नीचे की ओर घूमती रहती हैं कभी ऊपर की ओर नहीं जातीं यह इसका विशेष लक्षण है।
- किसी एक वस्तु के नीचे उसी वस्तु की एक और प्रतिमूर्ति दिखाई देती है। **सिफिलिनम-200** एक मात्रा दें। रोग रहने पर दोहराएँ।
- विद्यार्थियों के तेज रोशनी में पढ़ने के कारण रोशनी की ओर देखने पर कष्ट मालूम होता हो तब **कोनियम** अति मूल्यवान औषधि है।
- दृष्टिहीनता के साथ सिर में दर्द रहे तब **काली बार्यीकोम** सर्वश्रेष्ठ दवा है।
- रात को नजर न आना (रतोंधी) के लिए **लाईकोपोडियम** सफल दवा है।
- सीने, पिरोने, बारीक पुस्तकें पढ़ने और आँखों से बारीक काम काफी समय करते रहने के कारण यदि दृष्टि कमजोर हो जाये तो **रूटा** ऊँची शक्ति में दें।
- वृद्ध लोगों के मोतियाबिन्द में **सेक्रम ओफिसिनेलिस 30** अच्छी दवा है।
- आँखों के ऊपरी पपोटों पर शोथ **काली कार्ब** का लक्षण है। यदि आँखों के नीचे शोथ हो तो **एपिस मैल** का प्रयोग करना चाहिए।
- आँखों के आपरेशन के बाद यदि आँखों में दर्द रहे तो **हाईपेरिकम** से दूर हो जाता है।
- आँख के भैंगापन के लिए जहाँ प्रायः ऐलोपैथी फेल हो जाती है **साईक्लेमिन 3 एक्स** के निरन्तर प्रयोग से यह रोग दूर हो जाता है।
- आँख के अल्सर में - **लेक कोनियम** उत्तम दवा है।
- आँख प्रदाह और आँखों से पानी आने पर **सेनेरिया मार्टिमा** उपयोगी सिद्ध होती है।
- आँख से रक्तस्राव होने पर **हैमेमेलिस** देनी चाहिए।

- आँखों के घेंघा के लिए **फुकस वी** का प्रयोग करना चाहिए।
- आँखों के गोले का स्नायविक दर्द, **मेजेरियम** की उच्च शक्ति में हफ्ते में दो खुराक देने से ठीक हो जाता है।
- गुहेरी में **स्टेफिसेग्रीया 30** या **सल्फर** लक्षण अनुसार दें।

कान व श्रवण सम्बन्धित रोग

- बधिरता की प्रथम अवस्था में **काली म्यूर** श्रेष्ठ दवा है।
- पुराने कान पकने की **बोरक्स** एक उत्तम दवा है।
- जो मनुष्य शोरगुल में अच्छी तरह सुन सकते हैं, लेकिन वैसे उनको अच्छा सुनाई न देता हो उनकी दवा **ग्रैफाईटिस** होगी।

नाक, गला, मुँह, मसूड़े व दाँत सम्बन्धी रोग

- यदि **एंटीमोनियम क्रूडम** के इस्तेमाल के दौरान खट्टी चीजों का इस्तेमाल किया जाये तो वह परेशानी बढ़ाता है, लेकिन कोई नुकसान नहीं करता है।
- यदि जीभ पर सफेद दूध जैसा मैल जमा हो तो आमाशय के रोगों में **एन्टिम क्रुड** उच्चकोटि की दवा है।
- बायीं नाक से खून गिरने पर माथे के पीछे का दर्द शान्त हो जाता है तब **रस ग्लैवरा** दें। बायीं ओर के गले के रोग में **लैकेसिस** को पहले प्रयोग में लें।
- मुँह धोने के समय अगर नाक से खून गिरे तब **एमोन कार्ब** का प्रयोग उत्तम सिद्ध होता है।
- मुँह के सफेद छालों के लिए **बोरेक्स** बहुत अच्छी दवा है लेकिन उससे लाभ न हो तो **काली म्यूर** दें। **काली म्यूर** से रोगी जल्दी ठीक हो जाता है।
- डिपथीरिया रोग के लिए **बेलेडोना** उपयुक्त दवा नहीं है। इसलिए इसका प्रयोग समय खराब करने वाला रहता है।
- डिपथीरिया और क्रूप रोग में जब गले में कृत्रिम पर्दा उत्पन्न हो जाने पर श्वांस लेने में कठिनाई हो तब **काली म्यूर** बहुत लाभदायक सिद्ध होती है।
- डिपथीरिया में गले में झिल्ली पड़ जाये तो **ऐल्कोहोल** साफ पानी में मिलाकर देने से लाभ होता है साथ में रोगी को शक्ति भी आती है।
- डिपथीरिया रोग में जब नाक से लगातार खून गिरे तब **क्रोटेलस** लाभदायक है।
- हर प्रकार की नकसीर में **वाइपरा** दवा का प्रयोग उत्तम फल देता है।
- प्रातः मुँह धोते समय नकसीर आ जाती है तब **आमोनियम कार्ब** देना चाहिए।
- स्वर भंग विशेषकर गीली हवा से जिसकी वृद्धि सन्ध्याकाल में होती है तब **कार्बो–वेज** दें और वृद्धि प्रातःकाल में हो तब कोष्टिकम दें।
- स्वरभंग रोग संध्याकाल में बढ़ जाता है। रोगी की आवाज एकदम बैठ जाती

है। ऐसी हालत में **फास्फोरस** औषधि की उच्चशक्ति से आराम मिलता है।

- **वाइप्रा** हर प्रकार की नकसीर की शत प्रतिशत दवा है।
- नथुनों में खुजलाहट व छींकें आने पर **अरुण्डो** 6 प्रयोग करें।
- टॉंसिल के तरुण प्रदाह में जब **एकोनाइट, बेलाडोना** अथवा **फैरम** से लाभ होने के बाद **कालीम्यूर** देने से सम्पूर्ण फायदा होता है।
- टॉंसिल के प्रदाह में रोगी को यदि निगलने से तकलीफ की कमी मालूम हो या हर बार निगलने के बीच के समय में तकलीफ की वृद्धि होती है—**इग्नेशिया 30** तीन समय दें।
- टॉंसिल का फूल जाना, उसमें पीव पड़ते रहना, **मर्कुरियस** की उच्चशक्ति की एक खुराक देकर इन्तजार करें, रोग जल्दी ठीक हो जाता है, किन्तु निम्नशक्ति **मर्कुरियस** के बार-बार प्रयोग से टॉंसिल में पीव पैदा हो जाता है।
- गले के रोग में **सल्युरिक एसिड** का प्रयोग बड़ी सावधानी से करना चाहिए और अगर एक-दो खुराक से फायदा न हो तो इसका प्रयोग बन्द कर देना चाहिए, क्योंकि यह रोग को बढ़ा भी देता है।
- गले के शोथ में जब दर्द, व बदबूदार साँस और साथ ही साथ ठण्ड लगती हो और रोगी खुद को ढक कर रखता है तब **हीपर सल्फ** इसकी उत्तम दवा है।

छाती, फेफड़े व कफ की व्याधियाँ

- **एकोनाइट** से प्लूरिसी में लाभ न मिले तो **ब्रायोनिया** के बाद **सैवेडिला** देना चाहिए।
- एन्जाइना पेक्टोरिस के लिए **लेट्रोडेक्टस** एक अच्छी दवा है।
- धूल के कारण दमा होने पर और मल त्यागने पर दमे का कम होना ये लक्षण **गुयेकम** के हैं। इसका प्रयोग पहले करना उत्तम रहता है।
- यक्ष्मा रोग में अगर **कल्केरिया कार्ब** के शारीरिक लक्षण हैं और रोगी को दुर्बलता रहती है तब उसको **ऐसिड नाइट्रिक** देना अधिक लाभदायक होता है।
- यदि खाँसी या फेफड़े के किसी रोग में बलगम (कफ) बहुत मोटा और बदबूदार निकले तो **सेन्गुनेरिया** दें।
- यदि खाँसी में कुछ औषधियाँ प्रभाव न दिखाएँ तो राहत के लिए **जस्टिका आधाटोडा 3 एक्स** दें।
- यदि निमोनिया में **एंटीमोनियम टार्टीकम** और **इपीकाकुआन्हा** कफ को बाहर निकालने में असमर्थ हो तो **काली कार्बोनिकम** देना चाहिए।
- यदि चलने-फिरने में खाँसी का प्रकोप बढ़ जाये तब **फास्फोरस** उत्तम दवा है। और चलने-फिरने से खाँसी में कमी आये तब **रेडियम ब्रोम** दें।

- खाँसी में अगर ठण्डा पानी पीने से आराम मिलता है तब **कास्टिकम** से फायदा होता है।
- खाँसते-खाँसते मूत्र निकल जाये तब **कास्टीकम** (ठण्डे पानी के पीने से आराम), **पल्सेटिला** (प्यास की कमी) और **स्कूला** (खाँसते-खाँसते पेशाब और पाखाना दोनों निकल जाये), लेकिन खाँसने से केवल पाखाना निकल जाये तब **फास्फोरस** का प्रयोग करना चाहिए।
- क्षय के इतिहास वाले परिवार में होने वाले रोग दाद, पुराना सिर दर्द जैसे किसी ने सिर को बाँध दिया है। मानसिक परिश्रम करने से सिरदर्द स्कूल जाने वाली लड़कियों में ज्यादा होता है। फोड़े फुंसियाँ बहुत दर्द करते हैं। ऋतुस्राव जल्दी अधिक ज्यादा दिनों तक चलने वाला व अधिक दर्द के साथ या एग्जिमा जिसके साथ ही अस्थमा होने पर **ट्यूबरकुलिनम** उच्च शक्ति दें।
- क्षय के रोगी को **साइलीशिया, सल्फर** या **फॉसफोरस** बड़े सोच विचार के पश्चात् देना आवश्यक होता है।
- क्षय रोग में **ट्युबरकुलिन, बेसीलीनम** या **ड्रोसेरा** लक्षण अनुसार प्रयोग में लायें।
- क्षय रोग में **ओलियम जैकोरिस** को भी देकर देखना चाहिए। अधिकतर यह सफल साबित होती है।
- प्लूरिसी रोग में **ब्रायोनिया** के प्रयोग के बाद **सेवेडेला** देने से रोगी आरोग्य हो जाता है।
- हृदय रोग में दिल का धड़कना और साँस लेने में कठिनाई होने पर **आक्सेलिक एसिड** का प्रयोग करें।
- बहुत दिनों तक बाँसुरी बजाने के कारण अगर वायु नली और फेफड़े से रक्तस्राव होने लगे तब **रस टाक्स** उत्तम दवा है।
- बच्चों के दमा रोग में **नेट सल्फ, आर्सेनिक** आदि दवाइयाँ जब काम न करें तो **मोरगन 200** का सहारा लेना चाहिए।
- ब्रोकल अस्थमा रोग में **अर्सेनिक किलाराइड** निसन्देह एक अच्छी दवा है।
- कमर दर्द की अवस्था में जब रोग पुराना हो गया हो और रस टाक्स असफल हो चुका हो तो **केल्केरिया फ्लोर** का प्रयोग करना चाहिए।
- कभी-कभी **काली हाइड्रो** बलगम साबुन के फैन की तरह भी होता है, किन्तु बलगम गाढ़ा, भारी, हरा व नमकीन होना इसका विशेष लक्षण है। रात में हड्डियों में असहनीय दर्द इसका प्रिय लक्षण है।
- कैपिलरी ब्रोंकाइटिस से पीड़ित बच्चे जिन्हें सीने में कफ की खड़खड़ाहट हो और बेचैनी की शिकायत हो, तब **इपेकाकुआन्हा** दिया जाना चाहिए। यदि **इपेकाकुआन्हा** के इस्तेमाल से लाभ न हो तो **एंटीमानियम टार्ट** दें और इसके

भी विफल रहने पर **सल्फर** दें।

- केटेरायल ब्रोकाइटिस रोग की प्रारम्भिक अवस्था में **एकोनाइट** के बाद **मर्क** देना आवश्यक है।
- क्रूप खाँसी में **ड्रोसेरा** या **पर्टुसिन** या **वेक्सीनम** लक्षण अनुसार दें।
- क्रूप खाँसी के साथ स्वरभंग में जब **एकोनाइट, फॉस्फोरस** और **स्पॉंजिया** फैल हो जाये तब **सिना 200** केवल एक खुराक दें। रोग में आराम आयेगा।
- किसी रोग में जब रोगी की साँस में आधी रात को आरी चलाने की आवाज आये तब **स्पोंजिया** उसकी दवा है। विफल होने पर **हिपर सल्फ** दें।
- निमोनिया का रोगी **आर्सेनिक एलबम** के प्रयोग से आराम महसूस करता है, लेकिन पूर्ण स्वास्थ्य के लिए उसके बाद **फॉसफोरस** या **सल्फर** का इस्तेमाल अवश्य होना चाहिए। दमा में स्थायी उपचार के लिए **आर्सनिक एलबम** के बाद **नेट्रम सल्फ** का उपयोग आवश्यक है।
- निमोनिया के साथ यदि प्लूरिसी हो तो एकोनाइट 30 के बाद सल्फर 30 की एक मात्रा देने से काफी आराम मिलता है।
- निमोनिया में अगर **एन्टिम टार्ट** और **इपिकाक** से कफ न निकले तब **काली कार्ब** का प्रयोग करें।
- निमोनिया, प्लूरेसी और यक्ष्मा रोग में सुई चुभने वाला दर्द मिले, तब **काली कार्ब** का प्रयोग अवश्य करना चाहिए। इसका एक लक्षण यह भी है कि रोग रात के 3 बजे बढ़ता है और पीड़ित के फर्श पर लेटने पर रोग में वृद्धि होती है।
- हर प्रकार की खाँसी में जब किसी दूसरी दवा के लक्षण न मिलें तो **जस्टीषिया आधा टोडा 3 एक्स** से खाँसी दूर हो जाती है।
- पुराने क्षय के रोगियों को **सल्फर साइलिशिया और फैरम एसेटिक एसिड** देना खतरे से खाली नहीं होता।
- **पल्साटीला** का प्रयोग ढीले कफ में नहीं करना चाहिए जब तक कि पूरे लक्षण पल्सटीला के न हों अन्यथा कफ गाढ़ा हो जाता है।
- प्लूरिसी में यदि **ऐकोनाइट** और **ब्रायोनिया** फेल हो जाये तो सेबेडिला देना चाहिए फिर भी फेफड़ों में कुछ कष्ट और श्वांस की कठिनाई रहे तो **एब्रोटीनम** देना चाहिए।
- प्लूरो निमोनिया रोग की **ब्रायोनिया** सिद्ध दवा है।
- प्रत्येक शीतकाल में अगर बार-बार जुकाम हो जाता है तो **एरिमेरोन** अधिक लाभ करता है।
- रात को लेटने पर बढ़ने वाली सूखी खाँसी के लिए **इसटिक्टा** और **हायोसाईमस**

अच्छी दवाइयाँ हैं। **स्टिक्टा** खाँसी के साथ कोई दर्द या कष्ट नहीं होता और रोगी सारी रात खाँसी से जागता रहता है। खसरा इत्यादि के पश्चात रहने वाली नर्वस खाँसी के लिए **स्टिक्टा** लाभप्रद दवा है।

- रोगी को अगर रात में खाँसी के साथ खून आये और दिन में रक्त बिल्कुल न आये तब **आर्निका** दवा देनी चाहिए।
- रोगी के घर में अगर श्वसन-समस्या का आनुवांशिक इतिहास हो तो उसे **बेसिलीनम** की एक खुराक दें लाभ अवश्य होगा।
- रोगी अगर यक्ष्मा से पीड़ित रहा हो तब **फॉसफोरस, साइलीशिया** और **लैकेसिस** की उच्च शक्ति के बार-बार प्रयोग से रोगी को दोबारा यक्ष्मा हो सकता है।
- रोगी अगर खाँसी के साथ सिर्फ रात को रक्त थूकता है दिन में रक्त बिल्कुल बन्द रहे और सारी रात थूकता रहे तो **आर्निका** देना चाहिए।
- शुष्क शीतल वायु लग जाने से खाँसी हो जाये तो **एकोनाइट नैप** देने से अधिकांश रोगी ठीक हो जाते हैं।
- समुद्र के पास में रहने वाले जब समुद्र से दूर रहने लगें और तब दमा के दौरे आने लगें तब **ब्रोमियम** देना चाहिए।
- सुरसुरी खाँसी या दम घुटने के साथ मुँह से गाढ़ी लार गिरने पर मर्क्युरियस **सायोनेटस** एक अच्छी दवा है।
- सूखी खाँसी के साथ अगर हृदय रोग हो तो **नैजा ट्राइपूडियेंस** एक उत्तम दवा है।
- दमा रोग में बैठे रहने और सामने झुकने या कुर्सी पर बैठकर हिलते रहने पर आराम मिलता है, तब **काली कार्ब-30** को दो समय दें।
- दमा रोग में अगर छाती की पेशियों में सुई चुभने का सा दर्द हो तो **रेननकुलस बल्ब** दवा से फायदा होता है।
- दमे के रोगी और शराबी की पाकाशय की सर्दी या अतिसार में ऐलियम **स्टाईबम** अच्छा लाभ देती है।
- दमे के तीव्र प्रकोप में सबसे पहले **इपिकाक** का प्रयोग करें।
- दमे का दौरा अगर सदैव 2 बजे रात के समय आता है तो **आर्सनिक एल्बम 30** इस बीमारी की सिद्ध दवा होती है।
- छाती के रोग को विशेषकर फेफड़े के रोगों को **लारोसिरेसस** अवश्य लाभ करती है।
- श्वाँसावरोध वृद्ध व्यक्तियों में होने पर **अमोन कार्ब** उपयोगी सिद्ध होता है।
- फेफड़ों में जल संचय, हृदय रोग व शरीर में होने वाली सूजन को **आर्सनिक**

के प्रयोग से ठीक किया जा सकता है। परन्तु ठीक होने के बाद **आर्सनिक एल्ब** का प्रयोग नहीं करना चाहिए।

- फेफड़े के सिकुड़ने वाले रोग की **एकोनाइट** एक सफल दवा है।
- फेफड़े के रोग में खाँसी के साथ-साथ बहुत परिमाण में अत्यन्त मीठा या नमकीन बलगम निकलता है। यह बलगम गाढ़ा और हरे या पीले रंग का होता है, छाती अधिक दुर्बल रहती है। ये लक्षण **स्टेनम** औषधि के होते हैं, परन्तु यह लक्षण **काली आयोड** और **सिपिया** औषधियों में भी पाए जाते हैं, परन्तु तीनों में फर्क यह है कि **स्टेनम** और **काली आयोड** में रात में पसीना आता है लेकिन **सिपिया** में नहीं, **काली आयोड** में **स्टेनम** की तरह छाती में दुर्बलता नहीं होती है।
- फूलों की **खुशबू** से यदि नजला जुकाम हो जाये तो **ग्रेफाईटस** दें।
- तीव्र दमा में **ऐपीकाक** लाभ देती है परन्तु **ऐपीकाक** के बाद **बायोनिया** देना आवश्यक होता है।
- तीन दवाइयाँ **स्टेनम, सैंगुइनेरिया** और **काली आयोड** का बलगम गाढ़ा और बहुत परिमाण में निकलता है, किन्तु **स्टेनम** के बलगम का स्वाद मीठा, **सैंगुइनेरिया** का अत्यन्त दुर्गन्धमय और **काली आयोड** का बलगम नमकीन होता है। दूसरा लक्षण **काली आयोड** व **स्टेनम** का बलगम गाढ़ा व हरा होता है। **सैंगुइनेरिया** का बलगम उतना गाढ़ा व हरा नहीं होता है।
- तेज ठण्ड लगने के बाद स्थायी खाँसी अथवा निमोनिया के बाद इस प्रकार की खाँसी उत्पन्न होती है, जिसमें बहुत परिमाण में गाढ़ा बलगम पीला-हरा रंग का निकलता है, दर्द **स्टर्नम** से शुरू होकर कंधों के मध्यवर्ती स्थान पर फैल जाता है। खाँसी के साथ रात में पसीना आता है। रोगी अतिदुर्बल हो जाता है। ऐसा लगता है कि उसे यक्ष्मा रोग हो गया है—**काली कार्ब-30** सुबह-शाम दें।
- जब दाहिने फेफड़े से काला रक्तस्राव हो तो **इलेप्स** दवा देनी चाहिए।
- जहाज के नाविक जब जहाज से जमीन पर आते हैं उस समय उन लोगों को दमा हो जाये तब **ब्रोमियम** से फायदा होता है।
- जुकाम की महामारी में **बेप्टिसिया** का प्रयोग लाभप्रद साबित होता है।
- नींद में खाँसी आये परन्तु खाँसी होने पर रोगी की नींद न खुले तो ऐसी अवस्था में **कैमोमिला** या **लेकेसिस** देने से ऐसी खाँसी दूर हो जाती है।
- टी.बी. ग्रन्थि, गठिया और गलित कुष्ठ में **केलोट्रोपिस जाइगैशिया** फायदा करती है।
- अगर खाँसी के साथ बार-बार खाने की इच्छा हो तो **सीपिया** सफल दवा है।
- अगर प्रत्येक बार जुकाम, खाँसी के पश्चात दस्त आने लगते हों तो **सेन्गुनेरिया**

देना चाहिए।

- गीली खाँसी में जख्म सा दर्द होना, **नेट्रम सल्फ** का लक्षण है, जिसमें खाँसी के समय इतनी तकलीफ होती है कि रोगी खाँसते-खाँसते उठकर बैठ जाता है और छाती को हाथ से दबाकर रखता है। ऐसा दर्द बायीं तरफ **नेट्रम सल्फ** में देखा जाता है और अगर इसी प्रकार का दर्द दाहिनी तरफ हो तो काली **कार्ब** दवा देनी चाहिए। **ब्रायोनिया** की खाँसी में जख्म सा दर्द होता है, परन्तु ब्रायोनिया की खाँसी सूखी होती है।

रक्त नलिकाएँ व हृदय के रोग

- एन्जाइना पेक्टोरिस के लिए **लेट्रोडेक्टस** एक अच्छी दवा है।
- धमनी पर **एकोनाइट** का प्रभाव है इसलिए लाल रुधिर में सबसे पहले **एकोनाइट** का प्रयोग करना चाहिए व शिराओं पर हेमेमेलिस का प्रभाव है, इसलिए नीले काले, थक्के वाले रुधिर **हेमामेलिस** का प्रयोग करना चाहिए।
- हृदय रोग में **स्पाइजेलिया** के बाद **कैल्मिया लैटीफोलिया** अच्छा काम करती है।
- हृदय शूल एलर्जी के साथ धीमी हृदय की धड़कन के साथ ऐंठन वाला दर्द में **पिट्यूरिन 30** अच्छी दवा है।
- हृदय और नाड़ी विषम गति के साथ अगर शोथ हो तब **एपोसाइनेम** का प्रयोग उचित होता है।
- दिल के रोगी में यदि मूत्र बार-बार और बहुत अधिक मात्रा में आये तो **हेमामैलिस** देना चाहिए।
- हत्पिण्ड जब बाहर से दिखाई दे और धड़कन की आवाज दूर तक सुनाई दे तब **स्पाइजेलिया** एक मात्र दवा है।
- रक्तक्षीणता में **फास्फोरस** का एक विशेष लक्षण है कि रोगी का चेहरा मोम की तरह फीका पड़ जाता है और चेहरा शोधयुक्त हो जाता है। काली कार्ब में आँख के ऊपर वाले पपोटे फूल जाते हैं और **एपिस** में आँख का निचला पपोटा फूल जाता है, परन्तु **फास्फोरस** में रोगी की आँखों के चारों ओर सूजन आ जाती है।
- रक्तस्राव की **मिलिफोलियम** महोषध है। किसी भी स्थान से बगैर दर्द के पतला व बहुत परिमाण में चमकीला लाल रक्त निकलता है। **इपिकाक** की तरह से मतली, **मिलिफोलियम** में नहीं होती। **ऐकोनाइट** में भी रक्त चमकीला व लाल होता है, परन्तु उसमें व्याकुलता व मृत्यु का भय रहता है।
- रक्तस्वल्पता में रोगी का चेहरा फीका पड़ जाता है। रोगी अत्यन्त दुर्बल और सर्वदा थका हुआ रहता है **एलूमिना 30** दो बार दें।

- ऑपरेशन के बाद रक्तस्राव आदि लक्षण पैदा जो जाये तो आर्निका 1 एम दें।
- ऑपरेशन के सदमे अथवा ऑपरेशन के बाद रक्तस्राव होने पर या रिसते रहने पर **स्ट्रोन्टिया 30** उत्तम दवा है।

पाचन सम्बन्धित रोग

- एण्टीबायोटिक दवाइयाँ लेने के पश्चात होने वाले अतिसार में - **नाइट्रिक एसिड** एक उत्तम दवा है।
- एपेंडिसाइटिस में **फास्फोरस** की उच्च शक्ति का प्रयोग उन रोगियों में नहीं करना चाहिए जिनमें क्षय रोग बढ़ कर दीर्घ अवस्था में हो। उन रोगियों में रक्तस्राव होने की संभावना रहती है।
- यकृत की क्रिया में शिथिलता आ जाना, पित्त का उचित मात्रा में नहीं निकलने के कारण उत्पन्न कब्जियत में **ब्रेन 3 एक्स** आश्चर्यजनक लाभ दिखाता है। यह यकृत को उत्तेजना प्रदान करती है, पित्त का स्राव बढ़ जाता है, पाचन-शक्ति बढ़ जाती है और साफ दस्त आने लगते हैं तथा इसके कारण सभी उपसर्ग दूर हो जाते हैं। दवा की 3 एक्स शक्ति की एक टेबलेट दिन में चार बार दें।
- यकृत के रोग में **चेलिडोनियम** के बाद **आर्सेनिक** देना चाहिए और इससे सम्पूर्ण आराम मिल जाता है।
- यकृत के रोगों में अगर **लाइकोपोडियम** के लक्षण हों और उससे लाभ न हो तो **लाइकोपोडियम** के बाद **चेलिडोनियम 30** देने से पूर्ण लाभ होता है।
- यदि काले और सफेद पाखाने बारी-बारी से आयें तो **ऑरम म्यूर नैट्रोनेटम** दें।
- यदि भारी भोजन कर लेने से पेट में दर्द, कै या दस्त आने लग जायें तो **नक्सवामिका** दें।
- यदि पेट के दर्द के कष्ट में **कोलोसिन्थ** और **नक्स वोमिका** फेल हो जाये तो **कोलिनसोनिया** से आराम आ जाता है। **कोलोसिन्थ** पेट दर्द में रोगी को दोहरा होने से आराम मिलता है। यदि पेट दर्द के साथ बहुत बेचैनी हो तो भी **कोलोसिन्थ** ही सफल होती है।
- यदि पेट दर्द में **कोलोसिंथ** आराम न दे तो पूर्ण उपचार के लिए **स्टेफाइसेग्रिया** देना चाहिए।
- यदि प्रातः समय भूख न लगे और दोपहर को बहुत अधिक भूख लगे तो **एबीज नाइग्रा** सफल दवा है।
- यदि दूध पीने से दस्त आने लगें तो **नैट्रम कार्ब** दें।
- यदि नाभीय हर्निया के उपचार में **नक्स वोमिका** विफल हो जाये तो **कोकूलस इण्डिकस** को आजमाना चाहिए।

- यदि आधी रात को बहुत अधिक भूख लगे और खाये बिना चैन न आये तो **सोराईनम** सफल दवा है।
- यदि **आर्सनिक एल्बम** के पूरे लक्षण विदित न हों तो पेचिश के रोगियों में इसका प्रयोग न करें।
- खूनशुदा बवासीर के लिए **एस्कुलस मल्हम** का प्रयोग करें।
- **इपिकाक** में कै हो जाने पर भी मतली को कुछ आराम नहीं मिलता, अनियमित भोजन करने से खाना नहीं पचता, तब भोजन की कै और मतली बनी रहती है, **पल्साटीला** के साथ इसकी तुलना करनी चाहिए, कारण चर्बीयुक्त भोजन करने से अपच दोनों में रहती है किन्तु इपिकाक में मतली बराबर बनी रहती है और **पलसेटिला** में मतली अधिक नहीं होती है इसमें खाई हुई वस्तु जब तक पाकस्थली में रहती तब तक मतली रहती है। लेकिन **इपिकाक** में खाई हुई वस्तु पेट में से निकल जाने के बाद भी मतली बनी रहती है। **पलसेटिला** में जीभ पर गाढ़ा पीला मैल जमा रहता है और **इपिकाक** में जीभ साफ रहती है। वमन के साथ जीभ साफ और कृमि के लक्षण वर्तमान रहने पर **सिना** औषधि का प्रयोग करना चाहिए। वमन के साथ जीभ साफ और दिल की पीड़ा रहने पर **डिजिटेलिस** विशेष उपकारी होती है। **इपिकाक** का एक और लक्षण यह भी है कि रोगी को मालूम पड़ता है कि उसकी पाकस्थली और अंतड़ियाँ ढीली होकर लटक गई हैं।
- बवासीर में जब **नक्स वामिका, सल्फर** और **कोलिसोनिया** से लाभ होकर रोगी की अवस्था सुधर गई हो लेकिन पूर्ण स्वस्थ न हुआ हो तो **ऐस्क्यूलिस हिप** से पूर्ण आराम आ जाता है।
- बवासीर रोग में **कोलिसोनिया** और **ऐसकुलस** नामक औषधि का प्रयोग होता हैं। दोनों में ऐसा मालूम होता है कि मलद्वार में बहुत से काँटे या काँच के टुकड़े भरे हुए हैं। लेकिन दोनों में फर्क यह है कि **ऐसिकुलस** में मलद्वार भारी मालूम देता है। **कोलिसोनिया** में यह नहीं होता। साधारणतः **ऐसिकुलस** में रक्तस्राव नहीं होता किन्तु **कोलिसोनिया** में कम ज्यादा होता रहता हैं। **ऐसिकुलस** में अत्यन्त कमर दर्द रहता है लेकिन **कोलिसोनिया** में नहीं। **ऐसिकुलस** में कभी-कभी कब्ज होता है परन्तु **कोलिन्सोनिया** में हमेशा बना रहता है।
- कृमि के कारण नाक और गुदा में असह्य खुजली होने पर **यूफोर्बियम कोरोलेटा** एक श्रेष्ठ दवा है।
- कब्ज के लिए **नेट्रम म्यूर** एक महोषधि है। इसमें मल बहुत किस्म का होता है। मल अल्पमात्रा में होता है और साफ नहीं होता। **ऐमन म्यूर** और **मैग्नेशिया म्यूर** में मल कठिनाई व टुकड़ों-टुकड़ों में निकलता है। मलद्वार की शून्य अवस्था

के कारण कब्ज होने पर **एलुमिना, वेराट्रम एल्ब** और **साइलेशिया** दवाइयां हैं। मलद्वार फटाफटा, उसमें से रक्त निकले और अधिक दर्द बना रहे तब **नाइट्रिक एसिड** देना चाहिए। अगर मलद्वार अत्यन्त शुष्क हो तो **ब्राइमोनिया** और **ओपियम** का प्रयोग करें।

- कब्ज में मल त्यागने की इच्छा बिल्कुल नहीं होती, चाहे मलाशय में कितना भी मल इकट्ठा हो जाये, फिर भी मल त्यागने की इच्छा नहीं होती। मल कठिनाई से निकलता है जो काला-काला व भेड़ की मींगणी की तरह होता है—**ओपियम-30** तीन समय दें।
- कब्ज से कई प्रकार के कष्ट हो जाते हैं—लेकिन अगर कोई मनुष्य कब्ज की अवस्था में अपने आपको स्वस्थ प्रतीत करे तो **केल्केरिया कार्ब** दें।
- कीड़ों के असाध्य रोगों में **सीना** व **ट्यूकेरियम** के फैल हो जाने पर **सिरेनियम 200** केवल एक खुराक देने से आराम मिल जाता है।
- कांच निकलने के डर से बार-बार मूत्र त्यागने की चेष्टा करना **इग्नेशिया 200** सुबह शाम दें (यह लक्षण **नक्स वोमिका** के भी हैं परन्तु **नक्स** में कांच बाहर नहीं आती है।)
- कोलिक दर्द, जिसमें रोगी को पैर सिकोड़ने से आराम मिलता है, तब **कोलोसिन्थ** सदैव आराम देती है।
- **कोलचिकम** में पाकस्थली और तलपेट में ज्वाला के साथ बर्फ के सदृश शीतलता का बोध होता है, पेट दर्द के साथ प्रायः उल्टी व दस्त होते हैं। रोगी को टाँग सिकोड़ कर या पेट पर कठिन वस्तु के दबाव से आराम मिलता है, ऊपर दबा कर लेटने से आराम मिलता है—पेट दबाने से तकलीफ होती है। **कोलोसिन्थ 6** का जल्दी-जल्दी प्रयोग करें।
- **कोलीनसोनिया 200** कब्ज और खूनी बवासीर में अधिक उपयोगी होता है।
- **कोलोसिन्थ कोलीक** दर्द को ठीक कर देता है परन्तु उसके बाद **काली कार्ब** की एक मात्रा देने से रोग से सदैव के लिए छुटकारा मिल जाता है।
- मल के रोग में **सल्फ्युरिक एसिड** का प्रयोग बड़ी सावधानी से करना चाहिए और अगर एक-दो खुराक से फायदा न हो तो इसका प्रयोग नहीं करना चाहिए, क्योंकि यह रोग को बढ़ा भी देती है।
- किसी रोग के साथ अगर पतले दस्त हों तो **रिसिनस कम्युनिस** लाभकारी औषधि है।
- पित्त-पथरी, यकृत के कैंसर में **कोलेस्टारिनम 3 एक्स** का प्रयोग अच्छा सिद्ध होता है।
- पित्त-पथरी, यकृत-प्रदेश का प्रदाह और उसमें दर्द के सभी उपसर्ग **कार्डुअस** से

दूर हो जाते हैं क्योंकि **कार्डुअस** में यकृत की सभी प्रकार की गड़बड़ी दूर करने की क्षमता है।

- स्त्रियों के पाकाशय रोगों में **पल्साटिला 200** से कम शक्ति की मात्रा न दें एक ही मात्रा जादू सा प्रभाव रखती है।
- तिल्ली रोग में **चायना 200** बहुत उपयोगी है परन्तु जिगर की पथरी में इसकी निम्नशक्ति 6 ही काम आती है।
- हिचकी व मसूड़ों के फूलने पर एसेटीक ऐसिड 1 एक्स 10 बूँदें पानी में दें।
- पाकस्थली पर **स्टैफिसेग्रिया** के आश्चर्यजनक लक्षण होते हैं। रोगी खयाल करता है कि उसकी पाकस्थली ढीली होकर नीचे को लटकती जा रही है या झुकी जा रही है। इसलिए रोगी उसको हाथ से रोकने की चेष्टा करता है। पेट भरा रहने पर भी भूख महसूस करता है।
- पाचन शक्ति के बिगड़ने व अजीर्ण के कारण अतिसार होने पर फेलोरी लाभ करती है।
- पानी की तरह के मल पर फैन या साबूदाने की तरह की वस्तु दिखने पर **जैट्रोफा** के प्रयोग से अवश्य फायदा होता है।
- पुराने पेट दर्द में **स्टैनम** लाभ करती है।
- पेचिश रोग विशेषकर शरदकाल में, जिसमें आंव सफेद या खून मिला व देखने में टुकड़े झिल्ली की तरह के होते हैं **कोलचिकम 6** तीन बार दें। **केन्थेरिस** और **कोलोसिन्थ** में भी इसी प्रकार के लक्षण पाये जाते हैं लेकिन **केन्थेरिस** में रोगी में मूत्र की तकलीफ के लक्षण वर्तमान रहते हैं और **कोलोसिन्थ** रोगी के पेट में अत्यन्त दर्द होता है जिसके कारण रोगी दोहरा हो जाता है।
- पेडू की यन्त्रसमूह पीड़ा में रोगिणी को ऐसा मालूम होता है कि उसके पेट के समस्त अंग ठेलकर योनिद्वार से बाहर आ जायेंगे। इसलिए वह उन अंगों को हाथ से दबाकर बैठी रहती है और उनका प्रतिरोध करती है। ये लक्षण **सिपिया** में पाए जाते हैं।
- पेट की समस्याओं से पीड़ित होने पर **पल्साटिला** की एक खुराक पर्याप्त है और यदि उससे आराम न हो तो **काली बाइक्रोमियम** दें।
- पेट के कीड़ों में अगर **सिना** से फायदा न हो तो **सेन्टोनाइन** या **टुयूकेरियम** का प्रयोग करें।
- पेट के रोग में **लाइकोपोडियम** और **चिलिडोनियम** एक-दूसरे की सहायक दवायें हैं। इसलिए एक के पश्चात दूसरी दवा अच्छा काम करती है।
- पेट के दर्द में अगर **कोलोसिन्थ** से लाभ न हो तब **स्टेनम** का प्रयोग फलदायी होता है।

- पेट में मरोड़ वाला दर्द अगर **कोलोसिन्थ** से ठीक नहीं होता हो तो **स्टेफिसेगेरिया** देना चाहिए।
- पेट फूलना **लाइकोपोडियम** का एक सिद्धहस्त लक्षण है, इसमें निचला पेट अधिक फूलता है, **चायना** में सारा पेट व **कार्वोन्वेज** में ऊपर वाला पेट अधिक फूलता है और उसमें नाना प्रकार के शब्द होते हैं।
- पेट फूलने के साथ अगर दस्त हो तब **कार्बोबेज,** अगर पेट फूलने के साथ कब्ज है तब **लाइकोपोडियम** का प्रयोग करें।
- पेटदर्द में यदि **कोलेसिन्थ** से पूर्ण लाभ न हो तब पूर्ण लाभ के लिए **स्टैफिसेगेरिया** दें।
- पेटदर्द में **कोलोसिन्थ, रिउम, केमोमिला, मर्कुरियस** इत्यादि की तुलना में **मैग्नेसिया कार्ब** करनी चाहिए। **मैग्नेसिया कार्ब** की तरह **कोलोसिन्थ** में पेट में भयानक दर्द के साथ कब्ज रहता है, लेकिन **कोलोसिन्थ** का मल खट्टा नहीं होता है, परन्तु **मैग्नेसिया** का मल खट्टा व बदबूदार होता है। **रिउम** में भी मल त्यागने से पहले, पेट में दर्द व खट्टा बदबूदार मल होता है, जो कालापन लिए पानी की तरह होता है, परन्तु **मैग्नेसिया** का मल हरा फेनदार होता है। **केमोमिला** में पेट में दर्द व हरा मल होता है, परन्तु बदबूदार नहीं होता। **मर्कुरियस** का मल आँवदार व हरा होता है। पेट में अत्यन्त कुन्थन रहती है और पसीना आता है जिससे आराम नहीं मिलता है।
- पेटदर्द होने पर अन्ननली व मूत्रनली में जलन और शीत का बोध होने पर **कुप्रम आर्स** एक उत्तम दवा है।
- रोगी को भूख बहुत कम लगती है, परन्तु खाते-पीते रहने पर भी सूखता जाता है। ऐसी स्थिति में **एब्रोटम, आयोड** या **नेट्रम म्यूर** का प्रयोग करना चाहिए।
- सुबह 10 या 11 बजे बेहद भूख लगना। ऐसा मालूम होना कि पेट एकदम खाली हो गया। भोजन करने से आराम मिलता है। चर्मरोग में ज्वालावर्तक वर्तमान भाव रहता है और खुजलाने के बाद अत्यन्त ज्वाला हो जाती है। ये **सल्फर** औषधि के विशेष लक्षण हैं। **सल्फर** रोगी बहुत देर तक खड़ा नहीं रह सकता है।
- स्ट्रेंगुलेटेड हर्निया, किडनी का दर्द। बच्चों का शारीरिक विकास रुक जाना, मितली, हृदय शूल के साथ शरीर में ठण्डक **टेबेकम 30** उत्तम दवा है।
- ड्यूडिनम अल्सर के दर्द के दौरान **लाइकोपोडियम** की उच्च शक्तियों का प्रयोग करना हानिकारक है।
- उदरशूल के पूर्ण उपचार के लिए **कोलोसिन्थ** के साथ **कैल्केरिया कार्बोनिकम** की एक मात्रा अनिवार्य है।

- दायीं ओर की अपेंडिसाईटिस रोग में **आइरिस टेनेक्स** देने की बजाय पहले **लाईको** दें और बाद में **आइरिस टेनेक्स** के साथ पर्याय क्रम करें।
- दाहिने ओर के हर्निया रोग में **लाइकोपोडियम** के और दूसरे लक्षण होने पर यह उत्कृष्ट औषधि है। इसकी उच्चशक्ति अधिक फलदायी होती है।
- दस्त या बालों के झड़ने पर **एसिड फॉस** निम्न शक्ति तीन बार दें।
- दस्त चाहे खूनी हो या आँव मिला, **बोरेविया डिफूसा** से तुरन्त आराम हो जाता है।
- दस्त रोग में **नेट्रम सल्फ, सल्फर, ऐलो, ब्रायोनिया, आर्जिटम निट, केल्केरिया फॉस** विचारणीय है। इन सब में अन्तर यह है कि सल्फर के रोगी को उठते ही मल का वेग इतना तेज होता है कि भागते-भागते पाखाना जाना पड़ता है। **नेट्रम** सल्फ और **ब्रायोनिया** में नींद से उठने के बाद हिलने-डुलने से पाखाने का वेग बढ़ता है। **ऐलो** और **नेट्रम सल्फ** में पेट में गड़गड़ाहट रहती है। **नेट्रम सल्फ, आर्जेन्टम केल्केरिया फॉस** में मल त्यागने के साथ बहुत वायु त्याग होता है। वर्षाकाल में दस्त की वृद्धि होना **नेट्रम सल्फ** का विशेष लक्षण है।
- वमन में काला पदार्थ निकलने पर कैडमियम सल्फ उपयोगी सिद्ध होती है।
- **फेरम मेट** और **चायना** में पेट फूलने के लक्षण करीब करीब मिलते हैं फर्क यह है कि **चायना** में गैस के कारण पेट अधिक फूला रहता है परन्तु **फेरम मेट** में पेट कम फूलता है।
- **नक्स वोमिका** की तरह **लाइकोपोडियम** में बार-बार मल त्यागने की चेष्टा रहती है, परन्तु अन्तर यह है कि **नक्स वोमिका** में आँतों की अनियमित क्रिया से ऐसा होता है। **लाइकोपोडियम** में मल त्यागते समय में मलद्वार से संकुचन के कारण ऐसा होता है। इसलिए मल त्याग नहीं कर सकता।
- **नेट्रम म्यूर** का रोगी सदैव खाना-खाना करता रहता है, परन्तु इससे उसके शरीर की पुष्टि नहीं होती और वह सूखता जाता है। **आयोडियम** का रोगी भी भूख के साथ सूखता जाता है, परन्तु अन्तर इतना है कि **नेट्रम म्यूर** का रोगी खाने के बाद भी दुर्बल बोध करता है और **आयोडियम** का रोगी खाने के बाद स्वस्थ बोध करता है। **नेट्रम म्यूर** के रोगी के पेट में खाना पहुंचते ही पेट में भारीपन मालूम होता है, **आयोडियम** के रोगी का पेट भरा रहने से अच्छा महसूस होता है। **नेट्रमम्यूर** के रोगी को नमक व नमकीन चीजें खाने की बहुत इच्छा रहती है, अधिक प्यास इसका प्रधान लक्षण है।
- अंधी आँत का शोथ **बेपटिशिया सी एम** की एक खुराक देने से अंधी आँत के शोथ में शल्य चिकित्सा से भी छुटकारा मिल सकता है।
- अंधी आँत के शोथ के प्राथमिक रोगी को **बैलाडोना** देने से कभी-कभी बीमारी

के लक्षण दब जाते है जिससे चिकित्सा करने में कठिनाई होती है।

- अम्लपीड़ा में अगर पेट फूलता है, रोगी कुछ भी खाता है, वही गैस में बदल जाता है और वायु उदर में जमा होता रहता है, जिसके कारण ऐसा मालूम होता है कि पेट फट जायेगा। पेट का छूना बर्दाश्त नहीं करता है—**काली कार्ब-30** दो बार दें।
- अपेनडिसाईटिस रोग में अगर चलने-फिरने से रोग बढ़ता हो तो पहले **ब्रायोनिया** दें और बाद में **आइरिस टेनेक्स** के साथ पर्याय क्रम से दें।
- आमवात रोग के उपचार में **मर्क कोर** की निम्न शक्ति का सबसे पहले प्रयोग करें।
- आहार करते समय और उसके बाद पेट दर्द घट जाये तब **एनोकाडियम** एक अच्छी दवा है।
- अजीर्ण (dyspepsia) में भोजन के तुरन्त बाद पाक स्थली पर बोझ व भरा हुआ मालूम होता है। भोजन के दो-तीन घण्टे बाद अगर ऐसा मालूम हो, तब **नक्स वोमिका** या **ऐनाकार्डियम** के लक्षण होते हैं। रोग के वमन में रस्सी की तरह म्यूकस (बलगम) निकलता है। बीयर पीने वालों में ऐसा लक्षण अक्सर देखा जाता है। जीभ का बीच का या अन्त का भाग पीला होता है—काली **बाइक्रोम-30** तीन समय दें।
- अजीर्ण में मल पतला और खाई हुई चीज निकल जाती है। प्रत्येक बार वायुत्याग के समय अनायास मलत्याग हो जाता है। यह लक्षण **ओलिएण्डर** औषधि का है।
- अजीर्ण और पाकाशय की गड़बड़ी में **ऐंथीमिस नोबिलिस** एक अच्छी दवाई है।
- अगर तरबूज, खरबूजा खाने से बदहजमी हो जाये, दस्त आने लग जायें तो **जीन्जीबार** (Zingiber) दवा देना चाहिए।
- गुदा में अगर लोहे की सरिया के आने जाने की सी अनुभूति हो तो **मक्यूरियस पी. रूब्रम** देनी चाहिए।
- गेसट्रिक अल्सर में खून की उल्टी होने पर **जिरेनियम मेकुलटम** देनी चाहिए।
- **लाइकोपोडियम** रोगी को अधिक भूख होती है, परन्तु सामान्य एक-दो ग्रास खाने के बाद ही उसका पेट भर जाता है। पेट में दर्द होता है कभी अत्यन्त भूख होना और भूख न होना पर्याक्रम से पाया जाता है।

मूत्र तन्त्र सम्बन्धित रोग

- यदि मूत्र कुछ समय पड़ा रहने के बाद दूध जैसा सफेद हो जाये तो सिना सफल दवा है।
- यदि मूत्र त्यागते समय पाखाना निकल जाता हो तो **म्यूरैटिक एसिड** दवा होती है।

- यदि दिमाग, फेफड़ा, श्वांस नली इत्यादि रोग में अगर पेशाब बार-बार बेग के साथ आये और उसमें जलन व काटने वाला दर्द हो तब **केन्थारिस बेसिकेटोरिया** औषधि का प्रयोग करना चाहिए।
- खाँसते समय मूत्र निकल जाये तो **कास्टीकम, स्क्विल्ला** और **पल्साटीला** सफल सिद्ध होती है। अगर खाँसते समय पाखाना और मूत्र दोनों निकल जायें तो **स्क्विल्ला** को नहीं भूलना चाहिए।
- बैठकर पेशाब करना एक साधारण बात है। लेकिन जिन लोगों को बैठकर पेशाब उतरता ही न हो या अगर उतरता हो तो बूँद-बूँद आता हो लेकिन खड़े होकर अच्छी प्रकार मूत्र कर लेते हैं। उनके लिए **सारसापेरिला** अच्छी दवा है।
- ब्राइटस डिजीज या चोट लग जाने पर अगर रक्तस्राव हो तब **ऐसिड गेलिक 1 एक्स** देने से जल्दी लाभ होता है।
- मूत्र के रोग में अगर **कैन्थिरिस** असफल हो जाये तो **एपिस मैल** देना चाहिए।
- मूत्रपीड़ा के साथ कमर में दर्द, पेशाब ईंट के रंग का अथवा काला अथवा धूमैला रंग का, पेशाब में थोड़ा-थोड़ा रक्त मिला रहना, मूत्रकाल में अधिक जलन—**टेरीविन्था-6** चार-चार घण्टे से दें। **वेर्बेरिस** में भी ये लक्षण पाए जाते हैं, परन्तु उसमें जलन नहीं होती।
- पेशाब के बाद मूत्राशय में जलन और खिंचाव रहने पर सारसापेरिला ही एक मात्र दवा दें।
- पेशाब में बदबू आना **नाइट्रिक ऐसिड, बैन्जोइक एसिड** और **सिपिया** में पायी जाती है। **नाइट्रिक ऐसिड** का रंग गाढ़ा और उसमें घोड़े के पेशाब की तरह बदबू आती है। **बैन्जोइक एसिड** का पेशाब गाढ़ा और तेज गंधयुक्त होता है। सिपिया का पेशाब खट्टा व बदबूदार होता है।
- पेशाब न करते समय जलन रहे और पेशाब करते समय जलन चली जाये तब **स्टैफिसेग्रिया** एक मात्र दवा है।
- पैतृक कारणों से मूत्र रोग में जलन और खिंचाव रहने पर सारसापैरिला ही एक मात्र दवा है।
- **फास्फोरिक एसिड** में दो प्रकार का मूत्र देखा जाता है। बहुत परिमाण में साफ पानी की तरह अथवा दूध की तरह सफेद पेशाब आता है। रात में बहुत पानी की तरह पेशाब होता है, जो थोड़ी देर में गंदला हो जाता है। पेशाब होने से सिर की पीड़ा कम हो जाती है।
- जब गुर्दे में पेशाब बनता ही न हो और अगर बनता हो तो निकलता ही न हो, दर्द, पेशाब करते समय और बाद में जलनयुक्त दर्द हो तब **कोलियस-एरोमेटिकस** क्यू की 5 बूँद प्रति 10-15 मिनट के अन्तर से देने पर पेशाब

प्रचुर मात्रा में निकलने लगता है।

- अगर रोगी को पेशाब की बार-बार शंका होती है और साथ में जलन और काटने वाला दर्द होता हो तो **केन्थेरिस 6** देनी चाहिए।
- गुर्दे के दर्द रोग में **बेरबेरीस वल्गेरिस** एक उत्तम दवा है।

गुप्तांग व जनन सम्बन्धित रोग

- यदि उठते-बैठते, चलते-फिरते या सवारी करते वीर्य निकलता रहता हो तब **सिलेनियम** रामबाण दवा है।
- यदि उपदंश के रोगी को **सल्फर** देने से कष्ट बढ़ जाये जैसा कि प्रायः हुआ करता है तो **सिफलिनम** देनी चाहिए। उपदंश में प्रायः **सल्फर** देने से बहुत अधिक हानि हुआ करती है।
- युवा स्त्रियों के ऋतुस्राव बन्द हो जाये और उसके हाथ पैर पर शोथ आ जाये तो **एपोसाइनम-30** दिन में तीन समय दें।
- **केनाविस सैटिवा** के बाद अगर गनोरिया रोग में पीव गाढ़ा हरा और पेशाब करते समय जलन हो, जब जलन रहने पर **सल्फर,** पीव गाढ़ा होने पर और किसी प्रकार और तकलीफ न होने पर **सिपिया** या **पलसेटिला** दें।
- सिफिलिस की सभी अवस्थाओं और सभी उपद्रवों में **कैराकेस एमरगो क्यू** की 5 बूँद की मात्रा में रोज तीन खुराक दें। इसके साथ ईगनेशिया क्यू की 5 बूँद दो बार पर्यायक्रम से देने पर रोग जल्दी ठीक हो जाता है।
- **सिफलिनम** के रोगी के कष्ट रात को बढ़ते हैं और दिन में बन्द हो जाते हैं। ठीक इसके विपरीत **मैंडोरिनम का** रोगी दिन में अधिक कष्ट उठाता है और रात को उसके कष्ट दूर हो जाते हैं।
- सिफलिस का दोष शरीर की अस्थियों को प्रभावित करता है, साईकोसिस का दोष सिर्फ पुट्ठे पर आक्रमण करता है, सोरा का दोष सम्पूर्ण शरीर पर आक्रमण करता है।
- पुराने सुजाक में यदि अधिक स्राव हो तो **कोपेवा** और **क्युबेबा** का प्रयोग करना चाहिए।
- पुराने गनोरिया में मूत्र नली में संकोचन हो जाने से पेशाब धीरे-धीरे या ठहर ठहर कर आता है। इन लक्षणों में **किलेमेटिस इरेक्टा** की उच्च शक्ति का प्रयोग करने से रोग ठीक हो जाता है।
- **पलसेटिला** के प्रयोग से अक्सर लुप्त गनोरिया ठीक हो जाता है परन्तु अगर फिर पीव स्राव शुरू हो जाये तब **किलेमेटिस** प्रयोग में लायें।
- प्रमेह के कारण गठिया रोग में **मेडोराइनम** विशेष लाभदायक है।

- प्रमेह रोग में बिना दर्द के पीले रंग का अधिक मात्रा में पीव निकले तब **ओलियम सटलम 1 एक्स** देना चाहिए।
- रात में सम्भोग करने के बाद भी स्वप्नदोष हो जाता है तब नेट्रम म्यूर सफल दवा है।
- सुजाक के कारण रोग, पथरी निकलते समय किडनी का दर्द या घुटनों को छाती से लगा कर सोने से दमा में आराम होने पर—**मेडोराइनम 200** या अधिक उच्च शक्ति दें।
- सुजाक की नवीन और उग्र अवस्था में अगर अधिक प्रमाद हो तो **कैनाबिस सैटाइवा** की अपेक्षा **कैनाबिस इण्डिका** अधिक फायदा करते हैं।
- उपदंश में **मरक्यूरिस** से यदि पूर्ण लाभ न हो तो **नाईट्रिक एसिड** दें।
- उपदंश रोग व साथ में हड्डियों के दर्द में विशेषकर रात्रि में हो तब **काली आयोड** दें।
- अत्यन्त स्त्री सहवास के कारण धातु दुर्बलता के साथ कमर में दर्द **जिंकम मेट** का विशेष लक्षण है। **कोबाल्ट** नामक औषधि में भी कमर का दर्द ऐसा ही होता है, परन्तु **जिंकम** का कमरदर्द शुक्रपात या ऋतुस्राव होने पर कम होता है, परन्तु **कोबाल्ट** में ऐसा नहीं होता है।
- गुनेरिया रोग विशेषकर पुराने रोग में जब कोई तकलीफ न रहे, पीव गाढ़ा होकर प्रातःकाल में लिंग के मुखभाग पर दो या एक बूँद पीव की तरह पदार्थ लगा मिले अथवा लिंग के अग्रभाग को दबाने से एक या दो बूँद पीव निकले तक **सिपिया** की उच्च शक्ति (200 से ऊपर) की एक या दो खुराक देने से आराम आ जाता है। अगर **सिपिया** से लाभ न मिले तब **काली आयोड** का प्रयोग करें और फिर भी आराम न मिले और पेशाब में अधिक ज्वाला रहे तब **केपसिकम** का प्रयोग करें।

पुरुष जननांगों से सम्बन्धित रोग

- यदि बचपन की कुरीतियों या अधिक मैथुन के कारण बैठते, सोते या चलते-फिरते या पेशाब करते समय वीर्य स्वयं निकल जाता हो तो **सेलेनियम** (Selenium) एक सफल दवा है।
- यदि स्त्री को देखते और छूते ही वीर्य निकल जाता हो तो **कोनियम मैक** प्रयोग में लायें।
- यदि सम्भोग करने पर भी रात को स्वप्नदोष हो जाता हो तो **नैट्रम फोस** सफल दवा है।
- बहुत अधिक मैथुन और कुचेष्टाओं के कारण से हुई कमजोरी और स्मरणशक्ति

के लिए **एसिड फॉस** सफल दवा है। इसके अतिरिक्त **स्टाफिसेग्रीया** भी कम नहीं है।

- बूढ़े पुरुष जो रति शक्ति का अभाव महसूस करते हैं उनको **लाईकोपोडियम** की उच्च्व शक्ति देने से लाभ होता है।
- दिन रात सम्भोग के विचार आयें, हर स्त्री को काम वासना की दृष्टि से देखे तब **स्टेफिसेग्रेरिया** दें।
- लिंग के कड़े हो जाने से नींद न आने पर **पिक्रिक एसिड 6** का प्रयोग करना चाहिए।
- पुरुषों में हस्तमैथुन व अति तीव्र कामेच्छा के लिए ग्रेटीओला एक उत्तम दवा है।
- पुराना सुजाक या दाँत के भगन्दर में **फ्लोरिक एसिड 30** अच्छी दवा है।
- प्रमेह रोग में जलन व दर्द घट जाने पर, अधिक मात्रा में पीले रंग का पीव निकलता है तब **ओलियम सटेलम** देने से अवश्य लाभ मिलता है।
- स्वप्न दोष के लिए **थूजा क्यू 5 से 7** बूँदें पानी में मिलाकर प्रतिदिन रात को सोते समय दें, एक सफल दवा है।
- स्वतः वीर्यपात और नपुंसकता, अनिद्रा अधिक या जल्दी-जल्दी होने वाली हिचकी में - **स्कुटेलेरिया** निम्न शक्ति तीन बार दें।
- सुजाक के लिए **कैनाबिस स्टाईवा** उत्तम दवा है और ऊँची शक्ति अधिक लाभप्रद सिद्ध होती है।
- उपदंश के घावों के लिए जब **मरक्यूरिस** और **नाईट्रिक एसिड** दोनों असर न करें तब **थूजा** लाभप्रद होती है।

  अधिक स्वप्नदोष होना और दूसरे दिन अधिक दुर्बलता होने पर विशेषकर घुटनों में दर्द तब **डायस्कोरिया** देनी चाहिए। पहले **12** शक्ति और बाद में **30** शक्ति का प्रयोग करना चाहिए।

स्त्री रोग

- **एब्रोमा-रेडिक्स** जरायु के लिए एक महान टॉनिक है। जरायु की गड़बड़ी में **एब्रोमा-आगस्टा** की अपेक्षा **एब्रोमा-रेडिक्स क्यू** ज्यादा असर करता है।
- एमीनोरिया (मासिक न आना) की स्त्री में अगर **नैट्रम म्यूर** के लक्षण होते हुए भी यह दवा असफल हो जाये तो **काली कार्ब** देने से मासिक आ जाता है।
- यदि ल्यूकोरिया (श्वेत प्रदर) का स्राव इतना अधिक हो कि वह पाँव की एड़ियों तक पहुँच जाये तो **एल्युमीना** और **सिफलीनम** उचित दवा है।
- यदि योनि से जोर की आवाज के साथ वायु निकले तो **ब्रोमियम** सफल दवा है।

- यदि बच्चा पैदा होने के बाद स्त्री की टाँगों में पक्षाघात जैसी स्थिति पैदा हो जाये तब **कोस्टिकम** का प्रयोग फलदायी होता है।
- यदि बच्चा पैदा होने के समय स्त्री एकाएक अन्धी हो जाये और प्रसव पीड़ा बन्द हो जाये तो **क्यूप्रम मैटालिकम** देने से दृष्टि ठीक हो जाती है और प्रसव पीड़ा दोबारा आरम्भ होकर बच्चा पैदा हो जाता हैं।
- यदि बच्चा गर्भाशय में आड़ा या तिरछा हो जाये। स्त्री दर्दों से परेशान हो लेकिन लक्षण उत्पन्न न हो रहे हो ऐसे समय में कई बार आपरेशन की राय दी जाती है लेकिन आपरेशन करने से पहले आप उसको **पल्साटीला** या **कालोफाईलम** देकर देख लें क्योंकि कई बार इन्हीं दवाओं से बच्चा प्राकृतिक स्थिति में आकर सुगमता से पैदा हो जाता है।
- यदि मासिक धर्म का खून बन्द हो जाने पर रोगी को नकसीर आने लग जाये तो उसको **आमोनिया कार्ब, पल्साटीला** या **फासफोरस** लक्षण अनुसार दें परन्तु मासिक धर्म हो जाने पर यदि मुँह से खून आने लग जाये तो **फासफोरस** और **सेनेशियो** सफल दवा है।
- यदि मासिक धर्म के समय स्त्री के स्तनों में शोथ और पीड़ा हो तो **कोनियम** और **काली म्यूर** सफल दवायें होती हैं। लेकिन यदि मासिक धर्म आने से पूर्व भी यह कष्ट पैदा हो जाये तो **पल्साटीला** और **काली सल्फ** को याद रखें।
- यदि मासिक धर्म के समय दाँत का दर्द हो और मासिक धर्म रात के समय और बैठने से अधिक हो तो **अमोनियम** कार्ब सफल दवा है।
- यदि मासिक धर्म सिर्फ रात के समय ही आता हो और दिन में बिल्कुल बन्द हो जाये या बहुत कम मात्रा में आये तो उसकी दवा **बोविस्टा** है।
- यदि श्वेत प्रदर सिर्फ दिन में आये और रात के समय बन्द हो जाये तो **केक्टस कास्टीकम, लिलियम टिग्रिनम** और **पल्साटीला** दवायें उचित होती हैं।
- यदि मासिक धर्म से पूर्व या मासिक धर्म आने के समय दस्त आने लगें तो **बोविस्टा, एमोनियम कार्ब** और **वैराट्रम** सफल दवा है।
- यदि मासिक धर्म न आकर बवासीर का खून आने लग जाये तो **कोलिन-सोनिया** सफल दवा है।
- यदि मासिक धर्म आरम्भ होने से ठीक पूर्व **ग्लोनाइन 6** दी जाये तो मासिक धर्म दब जाता है।
- यदि मासिक धर्म आने के समय तमाम शरीर पर फोड़े फुन्सियाँ निकल आती हों तो **डलकामारा** उत्तम दवा है।
- यदि मैथुन के तुरन्त बाद योनि से वीर्य निकल जाये और स्त्री को गर्भ न ठहरता हो तो **नैट्रम कार्ब** देने से यह कठिनाई दूर हो जाती है।

- यदि किसी स्त्री को प्रसव के समय बहुत अधिक घबराहट और मृत्यु का भय लगे तो **एकोनाईट** की कुछ मात्राएँ देंने से कष्ट दूर हो जाता है।
- यदि किसी स्त्री को अपने घर के कामकाज और घर के लोगों से घृणा हो जाये, स्त्री की किसी कार्य में रुचि न हो तो ऐसी स्त्री को **सीपिया** (उच्च शक्ति में) देकर देखें वह फिर सांसारिक कार्य करने लग जायेगी।
- यदि किसी स्त्री को गर्भाशय से रक्तस्राव होता हो और साथ में रोगी को एल्ब्युमिनेरिया (पेशाब से एल्ब्युमिन) की बीमारी हो तो उसे **सिकेल कोर** नहीं देनी चाहिए, क्योंकि यह ऐंठन पैदा करती है। प्रसव के समय **सिकेल कोर** देने से गर्भाशय में सूजन आ जाती है।
- यदि थोड़ा चलने-फिरने में गर्भाशय से रक्त आने लग जाये तो **युस्टीलेगो** (Ustilago) अच्छी दवा है परन्तु अगर बच्चे को दूध पिलाते समय गर्भाशय से बहुत अधिक रक्त आने लग जाये तो **साइलीशिया** प्रयोग करें।
- यदि दिमाग, फेफड़ा, स्वास नली इत्यादि रोग में अगर पेशाब बार-बार बेग के साथ आये और उसमें जलन व काटने वाला दर्द हो तब **केन्थारिस बेसिकेटोरिया** औषधि का प्रयोग करना चाहिए।
- यदि पीड़ायुक्त मासिक धर्म में **कॉलोफाइलम, पल्सेटिला** और **मैग्नीशिया फॉस्फोरिकम** विफल हो जायें तो राहत के लिए **एब्रोमा ऑगस्टा क्यू** आजमाएँ।
- यदि स्त्री को सम्भोग से घृणा हो जाये तो **नेट्रम म्यूर** या **सिपिया** से आशातीत लाभ मिलता है, परन्तु अगर सम्भोग की इच्छा बहुत बढ़ जाती है तब **मरक्यूरस** या **कोनियम** का प्रयोग लक्षण अनुसार करें।
- यदि स्त्री को दूसरों की उपस्थिति में हिस्टीरिया का दौरा पड़ जाये परन्तु अकेला रहने पर न पड़े तब **टेरेन्टूला** एक सफल दवा है।
- यदि सम्भोग के दूसरे दिन गर्भाशय से स्याही युक्त स्राव आ जाया करता हो तो **क्रियाजोट** देने से यह कष्ट दूर हो जाता है।
- यदि गर्भाशय से रक्तस्राव आने पर **इपीकाक** के लक्षण होते हुए भी इपीकाक फेल हो जाये तो **पाईरोजनम** का प्रयोग करना चाहिए।
- यदि गर्भ अवस्था में बर्फ पी लेने से कष्ट पैदा हो जाये तो **बैलिस** पर सफल दवा है।
- ऋतु बदलना व ठण्डी वायु बर्दाश्त नहीं होना, सब स्राव में दुर्गन्ध आना, **सोरीनम** के विचारणीय लक्षण होते हैं। लक्षणों का हमेशा बदलते रहना **पलसेटिला** का विशेष लक्षण है।
- ऋतुस्राव के समय स्तन में व गले में दर्द रहने पर **लेक कैनाइन** का प्रयोग करें।

- ऋतुस्राव के समय दर्द के लिए **मैग्नीशिया फास** उच्च शक्ति अक्सर उपयोगी सिद्ध होती है, परन्तु अगर इससे फायदा न हो तो **अवरोमा अगस्टा** का प्रयोग सफल सिद्ध होता है।
- झूठी प्रसव वेदना के कारण होने वाला रोग जल्दी और बार-बार होने वाला गर्भपात में **वाइबर्नम ओरपूलस** का प्रयोग करें।
- बच्चों को दूध पीने के बाद दूध दही की तरह उल्टी हो जाती है। **इथुजा** इसकी उत्तम दवा है परन्तु **कैलकेरिया कार्ब** में भी थक्का-थक्का दूध का वमन होता है अन्तर इतना है कि **कैलकेरिया** के रोगी के मल में बहुत खट्टी बदबू आती है और सिर पर ठण्डा पसीना आता है।
- बच्चों को दूध पिलाने के काल में यदि स्त्री को **कैल्केरिया कार्ब** का प्रयोग कराते रहें तो उसको गर्भ रहने की सम्भावना कम हो जाती है।
- कमर के बहुत सख्त और कष्टदायक दर्द जो दूसरी दवाओं से ठीक न हों कई बार **वरियोलिनम** से ठीक हो जाते हैं।
- कुँवारी लड़की या विधवा जिसके स्तनों में दूध उतरने लगे तो उसको **पल्साटीला** देने पर दूध रुक जाता है।
- मासिक धर्म आने पर तीव्र और ऐंठन वाले दर्द के कारण स्त्री दोहरी जो जाती है तो **कोलोसिंथ** दवा देनी होती है। लेकिन यदि कोलोसिंथ देने से भी स्त्री को आराम न आये तो **कास्टीकम** का प्रयोग करें।
- स्त्रियों के मासिक गड़बड़ी के साथ अन्य रोगों में **युस्टिलेगो** श्रेष्ठ दवा है।
- स्त्रियों के मूत्र रोगों में **यूपेटोरियम पर्पुरिया** का सबसे पहले प्रयोग करना चाहिए।
- स्त्रियों के डिम्बकोष में उत्तेजना के साथ जरायु ग्रीवा का संकोचन हो तो **बाइर्बनम आप्पुलस** अत्यनत लाभदायक औषधि है।
- स्त्रियों में प्रत्येक ऋतु के समय यदि स्तन भारी व बड़ा हो जाये और चलने फिरने या झटका लगने पर अत्यन्त दर्द हो तब **कोनियम** दें, अगर उसमें डंक मारने का सा दर्द व ज्वाला का अनुभव हो तब **ऐपिस मेल** दें।
- स्त्रियाँ अपने कामोन्माद को अस्वाभाविक उपाय से पूरा करती हैं तो उनको **ग्रैटियोला ऑफिसिनेलिस** की निम्न शक्ति दवा लाभ करती है।
- सिर्फ प्रातः समय मासिक धर्म और दोपहर बन्द हो जाये अगले दिन प्रातः समय फिर आने लग जाये तो उसके लिए **सीपिया** अच्छी दवा है।
- डिम्बाशय के रोगों में **लैकेसिस** से लाभ न होने पर **प्लेटिना** देने से लाभ मिलता है।
- डिम्बाशय में प्रबल दर्द और पीव पड़ने पर **प्लेटीना** का प्रयोग करना चाहिए।
- जिन स्त्रियों के दूध पिलाने के समय जब बच्चा बीमार हो जाये या मर जाये

तब स्तनों में दूध जमा हो जाये और स्तन सख्त हो जाये तो **ब्रायोनिया** दें, यदि यह दवा सफल न हो तो **फाईटोलेका** की ऊँची शक्ति दें।

- जिन लड़कियों की छातियाँ पूरी तरह विकसित न हों तब **सेबाल सरूलाटा** का निरन्तर कई मास तक प्रयोग कराने पर छातियां पूरी तरह उभर आती हैं।
- लिकोरिया (श्वेत प्रदर) का स्राव इतना अधिक हो कि वह पाँव की एड़ियों तक जाये तब **एल्यूमिना** या **सिपिया** उचित दवायें हैं।
- **लिलियम टिग्रिनम** की रोगिणी की जरायु की गड़बड़ी में मानसिक लक्षण इस प्रकार के होते हैं—रोगिणी रोने वाली, उदास व गमगीन होती है। अपनी बीमारी के कारण व्याकुल रहती है। सब काम जल्दी-जल्दी करना चाहती है, परन्तु कर नहीं पाती है। सदैव अश्लील विषयों के बारे में सोचती रहती है। संगम की इच्छा को रोककर रखती है और उससे डरती है। वह सोचती है कि पीड़ा से मुक्ति नहीं मिलेगी।
- स्त्रियों को गर्भकाल में मूत्र में ऐलव्यूमिन आने पर **फासफोरस** सफल दवा है।
- पाकस्थली में शून्यता के बोध के साथ अगर स्त्रियों में जरायु की गड़बड़ी भी रहे तो **सिपिया** की उच्चशक्ति का प्रयोग करें।
- प्रसव के बाद रक्तस्राव होने पर **सिनामोन** अच्छी दवा है।
- प्रसव के तुरन्त बाद यदि स्त्री को **आर्निका 200** की दी जाये तो वह बहुत से कष्टों जैसे प्रसूत, ज्वर इत्यादि से बची रहती है और दर्द और कष्ट भी घट जाते हैं।
- प्रसव पीड़ा के समय **सिकेल कोर** को बार-बार न दें क्योंकि इससे रोगिणी को प्रसूति ज्वर रोग हो जाने की सम्भावना बढ़ जाती है।
- प्रसूति ज्वर के दौरान ऐंठन जो गर्भावस्था के तुरन्त बाद शुरू होती है **एमाइल नाइट्रेट** देना उचित रहता है।
- रक्त को शुद्ध करने में **हिमिसडेसमस क्यू** एक विश्वसनीय दवा है जिसकी 5-5 बूँद पानी में दिन में दो बार दें।
- रक्त में होम्योग्लोबिन बढ़ाने के लिए **फेरम फॉस** का प्रयोग करना चाहिए।
- रक्त में लाल रक्त सूक्ष्म कण बढ़ाने के लिए **इरीडियम 30** को प्रयोग में लाना चाहिए।
- रजोनिवृत्ति काल के रक्तस्राव में **विन्का माइनर** उत्कृष्ट दवा है।
- रजोनिवृत्ति के समय होने वाले रोग में **यूफोरबिनम** निम्न शक्ति दिन में तीन बार दें।
- रजोनिवृत्ति के दौरान यदि **लैकेसिस** और **सल्फर** आराम न दें तब **सेंगुनेरिया** को आजमाना चाहिए।

- रजोस्राव में गड़बड़ी या कम हो कर श्वेतप्रदर में बदल जाता है। रोगिणी अत्यन्त दुर्बलता का बोध करती है उसे बोलने यहाँ तक कि हरकत करने तक से दुर्बलता महसूस होती है **कोकुलस 30** तीन समय दें। कोकुलस की दुर्बलता सामान्य रजोस्राव से ही होती है। लेकिन **कार्बो एनिमेलिस** की दुर्बलता अधिक रजोस्राव से आती है।
- स्त्री को यदि सम्भोग से घृणा हो तो **नैट्रम म्यूर** और **सीपिया** विशेषकर लाभकारी है, परन्तु यदि सम्भोग की इच्छा बहुत ही बढ़ जाये तब **मर्क्यूरियस, कोनियम, हायोसायमस** लक्षण अनुसार दें।
- स्त्री में ऋतुस्राव की गड़बड़ी होना, उसे **सिनिसिओं क्यू** की 3 बूँद की मात्रा में दिन में तीन बार दें। **अशोका क्यू** के साथ पर्यायक्रम देने से तुरन्त आराम मिलता है।
- स्त्री अपने घरेलू कर्तव्यों की ओर ध्यान न दे। बच्चों, पति और सम्बन्धियों से विमुख हो जाये, स्त्रियाँ चिड़चिड़ी और बिना कारण क्रोध करें, तब **सीपिया** का प्रयोग करें।
- सातवें महीने में होने वाले गर्भपात को रोकती है **सीपिया** दवा।
- स्तनों का चटखना व उसमें खुजली होने पर **वालसम** पेरू दें।
- दबा हुआ मासिक धर्म, कर्कट या ग्रन्थियों का बढ़ना **सेम्पेरविवम** निम्न **शक्ति दिन** में दो बार दें।
- दाहिने स्तन में चोट लगने से फूलन, कठोरपन व भारीपन आने पर **कोनियय** दें और अगर बायें स्तन में हो तो **साइलेशिवा** दें।
- दर्द के साथ श्वेत प्रदर आने पर **कालोफाईलम, पल्साटीला, मैगनेशिया फॉस** लाभप्रद है परन्तु **एब्रोमा** सबसे श्रेष्ठ दवा है।
- दूसरे महीने के गर्भपात की प्रवृत्ति को रोकती है **काली कार्ब** औषधि।
- वयस्क लड़कियों के ल्यूकोरिया के लिए **केल्केरिया फॉस** सफल दवा है।
- तीसरे महीने के गर्भपात की प्रवृत्ति को रोकती है **सेबिना** औषधि।
- ज्यादा शारीरिक कार्य करने से व उत्तेजक स्वभाव से होने वाला गर्भपात या गर्भाशय की कमजोरी के कारण होने वाले गर्भपात में **हेलोनियस** डी दें।
- जब ऋतु के समय ऋतु स्राव न होकर नाक या मुँह से रक्त निकले तब **ब्राइयोनिया** बहुत उपकारी होता है।
- जरायु की वृद्धि, स्थानच्युति, भारीपन या बाहर आने पर **फ्रैक्सिनासा अमेरिकाना** सदैव फायदा करती है।
- जरायु के ऊपर किसी प्रकार से आघात होने पर **बेलिस पैरेनिस** एक उत्तम दवा है।

- जरायु के बाहर निकलने की अनुभूति और दर्द के रोग में **सीपिया** और **लिलियम** उपयोगी है। परन्तु दोनों में अन्तर इतना है कि **सीपिया** पुराने और अधिक दर्द में उपयोगी और **लिलियम** नये रोग और कम दर्द के लक्षणों में अधिक उपयोगी साबित होती है।
- जरायु के टल जाने पर लिलियम टिग्रिनम में अत्यन्त तकलीफ होती है, परन्तु **सीपिया** में इतना कष्ट नहीं होता। **सीपिया** में रक्तता अल्पता के कारण रोगिणी का चेहरा पीला पड़ जाता है।
- जरायु रोग और जरायु मुख की कठिनता दूर करने के लिए **जेल्सीमियम** एक उत्कृष्ट दवा है।
- जरायु से बहुत परिमाण में रक्तस्राव जो ठहर-ठहर कर होता है, दर्द कमर से चलकर तलपट तक जाता है **सैबाइना-30** तीन बार दें (रक्तस्राव कम होने पर **पलसेटिला** का प्रयोग करना चाहिए)
- जरायु और डिम्बाशय के आपेक्षिक दर्द के साथ मासिक की गड़बड़ी और पैर में ऐंठन और स्त्रियों के डिम्बकोष में उत्तेजना के साथ जरायु ग्रीवा संकोचन के लक्षणों में **वाइर्बनस आप्युलस** का प्रयोग सदैव सार्थक रहता है।
- जननेन्द्रिय के चारों ओर लाल पुष्ट क्षत में **जकरिन्डा** लाभ देता है।
- नारबेल के चिपकने को रोकती है **हाइड्रोस्टिस** केन दवा।
- नारवेल के अपनी जगह से हटने को रोकती है **एरिजीरोन** दवा।
- गर्भाशय की संकुलता में **बेलाडोना** के बाद **मर्क सोल** या **सिपिया** देना उचित रहता है।
- गर्भाशय की स्थानच्युति के कारण होने वाले गर्भपात में **वाइर्बनम प्रुनिफोलियम** प्रयोग करें।
- गर्भाशय की स्थानच्युति से होने वाले बाँझपन में **ऑरम म्यूर नेट्रो नेटम 3 एक्स** एक सफल दवा है।
- गर्भाशय की गाँठों से रक्तस्राव **वाइप्रा 30** तीन बार दें।
- गर्भाशय के रोग में हृदय शूल और दायीं तरफ की बाँह में दर्द होने पर **लिलियम टीग्रीनम 30** तीन बार दें।
- गर्भाशय में गाँठें, उच्च रक्तचाप जो कि स्नायु तन्त्र की गड़बड़ी के कारण हो तब **ऑरम म्युरियेटिकम** निम्न शक्ति दें।
- गर्भावस्था में **लैक्टिक एसिड** से उल्टी में आराम न आये तो **टिबेकम** का प्रयोग करें।
- गर्भ या गर्भाशय से बहुत अधिक रक्तस्राव के लिए **इपीकाक** उपयोगी दवा है।
- गर्भपात कमजोरी के कारण **एलेट्रीस** या **कॉलोफाइलम** या **चाइना** या **हेलोनियस**

या **सिकेल कोर** का प्रयोग लक्षण अनुसार करें।

- गर्भपात की प्रवृत्ति **काली कार्ब** या **सेबीना** या **सीपिया** तीनों 1 एम की शक्ति में प्रयोग करें।
- गर्भपात की प्रवृत्ति को रोकती है खासकर दूसरे व तीसरे महीने की - **एपिस मेल** जिसको उच्च शक्ति में दें।
- गर्भवती की खाँसी यदि दूसरी दवाओं से दूर न हो तो **कोनियम** और **काली ब्रोमाईड** बहुत सफल सिद्ध होती है।
- गर्भवती महिला को **एपिस मेल** कम पोटेंसी में या क्यू में नहीं देना चाहिए, क्योंकि इससे गर्भपात और गर्भाशय में सूजन हो जाने की आशंका रहती है।
- गर्भवती महिला को **लाइकोपोडियम** 200 न दें, क्योंकि कभी-कभी यह गर्भपात का कारण बन सकता है।
- गर्भवती स्त्रियों को **एपिस मैल, नक्स वोमिका, ब्रायोनिया** और **रसटाक्स** देते समय सावधान रहना चाहिए क्योंकि इन दवाओं से गर्भपात होने का भय हो सकता है।
- गर्भवती स्त्री के सियाटिका रोग में जब जमीन पर पैर रखने पर पैर में दर्द न हो तो **वेलेरियाना** दें।
- **गैफाइटिस** दवा के लक्षण में ऋतुस्राव अत्यन्त कम, दर्द के साथ देर से आता है। लेकिन **कैलकेरिया** का ऋतुस्राव अतिशीघ्र व अधिक परिमाण में आता है। **पल्साटिला** में ऋतुस्राव पानी में भीगने के कारण देर से आता है।
- गर्भणी स्त्रियों की रक्त-स्वल्पता, नितान्त दुर्बलता और शरीर के दुबलेपन में **अलफलफा** एक अमोघ औषधि है।

हड्डियों, जोड़ों व मांसपेशियों के रोग

- यदि गठिया के रोगी को **कॉलचिकम** अधिक मात्रा में दी जाये तो उसके पेशाब में एल्बूमिन आना आरम्भ हो जाता है।
- यदि गठिया और हृदय के कष्ट बारी-बारी से होते हों तो **कालमिया लिटीफोंलिया** प्रयोग करें।
- घुटने के जोड़ की झिल्ली का शोथ (Synovitis) के लिए यदि **ब्रायोनिया** और **एपिस मेल** असफल हो जाये तो **सल्फर** सफल सिद्ध होती है।
- हड्डी बढ़ जाने पर **केल्केरिया फ्लोर 6 एक्स** कुछ समय तक निरन्तर देते रहने से हड्डी साधारण आकार की हो जाती है।
- हड्डी की टी.बी. में **थेरिडियोन** अच्छा लाभ करता है।
- हड्डी टूटने के तुरन्त बाद अगर **आर्निका** दे दी जाये तो वह माँसपेशियों की

अकड़न व दर्द तुरन्त दूर कर देता है।

- हड्डी टूटने पर **सिम्फाइटम 30** दिन 2-3 बार देने से हड्डी एक सप्ताह में जुड़ जाती है।
- हाथ पैरों की उंगली या नाखून के नीचे की हड्डी के दर्द में **बर्बेरिस वलगेरिस** का प्रयोग अच्छा साबित होता है।
- हड्डी टूट जाने पर हड्डी को जोड़ने के लिए **सिम्फाईटम क्यू** पानी में मिलाकर पट्टी को इसमें गीला करके बार-बार बाँधने और यही दवा मुख द्वारा खिलाते रहने से हड्डी शीघ्र जुड़ जाती है तथा दर्द और कष्ट तुरन्त दूर हो जाते हैं।
- पारा दोष के कारण हड्डी के घाव में जलन हो तो **यूफोरबिया ओफीसिनेनम** दें।
- पुराने गठिया में **काली कार्ब** का इस्तेमाल हानिकारक है। उसके स्थान पर उपचार के लिए **काली आयोडेटम** का प्रयोग किया जा सकता है। हालांकि **काली कार्ब** के इस्तेमाल के बाद यदि **नाइट्रिक एसिड** दिया जाये तो वह लाभदायक होता है।
- पेशियों (पुट्ठों) में दर्द के साथ अकड़न/स्थिर भाव से रहने या संचालन में तकलीफ मालूम होती है। गीली ठण्डी हवा से दर्द बढ़ जाता है। दर्द के साथ झिनझिनी मालूम होती है—**रसटोक्स** की खुराक लें।
- प्रारम्भिक वात रोग में अगर ब्रायोनिया के लक्षण हों तो **ब्रायोनिया** देने से पहले एक-दो खुराक **एकोनाइट** की देने से अच्छा फल मिलता है।
- दाहिने कन्धे के नीचे के कोने में दर्द या नाक के दोनों पुरे का फड़कना **चेलिडोनियम** के विशेष लक्षण हैं।
- वात रोग में **पेसीलोरा क्यू** का प्रयोग नहीं करना चाहिए जब कि रोगी की जुबान एकदम साफ हो।
- वात रोग में जोड़ में सूजन, दर्द का एक स्थान से दूसरी जगह चले जाना, गीली हवा से रोग में वृद्धि होती है। रोग में विश्राम से वृद्धि होती है और चलने-फिरने से आराम मिलता है। इन लक्षणों में **रीडोडेन्ड्रन-30** का तीन समय प्रयोग करें। ऐसे लक्षण **रसटोक्स** औषधि में भी मिलते हैं, अन्तर यह है कि रीडोडेन्ड्रन का दर्द शरीर के गहरे स्थान में और हड्डी की झिल्ली में मालूम होता है जैसे पैर की टिवया हड्डी तथा बाँहों की हड्डी।
- चोट लगने या प्रदाह होने से उस स्थान पर पीव पड़ने की सम्भावना हो तो **हिपर सल्फ** की उच्च शक्ति एक खुराक देना चाहिए इससे पीव नहीं बनेगा और प्रदाह भी कम हो जायेगा। इसका बार-बार प्रयोग नहीं करना चाहिए उससे उल्टा फल मिलेगा। यदि चोट में पीव उत्पन्न हो जाये तो **हिपर सल्फ** के प्रयोग

से वह स्थान फट जाता है और जख्म सूखकर आराम आ जाता है।

- जोड़ों का दर्द पेचिश होने से समाप्त हो जाता है परन्तु जब पेचिश हो जाये तो गठिया आरम्भ हो जाता है, तब **एब्रोटिनम** एवं **काली बाइक्रोम** उपयोगी सिद्ध होते हैं। इस प्रकार से अगर गठिया और बवासीर बारी-बारी से उठें तब एब्रोटिनम उपयुक्त दवा है।
- गठिया के रोगी में **काली कार्ब** को दुहराएँ नहीं, अन्यथा वह समस्याएँ उत्पन्न कर सकता है।
- गठिया रोग में **कोलचीकम** का बार-बार प्रयोग या अधिक मात्रा में देने से ठीक होने के बजाय लक्षण दोबारा उत्पन्न हो जाते हैं।
- गठिया, गुरदे में सूजन तथा तपेदिक से पीड़ित रोगी का उपचार करते समय काली कार्बोनिकम के इस्तेमाल में सावधानी बरतने की आवश्यकता है।

त्वचा, नाखून व बालों की समस्याएँ

- यदि खुजली को खुजलाने पर उस स्थान पर तो आराम आ जाये परन्तु दूसरे स्थान पर खुजली होने लगे तो **स्टेफिसेग्रीया** दें।
- यदि **बैलाडोना** के प्रयोग से फोड़ा न तो दबता हो और न ही पकता हो तो **हिपर सैल्फ 200** एक खुराक प्रतिदिन इसके पश्चात **सल्फर 200** दो दिन तक एक खुराक प्रतिदिन देने से प्रायः फोड़े दब जाते हैं।
- यदि पित्ती उछलने के लक्षण गठिया के साथ-साथ बारी-बारी से हो तो **अर्टिका यूरेन्स** सफल दवा है।
- यदि फोड़े में पीव संचय होने के बाद **मर्कुरियस** की निम्नशक्ति का प्रयोग किया जाता है, तो तेज गति से फोड़े में पीव पैदा हो जाता है और उसे फाड देता है। और पीव पैदा होने से पहले एक-दो खुराक मर्कुरियस उच्चशक्ति की देने से बहुत परिमाण में पसीना आता है और प्रदाह व फूलना कम हो जाता है।
- यदि **आर्सेनिक एल्बम** से फोड़ा ठीक न हो तो **ऐन्थेक्सीनम** दिया जाना चाहिए।
- यदि अफीम या अन्य नशीली वस्तुओं का प्रयोग करने से माँसपेशियाँ दुर्बल हो जायें तो इस दुर्बलता को **एसिड म्यूर** दूर कर देती है।
- खसरा के बचाव के लिए **एकोनाइट, आर्स एल्ब, पल्साटीला** या **मोरविलिनम** 1 एम दें।
- खुजली में खुजलाने पर उस जगह आराम आ जाये परन्तु खुजली दूसरे स्थान पर होने लगती है—**स्टैफीसिगेरिया** दें।

- बार-बार निकलने वाले फोड़े, रक्त में संक्रमण और विष से उत्पन्न होने वाले फोड़े, पुराने घाव, कारबंकल आदि में **एचिनेशिया** देते रहने से रक्त दोष दूर होकर फोड़ों को आराम मिलता है। इसको गर्म पानी में डालकर घाव धोने से वह साफ होकर उनकी पीप खुश्क हो जाती है और वह शीघ्र भर जाते हैं।
- कारबंकल में इतनी जलन हो जैसे उस पर जलता कोयला रखा हुआ है, रंग नीला, सड़ने वाले घाव और बहुत जलन करने वाले फोड़े—**टैरेन्टुला 6** दें।
- मवाद का संक्रमण **आर्निका माउन्ट** या **गनपाउडर 3 एक्स** तीन बार दें।
- मुँहासों में **काली ब्रोम 3 एक्स** तीन बार दें।
- किसी कारण से भी किसी स्थान पर आघात हो जाये जिससे शरीर में दर्द और कोई कष्ट हो जाये इसकी **आर्निका** उत्कृष्ट दवा है।
- किसी भी स्थान की सूजन दर्द के साथ, कनफेड व फोड़े-फुंसी में **वेलाडोना** दें।
- पित्ती रोग में अगर **रस टॉक्स** से पूर्ण लाभ न हो तो उसके बाद **बोविस्टा** दें आशा अनुरूप फायदा मिलेगा।
- सिर में मोटे खुरण्ड वाली गीली दाद (Cerusta Lactea) जिससे बहुत अधिक स्राव निकले और बाल आपस में जुड़ जायें, के लिए **वायोला ट्राईक्लर** एक सफल दवा है।
- विशुद्ध **कैलेन्डुला** या उसकी मरहम घावों पर लगाने से घाव का दर्द व जलन को तुरन्त आराम आ जाता है और पीप खुश्क होकर घाव शीघ्र भर जाता है।
- हथेली पर मस्से में **नेट्रम फॉस 12 एक्स** तीन बार दें।
- हर प्रकार के फोड़े को **केल्केरिया हाइपों फॉस 1 एक्स** ठीक कर देता है।
- पपड़ीयुक्त खाज में **आर्सनिक एल्ब** देने से उद्भेद लाल और फूल जाते हैं किन्तु इस कारण से **आर्सनिक** का प्रयोग बन्द नहीं करना चाहिए बल्कि लगातार देते रहना चाहिए जब तक कि क्रिया पूरी नहीं हो जाये। उसके बाद आर्सनिक का प्रयोग बन्द कर देना चाहिए फिर यह प्रभावहीन रहती है।
- पुराने उद्भेद में **सल्फर** का प्रयोग करना चाहिए।
- पुराने नासूर भगंदर और छोटे मुँह वाले गहरे घाव जिनमें वर्षों से पीव आती हो; जो काफी दवायें प्रयोग करने पर भी बन्द न होते हों। **कैलकेरिया फ्लोर 12 एक्स** का प्रयोग करें।
- रक्त से भरा फोड़ा, गर्मी के फोड़े, एक के बाद दूसरा फोड़ा निकल आये, मोटे बहुत से फोड़ों के गुच्छे, **अर्निका 3 एक्स** देने से फोड़े निकलने बन्द हो जाते हैं।
- शोथ में यदि उसमें जलन, डंक मारने वाला दर्द, शीतल वस्तुओं से आराम मिले, छूना सहन नहीं हो और प्यास नहीं हो तो **ऐपीस मेल** लाभप्रद होता है।

- अंगुल बेड़ा रोग में **मर्कुरियस** की निम्नशक्ति के प्रयोग से जल्दी पीव बन जाता है जिसके कारण दर्द में कमी आ जाती है।
- दाद के लिए **वैसीलीनम 200** को सफल दवा मानते हैं।
- चोट के कारण काले या नीले दाग **ऐसिड सल्फ** दूर कर देता है।
- चोट के कारण अगर चर्म पर नीले दाग पड़ जायें तो **लेडम पाल** अधिक श्रेष्ठ औषधि है।
- चोट के कारण अगर चर्म पर नीले दाग पड़ जायें तो **लेडम पाल** व काले या नीले दाग, को **ऐसिड सल्फ** मिटा देता है।
- चोट लग जाने पर दर्द में **एसिड सल्फ** अच्छा काम करता है।
- चेचक से बचे रहने के लिए **मेलेण्ड्रीनम 30** का प्रयोग करें।
- फोड़ों में सख्त जलन, बेचैनी, सेंकने से दर्द को आराम आये तब **आर्सैनिक 3 एक्स** दें।
- फोड़ों की अवस्था में मर्कुयूरियस की छोटी शक्ति में देने से बहुत शीघ्र पीव पैदा हो जाती है। इसलिए, यदि फोड़े को न पकाना हो तो इस दवा को नीची शक्ति में बिल्कुल न दें बल्कि इस दवा की ऊँची शक्ति से फोड़ा शीघ्र फूट जाता है।
- फोड़े व फुंसी के लिए **गनपाउडर** उपयुक्त दवा है।
- जख्म में यदि **साइलीशिया** से लाभ न मिले तो **लोरिक एसिड** का प्रयोग करना चाहिए।
- जख्म से बहुत परिमाण में रक्तस्राव होते रहना **क्रियोसोटम** का विशेष लक्षण है।
- जब फोड़ा निकलना शुरू हो, फोड़े का स्थान सख्त लाल और दर्द, फोड़े से ज्वर हो जाय—**एकोनाइट 1 एक्स** एक-दो घण्टा के अन्तर से देते रहने से तमाम कष्ट दूर हो जाते हैं और कई बार फोड़ा दब जाता है।
- अंगुल बेड़ा रोग में अंगुली में **मक्युरियस** की निम्न शक्ति के प्रयोग से जल्दी पीव उपन्न हो जाता है परन्तु यह पीव उत्पत्ति को रोक नहीं सकता।
- अंगुल बेड़ा में **साइलीशिया** उपयुक्त दवा है।
- उंगली कुचल जाने पर **हाईपेरिकम** का प्रयोग निश्चित रूप से एक सफल उपचार है।
- टीका लगने से यदि कोई कुफल जो जाये, **थूजा** से कोई फायदा नहीं हो और **साइलिसिया** का भी कोई लक्षण नहीं मिले तब **एन्टिम टार्ट** से फायदा मिलता है।
- अगर हड्डी के घाव में जलन हो तो **युर्फोबिया ओफीसिनेलिस** दें।
- अगर त्वचा ऐसी दिखाई दे जैसे उस पर तेल मला हुआ है तो ये **सोराईनम** के

लक्षण होते हैं।

- गैग्रीन या सड़े हुए घाव काले हो जाने पर **यूर्फोबिया कोरोलेटा** एक उत्तम दवा है।
- ग्रन्थि की चोट में **रूटा.जी** के बाद **एसिड सल्फ** देने से पूर्ण लाभ होता है।

ज्वर व उनकी व्याधियाँ

- यदि रोगी यह कहे कि मुझे जब भी ज्वर आता है तो इससे कई दिन पहले भूख बहुत बढ़ जाती है। साधारण से भी अधिक भोजन खाना पड़ता है, फिर कई दिन के पश्चात ज्वर आ जाता है तो ऐसे रोगी को **स्टाफिसेग्रीया** दें।
- यदि ज्वर में शरीर गर्म और हाथ-पाँव ठण्डे रहें तब **रसटोक्स** दें परन्तु ज्वर होने पर सारा शरीर ठण्डा परन्तु सिर गर्म रहे और रोगी को किसी प्रकार का कष्ट न हो तब **आर्निका** दवा उचित है।
- यदि हर बार खटाई खाने से ज्वर हो जाये तो **लैकेसिस** एक सिद्ध दवा है।
- लू या जुकाम में **एकोनाइट, कैम्फर, बेलाडोना** से रोगी को आराम न हो तो **जेल्सीमियम** या **ब्रायोनिया** से लाभ हो जाता है।
- इण्टरमिटेन्ट ज्वर प्रतिदिन प्रात काल सात बजे से नौ बजे के अन्दर, शीत लगकर ज्वर आना, दूसरे दिन दोपहर को शीत लगकर ज्वर आना। शीत से पहले अंग प्रत्यंग में हड्डी कुचलने जैसा दर्द–**इउपेटोरियम पर्फोलेटम 30** चार-चार घण्टे से दें। (**इउपेटोरियम परपुरियम** में शीत कमर से आरम्भ होकर नीचे की तरफ फैलता है और **केप्सिकम** में शीत गर्दन के मध्यवर्ती स्थान से शुरू होकर सारे शरीर में फैलता है और शरीर ठण्डा हो जाता है। इउपेटोरियम में शरीर ठण्डा नहीं होता। लेकिन **इउपेटोरियम पर्फ** में शीत के साथ कम्पन होता है।)
- **काब्रोलिक एसिड** इन्फलूऐंजा की अच्छी दवा है।
- कौलरा की **कैम्फर** एक उत्कृष्ट औषधि है, कैम्फर के कोलरा में दर्द नहीं होता है परन्तु दस्त थोड़ा-थोड़ा होता रहता है या बिल्कुल नहीं होता। **बेराट्रम एल्बम** और **कुप्रम** भी कौलरा की दवायें हैं। **बेराट्रम एल्बम** में दस्त और अधिक परिमाण से होता है, पेट में दर्द, माथे पर ठण्डा पसीना आता है किन्तु **कुप्रम** में कौलेप्स के साथ पेट में ऐंठन होती है।
- मलेरिया के कारण अगर आधे सिर में दर्द रहे तब **आर्सेनिक** बहुत लाभदायक है।
- मलेरिया ज्वर में ठीक घड़ी के कांटे की तरह निर्देशित समय शीत के समय ज्वर होना **सिड्रन** दवा का स्वाभाविक लक्षण है।

- विराम ज्वर में जब लक्षण स्पष्ट न हो तो **इपिकॉक** को देना चाहिए, लक्षण स्पष्ट हो जायेंगे।
- हे ज्वर में - **आर्स** एल्ब या **सोरिनम** लक्षण अनुसार दें।
- हल्के बुखार के साथ रोगी को रात में पसीना आये और रोग के गम्भीर होने की सम्भावना हो तो **वाल्सम पेरू** की निम्न शक्ति देने से आराम आ जाता है।
- सविराम ज्वर में दिन के 10 बजे और 11 बजे के बीच में ज्वर शीत के साथ आये, तब **नेट्रम म्यूर** का प्रयोग करें।
- सविराम ज्वर में जब किसी दवा के स्पष्ट लक्षण न मिलें तब **इपिकाक** अधिक लाभ करती है।
- सविराम ज्वर में ओठ पर मोती की तरह के दाने दिखें तब **नेट्रम म्यूर** का प्रयोग करना चाहिए।
- वात ज्वर में **इग्नेशिया** भी अच्छा काम करती है।
- ज्वर के समय यदि मसूड़ों से रक्त आता हो तो **स्टेफिसेग्रीया** दवा दें परन्तु ज्वर के समय यदि नाक से रक्त आये तब **पल्साटीला** उचित दवा है।
- ज्वर के समय पित्ती उछलने में **रस टाक्स** दें परन्तु मलेरिया ज्वरों में पित्ती उछलने पर **नेट्रम म्यूर** रामबाण दवा है।
- ज्वर के समय अगर मसूड़ों से रक्त आये तब **स्टेफिसग्रीरिया** और अगर ज्वर के समय नाक से रक्तस्राव आये तब **पल्साटीलास** दवा दी जानी चाहिए परन्तु घातक रोगों जैसे प्लेग, चेचक आदि में रक्तस्राव होने पर **क्रोटिलस हौर** और **लैक्सिस** उचित दवा हैं।
- ज्वर में दाँत दर्द होने पर **ग्रेफाईटिस** और **कालीकार्ब** उचित दवायें हैं और ज्वर के समय कान में दर्द होने पर **केलैडियम** उचित दवा है।
- ज्वर आने से पहले रोगी की भूख बन्द हो जाती है और अगर वह साधारण से भी अधिक खाना खाता है, और फिर उसे कुछ दिन बाद बुखार आ जाता है, ऐसे रोगी की उत्तम दवा है **स्टेफिसिगेरिया**।
- ज्वरों में भूख कम या बन्द हो जाती है, लेकिन यदि ज्वर की अवस्था में भूख बहुत अधिक लगे, खाना खाने से रोगी अपने आपको स्वस्थ समझे, जब तक खाना आमाशय में रहे, ज्वर कम हो जाय और खाना खा चुकने के पश्चात ज्वर फिर चढ़ जाये। रात को भी उठकर खाना खाना पड़े तो **फॉसफोरस** दें।
- **नेट्रम म्यूर** को आन्त्रिक बुखार में न दें जब बुखार आने का दिन हो।
- टायफायड ज्वर की प्रथमावस्था में जब शरीर का ताप अधिक, नाड़ी तेज, रोगी पेट छूने नहीं देता, जिह्वा का रंग लाल या थोड़ी सफेदी लिये होता है और मुख से तीक्ष्ण राल निकलता है, इन लक्षणों में **बेप्टीशिया** अति मूल्यवान औषधि है।

- टायफायड ज्वर में जब आँत से रक्तस्राव में खून के बड़े-बड़े थक्के निकलते हों तब **एल्यूमिना** उपयुक्त औषधि है।
- टायफायड ज्वर या फोड़े-फुंसी के बुखार में **एकोनाइट** लाभ नहीं करती है इसका ध्यान रखना चाहिए।
- आन्त्रिक ज्वर - **स्कारलेटीना** या **वेलाडोना 1 एम** की एक मात्रा दें।
- आन्त्रिक ज्वर में जीभ पर विभिन्न रंगों के लेप से मानचित्र बनने पर **टेरेक्सेकम** बहुत लाभदायक औषधि है।
- टायफायड ज्वर में रोगी घोर अचेतन अवस्था में या घोर निद्रा में पड़ा रहता है, उसे यह नहीं मालूम रहता कि उसके चारों तरफ क्या हो रहा है, किन्तु उसे ऐसी अवस्था से जगाने के बाद वह ज्ञान के साथ बात करने लगता है। **आर्निका, बैप्टिसिया, ओपियम** में भी अज्ञानता देखी जाती है, परन्तु **आर्निका** एवं **बैप्टिसिया** रोगी बातें करते-करते सो जाता है। **बैप्टिसिया** रोगी में मल-मूत्र-पसीना इत्यादि बदबूदार होता है, जो **आर्निका** में नहीं देखा जाता है। ओपियम के रोगी को किसी भी तरह से जगाया नहीं जा सकता है।
- टायफायड रोग में घोर अचेतना और बड़बड़ाना और साथ डिलिरियम होने पर **फॉस्फोरस** उत्तम दवा है। यह लक्षण **लोकेसिस** में भी हैं, लेकिन लोकेसिस में निद्रा के बाद रोग में वृद्धि होती है, परन्तु **फॉस्फोरस** में निद्रा के बाद परेशानियां बढ़ जाती हैं।
- टायफायड और पेचिश के आरम्भ में **आर्सेनिक एल्बम** देना हमेशा हानिकारक है। इसलिए जब तक लक्षण बिल्कुल न मिलें इन रोगों के शुरू में **आर्सेनिक** न दें।
- आरक्त ज्वर और डिपथीरिया में यदि मस्तिष्क प्रदाह हो जाये तब **एरम ट्राइफाइलम** का प्रयोग करना चाहिए।
- आवधिक ज्वर में, जिस दिन ज्वर होने की संभावना हो उस दिन **नेट्रम मुरिएटिकम** नहीं देनी चाहिए।

शिशु एवं बाल रोग

- यदि चेचक का टीका लगने के पश्चात बच्चे की ऐंठन वाले दौरे होने लगे तब **सिलिशिया** देना चाहिए।
- घोर काले बाल व काली आँखों वाले बच्चों को **आयोडियम** और गोरे बच्चों को **ब्रोमियम** फायदा करती है।
- बच्चा हमेशा नाक खोदता है, नाक के भीतर उंगली डाल कर खुजलाता है मलदार खुजलाना रात को अच्छी नींद नहीं आती, दाँत किटकिटाना, चेहरा फीका, आँखों

के चारों ओर नीलापन पड़ जाता है **सिना 200** सुबह व शाम दें।

- बच्चा दूध पीते ही दूध की उल्टी कर देता है और उसे एथूसा से आराम नहीं मिलता है तब **आईरिस वर्स** का प्रयोग करें।
- बच्चा यदि पहली नींद में बिस्तर में पेशाब कर देता हो या सोते ही बिस्तर में पेशाब निकल जाता हो तब **सीपिया** सफल दवा है।
- बच्चों के दाँत निकलते समय हैजा हो जाने पर **क्रियोजोट** से बहुत लाभ मिलता है।
- बच्चों का हकलाना, दाँत निकलवाने के बाद रक्तस्राव व पुरानी पित्ती में **बोबिस्टा 30** तीन बार देने से फायदा होता है।
- बच्चों को दूध पीने के बाद दूध दही की तरह की उल्टी हो जाती है तो **इथुजा** इसकी उत्तम दवा है परन्तु **कैलकेरिया कार्ब** में भी थक्का-थक्का दूध का वमन होता है, अन्तर इतना है कि **कैलकेरिया कार्ब** के रोगी के मल में बहुत खट्टी बदबू आती है और सिर पर ठण्डा पसीना आता है।
- बच्चों को गर्मी के मौसम में होने वाले दस्तों के लिए जो प्रातः समय बढ़ जायें और दोपहर के पश्चात काफी कमी हो जाये तब **पोडोफाईलम** देना चाहिए।
- बच्चों के कृमि रोग को ठीक करने के लिए **सीना 200** शक्ति बहुत उपयोगी है, निम्नशक्ति देना इतना लाभदायक नहीं होता।
- बच्चों के पेट में कीड़े, सिर दर्द, कान से स्राव, बहरापन जिसके साथ दर्द जो कि जांघों तक जाता है और उदास बच्चों में असंयत मूत्रता **वायोला ओडोरेटा** 3 तीन बार दें।
- बच्चों के दमा रोग में **नेट सल्फ, आर्सेनिक** आदि दवाइयाँ जब काम न करें तो **मोरगन 200** का प्रयोग लाभदायक सिद्ध होता है।
- बच्चों के दाँत निकलते समय अगर हैजा हो जाये तब **क्रियाजोट** देना चाहिए।
- बच्चों के दाँत क्षय और दर्द में **क्रियाजोट** एक अमूल्य दवा है।
- बच्चों के दाँत निकलते समय दस्त होने पर मल नाना प्रकार का आता है। इन लक्षणों में **पल्साटीला** का प्रयोग करना चाहिए। अगर आराम न आये तब **साइलेशिया** का प्रयोग करना चाहिए।
- बच्चों के टंकार रोग में सवेरे से शाम तक पेट में गुड़ गुड़ शब्द और दर्द व चिड़चिड़ापन रहने पर **नैफेलियम** देने से आराम आता है।
- बच्चों में केपीलरी ब्रोकान्टिस जब फेफड़ों से बलगम की खड़खड़ाहट सुनाई दे तो **इपिकाक** सफल होती है लेकिन अगर **इपिकाक** देने से फायदा नहीं हो और बच्चा मूर्च्छित हो जाये तब **एन्टिम टार्ट** देनी चाहिए। और अगर **एन्टिम टार्ट** भी काम न करे तो **सल्फर** देना आवश्यक होता है।

- बच्चों में प्रथम निद्रा में बिस्तर पर पेशाब करने की आदत ठीक करने के लिए **सीपिया** 1 एम की एक खुराक दें।
- बच्चों के मुँह में घाव हो जाने और अधिक लार गिरने पर **एसिड सल्फ** एक उपयोगी दवा है।
- बच्चे को हमेशा भूख लगती रहती हैं। पेट भर खाकर उठते ही फिर खाना माँगता है। माँ का दूध पीना नहीं चाहता है, मीठी चीज खाना पसन्द करता है **सिना 30** तीन समय दें।
- बच्चे जब दर्द के कारण अपनी इन्द्रिय को हाथ से खींचते हैं तब उन्हें **कैन्थिरिस** देनी चाहिए।
- बच्चे जो सारी रात रोते-चिल्लाते रहते हैं, और न सोते और न ही सोने देते हैं परन्तु दिन में बिल्कुल ठीक रहते हैं उनको **जलापा** दवा देनी चाहिए और यदि बच्चा सारी रात खेलता-कूदता रहता है, और दिन में चिड़चिड़ा रहता है उसको **साईप्ररीपेडियम** उचित दवा है।
- बुद्धिहीन बच्चों के लिए **बराईटा कार्ब** हर प्रकार से लाभदायक है।
- कैपिलरी ब्रोंकाइटिस से पीड़ित बच्चे जिन्हें सीने में कफ की खड़खड़ाहट और बेचैनी की शिकायत हो, तब **इपेकाकुआन्हा** दिया जाना चाहिए। यदि इपेकाकुआन्हा के इस्तेमाल से लाभ न हो तो **एंटीमानियम टार्ट** दें और इसके भी विफल रहने पर **सल्फर** दें।
- शिशु का खाँसते खाँसते दम बन्द होने लगता है, साँस लेने के समय गले में घड़घड़ाहट की आवाज आती है। ऐसा लगता है कि बहुत बलगम निकलेगा परन्तु निकलता नहीं है। चेहरा नीला पड़ जाता है, खांसते खांसते नाक या मुख से रक्तस्राव होता है **इपिकाक 6** जल्दी-जल्दी दें। **एन्टिम टार्ट** में भी इस तरह के लक्षण होते हैं परन्तु रोगी को मतली से किसी प्रकार से आराम नहीं आता है।
- शिशु का शरीर क्षीर्ण व दुर्बल लेकिन सिर बड़ा, स्वभाव चिड़चिड़ा, दिनभर रोना, लेकिन रातभर सोना, ये लक्षण **लाइकोपोडियम** के अमूल्य लक्षण हैं।
- शिशु के कोलरा रोग में गर्दन का सूख जाना और अत्यन्त भूख रहने पर **नेट्रम म्यूर** का प्रयोग करें।
- शिशुओं के पेट दर्द में, पेट फूलना, दर्द से झटपटाना परन्तु पैर को सिकोड़ कर दोहरा होने से कम होता है—**कोलोसिन्थ 6** चार-चार घण्टे से दें, स्टेनम के पेट दर्द में शिशु को कन्धे पर रखकर टहलने से कम होता है।
- शिशुओं के दाँत निकलते समय दस्त या शिशु के कोलरा में रेडियम अति उत्तम औषधि है। अधिक खट्टा, बदबूदार मल होना रेडियम का विशेष लक्षण है।

- पैदा होने के बाद यदि नवजात शिशु का मूत्र बन्द हो जाये तब **ओपियम** दवा दें।
- प्रसन्न स्वभाव वाले बच्चे जो कभी रोते ही न हों, हर समय प्रसन्नचित बिस्तरे में पड़े रहें यह भी एक प्रकार का रोग है। **चैलीडोनियम** इसकी सफल दवा है।
- रात को बच्चे चीखने लग जायें, अपने सम्बन्धियों को पहचान न सकें, कई बार आँखों में भैंगापन आ जाये **काली ब्रोम** का प्रयोग लाभदायक सिद्ध होता है।
- डाक्टर केन्ट की राय में जो बच्चे बड़ी आयु के हो जाने पर भी चलना न सीखें उन्हें **एगेरिकस** खिलाते रहने से चलने लग जाते हैं।
- दाँत निकलते समय बच्चों में दाँत का मूल अंश टूट जाता है, किन्तु अग्रभाग ठीक रहता है, तब **मैजेरियम** का प्रयोग करें और अगर अग्रभाग टूटता है तब **स्टेफेसेग्रिया** का प्रयोग करें।
- छोटे बच्चों (विशेषकर दूध पीते बच्चों) की कब्ज के लिए **ऐलूमीना** उत्तम दवा है।
- छोटे बच्चों के निमोनिया में **फॉसफोरस** और **ऐन्टम टार्ट** बहुत सफल दवा है।
- दूध पीते बच्चों में यदि दूध डालने या कै करने के रोग किसी दवा से दूर न होते हों तो **आईरस वर्स** का प्रयोग करें।
- जब मल विसर्जन के बाद बच्चा सो जाता है और कमजोरी रहती है तब **इथुजा** विशेष उपयोगी होता है।
- जो बच्चे सारी रात रोते चिल्लाते रहें। न सोयें न सोने दें और तमाम दिन ठीक रहें उनको तो आप **जलापा** देकर ठीक कर सकते हैं लेकिन जो बच्चे रात भर रोयें चिल्लायें और सोयें भी नहीं और तमाम रात खेलकूद और हँसी खुशी में मग्न रहें उनके लिए **सिप्रिपिडीयम** सफल दवा है।
- नवजात बच्चे का मूत्र आने के पश्चात फिर बन्द हो जाय तो **ओपियम** दें।

उपचार में क्या करें, या न करें

- **एम्ब्रा ग्रीसिया** को रात में इस्तेमाल न करें, क्योंकि चह बेचैनी उत्पन्न करता है।
- एक दिन बाद बीमारी वृद्धि होने पर **चिनिनम सल्फ 200** का प्रयोग करें।
- **एकोनाइट** को किसी अन्य दवा के साथ नहीं देना चाहिए। यदि यह राहत न दे तो इसका इस्तेमाल बन्द कर दिया जाना चाहिए।
- **एकोनाइट** के प्रयोग से यदि रोग में वृद्धि हो तो **सल्फर** देने से लाभ होता है।
- **एकोनाइट** से प्लूरिसी में लाभ न मिले तो **ब्रायोनिया** के बाद **सैवेडिला** देना चाहिए।

- **एकोनाइट** और **कोफिया, रस टोक्स** और **ब्रायोनिया** और **रस टोक्स** को **एकोनाइट, स्पोंजिया** या **हीपर सल्फ** के साथ पर्यायक्रम से दें।
- **एकोनाइट, एथूजा, इग्नेशिया, ग्लोनाइन, ग्रेफाइटीस, सेलेनियम एकोनाइट, इलेप्स** और **ग्रेफाइट्रस** और **जिंकम मेटलिकम** का प्रयोग उपचार में करते समय एल्कोहलयुक्त पेयों से परहेज करना चाहिए।
- **एण्टिम टार्ट** व **एण्टिम क्रूडम** को साधारणतया ऊँची शक्तियों में दें, लेकिन दमे के खिंचाव में एण्टिम टार्ट 3 एक्स अच्छा काम करती है।
- **एपिस** का प्रभाव तीन-चार दिन बाद होता है और जब पेशाब की मात्रा बढ़ जाती है तो समझना चाहिए की औषधि काम कर रही है।
- **एपिस** में प्यास नहीं होती, **हेलेबोरस** में प्यास ज्यादा होती है। जब रोगी नाक में अनजाने अंगुली डालता रहता है तब **एरम ट्राइफाइलम** का प्रयोग करें।
- **एपिस** मेल इस्तेमाल करते हुए नमक का प्रयोग कम करना चाहिए और उससे पहले या बाद में **फॉसफोरस** और **रस टॉक्स** का इस्तेमाल न करें।
- **एपिस मेल, कॉस्टिकम** और **क्रेयोसोटम** को **सीना** और **कार्बो वेजीटेबिलिस** से पहले या बाद में नहीं देना चाहिए।
- **एथूजा, इग्नेशिया, ग्लोनाइन, ग्रेफाइटीस, सेलेनियम, एकोनाइट, इलेप्स** और **ग्रेफाइट्रस** और **जिंकम मेटलिकम** का प्रयोग उपचार में करते समय एल्कोहलयुक्त पेयों से परहेज करना चाहिए।
- **एसिटिक एसिड, एस्टेरियस रूबेंस, इग्नेशिया** और **जिंकम मेटलिकम** को **नक्स वोमिका** से पहले या बाद में प्रयोग में नहीं लाना चाहिए।
- **एसिड लेक्टिक, कौक्युलस इण्डिकस, कैन्थेरिस, कॉलोफाइलम, बोविस्टा, मिलिफोलियम, स्ट्रामोनियम, सिस्टस** दवाओं के प्रयोग में लाने पर रोगी को कॉफी पीना मना कर देना चाहिए।
- **एड्रिनलिन 200,** श्वसनी दमा में आराम देती है परन्तु बाद की कमजोरी **आर्सनिक एल्बम** देने से ठीक होती है।
- **एन्टिम कार्ब** को **लेकेसिस** के पहले या बाद में न दें।
- **एलियम सीपा** और **एलियम सेटाइवा** को एक-दूसरे से पहले और बाद में नहीं दिया जाना चाहिए।
- **एसाफोटीडा** और **ऑरम मेटालिकम** के द्वारा उपचार में दूध और मक्खन लेना रोगी को मना कर देना चाहिए।
- **एस्टेरियस रूबेन, कैंथेरिस, कॉस्टिकम, सिस्टस, कोकुलस, स्टेनम** और **मिलीफोलियम, स्ट्रामोनियम** को **कॉफिया क्रूडा** से पहले या बाद में नहीं देना चाहिए।

- ऐंठनयुक्त दर्दों में **साइकोटा वाइरोसा** बहुत सफल दवा है।
- **ऐंथ्रकसिनम** दवा उच्च शक्ति में ज्यादा असर करती है परन्तु इसका बार-बार प्रयोग नहीं करना चाहिए।
- **ऐकोनाइट** : लाल गाढ़ा रक्तस्राव के साथ अत्यन्त भय व घबराहट।
- **ऐकोनाइट** और **बेलाडोना** के प्रयोग में **कालमिया लेटीफीबिया** को पहले या बाद में देने से उसका प्रभाव समाप्त हो जाता है।
- **ऐम्ब्राग्रेसिया** को सांयकाल में नहीं देना चाहिए।
- **ऐमोनियम कार्ब** को **लेकेसिस** के पहले या बाद में न दें।
- **ऐलियम सीपा** को **ऐलियम सटाइवा, ऐलो** और **इसकुयला** के पहले या बाद में न दें।
- **ऐलियेन्थ ग्लेडुसा** द्वारा उपचार करते समय रोगी को **विस्की, नक्स, रस टोक्स** नहीं देना चाहिए।
- **ऐपीस मेल** से उपचार करते समय इस दवा को **रस टोक्स** और **फॉसफोरस** के पहले या बाद में न दें।
- **ऐरम ट्राईफाइलम** के प्रयोग के समय **केलेडियम** का प्रयोग पहले या बाद में करें।
- **ऐरम ट्राईफाइलम** से उपचार करते समय रोगी को शलजम खाना और दूध पीना मना कर देना चाहिए।
- **ऐरेनिया डायडीमा** से उपचार के समय धूम्रपान नहीं करना चाहिए।
- **ऐन्थेक्सीन** दवा उच्च शक्ति में ज्यादा असर करती है परन्तु इसका बार-बार प्रयोग नहीं करना चाहिए।
- **ऐलो** को **ऐलियम सीपा, ऐलियम स्रेटाइवा** के पहले या बाद में न दें।
- **एगेरिकस** का इस्तेमाल करते समय शराब, वसा और तैलीय पदार्थों का सेवन नहीं कराना चाहिए।
- **एल्यूमिना** की **200** पोटेन्सी अधिकांश रोगों में देनी चाहिए।
- **एलो सेकोट्राइना** और **अमोनियम कार्ब** को **लैकेसिस** से पहले या बाद में नहीं दें।
- धमनी पर एकोनाइट का प्रभाव है इसलिए लाल रुधिर में सबसे पहले **एकोनाइट** का प्रयोग करना चाहिए व शिराओं पर हेमेमेलिस का प्रभाव है, इसलिए नीले काले, थक्के वाले रुधिर में **हेमेमेलिस** दिया जाना चाहिए।
- धनुषटंकार में **एसिड हाइड्रो** प्रयोग के लिए एक उत्तम दवा है।
- धूल के कारण दमा होने पर और मल त्यागने पर दमा का कम होना इस लक्षण में **गुयेकम** का प्रयोग करना उत्तम रहता है।

- यदि रोगी को विभिन्न होमियोपैथी दवाओं से उपचार किया जा चुका है और उसे राहत न मिली हो तो साथ-साथ **नक्स वोमिका** देने से अन्य दवाओं को प्रभावी बनाया जा सकता है।
- यदि खाना पकाने की गंध से रोगी को मितली आये तो **कोलचिकम 200** शक्ति की एक मात्रा से वह ठीक हो जाता है।
- यदि ऋतुस्राव में आकर बवासीर से खून आने लग जाये तब **कोलिनसोनिया** सफल दवा है।
- यदि बहुत सी औषधियाँ प्रयोग में लाने के कारण शरीर ऐसा हो जाये कि औषधियाँ अपना प्रभाव ही न कर सकें तो **ट्यूक्रियम** बहुत लाभदायक औषधि है।
- यदि बच्चे या रोगी अपने पाखाने को खा जायें तो **वेरेट्रम एल्ब** दें परन्तु यदि रोगी गोबर, कीचड़, थूक आदि गन्दी वस्तुएँ खा जाये तो **मरक्यूरिस** इसकी दवा है। यदि चिकित्सक को देखते ही रोगी का दिल डर जाये और वह घबरा जाये तो **बैलाडोना** देने से यह कष्ट दूर हो जाता है।
- यदि कोई पुरुष बिना कारण अपने बच्चों को मारता-पीटता रहता है तब **चैलेन्डिोनियम** देते रहना चाहिए।
- यदि मोटे और सुस्त रोगियों में पेट के रोगों में कोई दूसरी औषधियाँ प्रभाव न हो तब **कैप्सीकम** देना चाहिए।
- यदि मूत्र करते समय पाखाना निकल जाता है तब **म्यूरेटिक एसिड** दवा दें और अगर वायु निकलते समय पाखाना निकल जाये तब **एलो** दवा उपयुक्त होती है।
- यदि किसी को गाना सुनने से रोना आये, मन दुखी हो जाय तो ऐसे मनुष्य के लिए **नैट्रम कार्ब** एक सफल दवा है।
- यदि **हिपर सल्फ** व **नाइट्रिक एसिड** को पर्यायक्रम से दिया जाये तो पारे के प्रयोग से उत्पन्न कुप्रभाव नष्ट हो जाते हैं।
- यदि चिकित्सक को देखते ही रोगी डर जाये और घबरा जाये तो **बैलाडोना** से यह कष्ट दूर हो जाता है।
- यदि हर बार खटाई खाने से ज्वर हो जाये तो **लैकेसिस** एक सिद्ध दवा है।
- यदि होमियोपैथिक दवाओं का गलत और अधिक प्रयोग कराया गया हो तो **सीपिया** देनी चाहिए।
- यदि भगन्दर के साथ फेफड़ों के कष्ट बारी-बारी से हो तो **केल्केरिया फॉस, बरबेरिस वल्मेरिस** और **साइलीशिया** का लक्षण अनुसार प्रयोग करें।
- यदि पाँव बर्फ की भांति ठण्डे हो जायें तो **कार्बोवेज** सर्वप्रथम दवा है।

- यदि पुरुष स्त्रियों से घृणा करता है तो उसे **पल्सेटिला, लैक्सिस** और **डायोसकोरिया** लक्षण अनुसार दें। स्त्रियों से घृणा दूर की जा सकती है। अगर स्त्री पुरुषों से घृणा करे तो **रैफनस** दवा दें।
- यदि पुराने रोगों में भिन्न-भिन्न औषधियाँ अधिक मात्रा में दी गई हों तो उनके कुप्रभाव को नष्ट करने के लिए **नक्स वोमिका** का प्रयोग करें।
- यदि पेट के कीड़ों के उपचार में **सीना** प्रभावी न हो तो **सेन्टोनाइन** या **ट्यूक्रियम** आजमाना चाहिए।
- यदि पेटदर्द में **कोलोसिन्थ** और **नक्स वोमिका** फेल हो जाये तब **कोलिन सोनिया** से आराम आ जाता है।
- यदि पूरे लक्षण विदित न हों तो **आर्सेनिकम एलबम** को पेचिश के रोगियों के उपयोग में न लावें।
- यदि प्रातः समय भूख न लगे और दोपहर में अधिक भूख लगे तब एबीज **नाइग्रा** का प्रयोग करें।
- यदि रोगी बहुत भावुक हो तो **कॉफिया क्रूडा** या **पल्साटिला** या **कैमोमिला** या **चायना** या इग्नेशिया या **वैलेरियाना** लक्षण अनुसार देने से लाभ होता है।
- यदि रोगी का कष्ट सेंकने और गरम वस्तु प्रयोग करने से घट जाये तब इसको **आर्सेनिक एल्ब, मैगनेशिया फॉस** और केप्सीकम लक्षण अनुसार देने से कष्ट दूर हो जाते हैं।
- यदि रोगी को चावल खाने की तीव्र इच्छा हो और वह केवल चावल ही खाए तब **टेरीबिन्था** सफल दवा है।
- यदि रोगी पानी से डरे तब **हाइड्रोफोबिनम** दें।
- यदि रोगी जलन का अनुभव करें और **आर्सनिक** से लाभ न मिले तो **क्रियोजोट** लाभ देती है।
- यदि शरीर और मस्तिष्क के कष्ट बारी-बारी से बदल कर आयें तो समासीयूगा इसकी दवा होती है लेकिन यदि मानसिक कष्ट और गर्भाशय के रोग बारी-बारी से आयें तो **लिलियम टीग्रीनम** सफल दवा है।
- यदि स्त्री को देखते या छूते तो वीर्य निकल जाये तब **कोनियम मैक** का प्रयोग करें।
- यदि साइलेशिया द्वारा जख्म न भरें तो **एसिड फ्लोरिकम** का प्रयोग करना चाहिए।
- यदि उपदंश के रोगी को **सल्फर** देने से लाभ न हो तो **सिफलिनम** की उच्चशक्ति देने से फायदा होता है।
- यदि व्यापार में हानि हो जाने से कष्ट या रोग पैदा हो जाये तब **स्टेफीसेगेरिया** उचित दवा है।

- यदि **चेलिडोनियम** के व्यवहार से बीमारी पूर्णरूप से ठीक न हो तो **लाइकोपोडियम** या उसके समकक्ष कोई **एन्टिसोरिक** औषधि के प्रयोग से रोग ठीक हो जाता है।
- यदि जलन **आर्सेनिक एलबम** से पूरी तरह ठीक न हो तो पूर्ण स्वास्थ्य के लिए **क्रेयोसोटम** दिया जाना चाहिए।
- यदि नई विवाहित लड़कियों को पहली बार मैथुन के कारण बार-बार मूत्र आये, जलन, दर्द और मानसिक और शारीरिक कष्ट हो तो **स्टेफिसेग्रीया** देने से तमाम कष्ट दूर हो जाते हैं।
- यदि अपनी बीमारी के सम्बन्ध में सोचने से कष्ट बढ़ जाय तो **आगजेलिक एसिड** और **केल्केरिया फॉस** सफल दवायें होती हैं।
- यदि ऑपरेशन के बाद लगातार रक्तस्राव हो तो **आर्निका** 1 एम की एक खुराक रक्तस्राव रोक सकती है।
- यदि ऑपरेशन के बाद स्वास्थ्य गिरा-गिरा रहता हो तो **क्लोरोफार्म** 200 या 1 एम दें।
- यदि अफीम या अन्य नशीली वस्तुओं का प्रयोग करने से मांसपेशियाँ दुर्बल हो जायें तो इस दुर्बलता को **एसिड म्यूर** देने से दूर किया जा सकता है।
- यदि **लाईकोपोडियम** देने के पूर्व कोई अन्य उचित एण्टीसोरिक औषधि दी जावे तो **लाईकोपीडियम** देने का अधिक लाभ होगा।
- घर और अपने देश की याद के लिए **एसिड फॉस** और **कैप्सीकम** दो दवायें काम आती हैं इनमें एसिड फॉस सर्वप्रथम दवा है।
- घेंघा के साथ श्वास कष्ट होने पर **फ्युकस-वेसिकुलोसस क्यू** की 5 बूँद की मात्रा में रोज 3 बार और **ब्रोमियम 6**, रोज दो बार प्रयोग करें। **आयोडिन क्यू** का बाहरी प्रयोग भी जरूरी है।
- खाँसी या फेफड़े के किसी रोग में कफ गाढ़ा व बदबूदार आये तब **सेन्गुनेरिया केन** दें।
- खाना खाने से पेटदर्द ठीक हो जाये और पेट खाली हो जाने पर फिर दर्द शुरू हो जाये तो इन लक्षणों में **एनाकार्डियम** दें।
- खसरा में **एकोनाइट** या **आर्स एल्ब** या **पल्साटीला** का प्रयोग लक्षणानुसार करें।
- खसरा रोग के बाद अगर कान बहने लगे तब **पल्सेटीला** सफल दवा है।
- **चेलीडोनियम** खट्टे पदार्थ, एसिडयुक्त चीजें, वाइन और कॉफी के प्रभावों को समाप्त कर देते हैं।
- क्षय रोग की दवाओं में **ओलियम, जैकोरिस** के व्यवहार का विचार सबसे पहले करना चाहिए।
- शारीरिक और मस्तिष्क रोग अदल-बदल कर आये तब **पलाटीना** या

सिमिसीफुयगा दवाओं का प्रयोग करना चाहिए और यदि मानसिक कष्ट और गर्भाशय के रोग बारी-बारी से आयें तब **लिलियम टीगरीनम** सफल दवायें हैं।

- लू या जुकाम में **एकोनाइट, कैम्फर, बेलाडोना** से रोगी को आराम न हो तो **जेल्सीमियम** या **ब्रायोनिया** से लाभ होता है।
- हृदय रोग में **कैक्टस** और **डेजीटिलिस** दवायें असफल हो जायें और रोगी को साथ में बवासीर हो तो **कोलिन सोनिया** लाभप्रद सिद्ध होती है।
- हृदय रोग में फेफड़े की सूजन जब **आर्सनिक** देने से ठीक हो जाये तो उसका प्रयोग बन्द कर देना उचित होता है।
- हृदय रोगों में जब कि **कैक्टस** और **डीजीटेलिस** जैसी दवायें फेल हो जायें और बवासीर का रोग भी साथ में हो तो **कोलिनसोनिया** लाभप्रद सिद्ध होती है।
- ठण्ड लगकर पीड़ा हो जाना यह लक्षण **डल्केमारा** और **बैरायटा** कार्ब दोनों में हैं इसलिए **बैरायटा कार्ब** के बाद **डल्केमारा** और **डल्केमारा** के बाद **बैरायटा** कार्ब देनी चाहिए।
- ठण्ड लगने पर **पल्साटीला** के लक्षण होने पर **काली सल्फ** देने से अधिक लाभ होता है।
- ठण्डे पानी से कपड़े धोना या ठण्डे पानी में हाथ डाले रखने से **जैट्रोपा** दवाई का प्रभाव खत्म हो जाता है।
- **इपिकॉक** बहुत परिमाण में गाढ़ा लाल रक्तस्राव के साथ श्वांस कष्ट व लागातार मतली।
- **इपिकॉक** और **एंटिम टार्ट** कै व मतली की अच्छी दवायें हैं, परन्तु अन्तर यह है कि **एंटिम टार्ट** में कै के बाद आराम आ जाता है परन्तु **इपिकॉक** में कै के बाद आराम नहीं आता।
- **इपिकॉक** का प्रभाव लघुकाल का है इसलिए इसका प्रभाव कुछ समय तक देखना चाहिए।
- **इथुजा** रोगी की आँखें सदा नीचे की ओर घूमती रहती हैं कभी ऊपर की ओर नहीं जातीं यह इसका विशेष लक्षण है।
- **इन्फिनूएंज़ा - बेपटिशिया** या **आर्स एल्ब** या **ब्रायोनिया** या **रस टोक्स** का प्रयोग करें।
- **इन्लूऐंजा** की **कार्बोलिक एसिड** एक अच्छी दवा है।
- **इग्नेशिया** का **टेबेकम, कोफिया, नक्स** से पहले और बाद में नहीं देना चाहिए।
- **इग्नेशिया** का अधिक प्रभाव के लिए उसे सुबह के समय दें।
- **इग्नेशिया** के विशेष लक्षण हैं धूमपान या तम्बाकू की बू से कष्ट होना,

पाकस्थली में शून्यता मालूम होना और भोजन से भी आराम न होना, कान में भन भन शब्द होना और गाना बजाने से उसमें कमी, किसी चीज को निगलने से गले का दर्द कम होना, रोगी जितना अधिक खाँसता है उतनी खाँसी में वृद्धि, एकदम ध्वज भंग किन्तु संगम की ज्यादा इच्छा रहती है।

- बढ़ती हुई रक्तस्वल्पता, सिर दर्द, मानसिक उत्तेजना के कारण बिना किसी गन्दे स्वप्न के स्वतः ही वीर्यपात और उसके साथ अत्यधिक कमजोरी में **पिक्रिक एसिड 30** दिन में तीन बार दें।
- बहु मूत्र रोग में **टरेक्सेकम** का ध्यान सबसे पहले करना चाहिए।
- बहुमूत्र रोग में अगर छाती में दर्द घटता-बढ़ता रहता हो तब इन लक्षणों में **सक्विल्ला मेरिटिमा** लाभ करती है।
- बीयर से एलर्जी, वात रोग, गैस के लक्षणों के साथ में या मलेरिया बुखार के साथ चमकदार पीली रंग की उल्टी या अंगूठे जितनी जगह पर दर्द **काली वाइक्रोम 30** दिन में तीन बार दें।
- **बराट्ररम एल्ब** का **शूलदर्द कोलोसिन्थ** की तरह होता है परन्तु **बराट्ररम एल्ब** के दर्द में रोगी के माथे पर ठण्डा पसीना आता है।
- **बायोकेमिक** औषधियों को गर्म पानी में देने से अधिक लाभ होता है और **होमियोपैथिक** औषधियों को जीभ साफ करके सूखी जीभ पर रखकर चूसना अधिक लाभदायक है।
- बायीं नाक में खून गिरने पर माथे के पीछे का दर्द शान्त होता है तो **रस ग्लैवरा** एक श्रेष्ठ दवा है।
- बायें ओर के गले के रोग में **लैकेसिस** पहले प्रयोग में लाये।
- बायीं ओर बीमारी का प्रारम्भ होना, स्पर्श सहन न होना, प्रदायुक्त स्थान व जख्म का रंग काला, मल कोयले की तरह काला, ऋतुस्राव होने के बाद आराम मिलना, ये सब **लैकेसिस** के प्रधान लक्षण हैं।
- बात रोग में जब आघात लगने जैसा दर्द हो और आर्निका से फायदा न हो तो **हेमामेलिस** का प्रयोग करना चाहिए।
- **बोरेक्स** के साथ सिरका और शराब का प्रयोग निषेध है।
- **बोरेक्स** और **कार्बो एनिमेलिस** के इस्तेमाल के दौरान और उससे पहले या बाद में **कैल्सियम** का इस्तेमाल वर्जित है।
- बदबूदार साँस या मुँह की बदबू के लिए **बेप्पटिशिया** एक सर्वोत्तम दवा है।
- बवासीर के मस्सों में जलनयुक्त स्राव, तलवों में जलन, पिण्डलियों व तलवों में बांयटे, दस्त आधी रात के बाद, दूध पीने के बाद दस्त **सल्फर** उच्च शक्ति में दें।

- बवासीर रोग में **नक्स वोमिका, सल्फर** और **कोलिनसोनिया** से पूर्ण सुधार न आये तब **ऐसकुलियस हिप** देने से पूर्ण आराम मिल जायेगा।
- बुढ़ापे में एकदम स्मरणशक्ति का लोप हो जाने या चेचक आदि रोगों के कारण स्मरणशक्ति दुर्बल हो जाने पर **ऐनार्काडियम** एक उत्कृष्ट दवा है।
- बर्फ का पानी पीने से आमाशय में गड़बड़ी पैदा हो जाये तब **पल्सार्टाला** दें, परन्तु इससे पूर्ण आराम न मिले तब **आर्सेनिक एल्ब** देने से सारे कष्ट दूर हो जाते हैं।
- **बेप्टिसिया** और **ब्रायोनिया** को **कल्केरिया** दवाइयों के पहले या बाद में प्रयोग न करें।
- **बेलिस** को रात्रि में सोने के समय न दें क्योंकि यह अनिद्रा लाती है।
- **बेलाडोना** का विशेष प्रभाव सिर पर है, **ब्रायोनिया** का विशेष प्रभाव फेफड़ों को ढकने वाली झिल्ली पर है। **फॉसफोरस** का विशेष प्रभाव श्लैष्मिक झिल्ली पर है।
- **बेलाडोना** के साथ या बाद में शराब नहीं पीनी चाहिए।
- **बेलाडोना** तथा **ओपियम** को **जेलसीमियम** से पहले या बाद में नहीं इस्तेमाल करना चाहिए।
- **बेलाडोना** और **लैकेसिस** को **डुल्केमेरा** से पहले या बाद में नहीं देना चाहिए।
- **ब्रोयोनिया, कैल्केरिया कार्बोनिका, ग्रेफाइट्स, लाइकोपोडियम, नक्स वोमिका** और **रस टॉक्स** को बार-बार नहीं दुहराना चाहिए तथा आरम्भ में एक-दो खुराक दे कर असर देखना चाहिए।
- **ब्रोमियम** औषधि की निम्न शक्तियों को सदैव ही ताजा बना कर दें क्योंकि पहले से बनी व रखी दवा असरहीन हो जाती है।
- कृमि के कारण नाक और गुदा के भीतर असहनीय खुजली होने पर **यूफोर्बियम कोरोलेटा** श्रेष्ठ दवा है।
- कब्ज रहने से रोगी को कई प्रकार के कष्ट हो जाते हैं परन्तु रोगी अपने आप को स्वस्थ महसूस करे तब **कैल्केरिया कार्ब** दें।
- कब्ज से पीड़ित **शियाटिका** रोगी को **सोरिनम** के बाद **कोनियम मैकुलेटम** न दें।
- कर्कट में जलनयुक्त दर्द में **युर्फोबिनम 3** तीन बार दें।
- कर्कट रोग में हाथ कम्पन के साथ टंकार दिखाई देने पर **मार्फियम** लाभ करता है।
- कम पोटेंसी की **आयोडियम** दवा को हमेशा अंधेरे में रखना चाहिए, क्योंकि सूर्य की रोशनी उसे अप्रभावी बना देती है।

- कमर का दर्द जो कठोर स्थान पर लेटने से कम हो जाता है तब **नेट्रम म्यूर** देने से कम हो जाता है।
- कमर का दर्द अगर किसी दवा से ठीक न हो तब **बरोलिनम** सर्वश्रेष्ठ साबित होती है।
- कमर दर्द में अगर **रसटॉक्स** बेअसर रहे तब **केल्केरिया फ्लोर** का प्रयोग करना चाहिए।
- कठिन शोथ के रोगी में जब **एपिस, एपोसाइनम, डिजिटेलिस** से लाभ न हो तब **ब्लाटा ओरियेंटेलिस** का प्रयोग करें।
- कांटा चुभना या कीट आदि के काटने पर **लिडम पाल** का भीतरी और बाहरी दोनों प्रकार का प्रयोग करना चाहिए। इसकी **मदर टिंचर** की 15-20 बूँदें दो औंस पानी में मिलाकर उसमें कपड़ा भिगोकर उस स्थान पर पट्टी बांध देनी चाहिए (इस प्रकार का चुभना अगर स्नायु तक पहुँच जाये तब हाईपैरिकम का प्रयोग करना चाहिए)।
- **कार्बो एनिमेलिस** को **कार्बो वेजीटेबिलिस** से पहले और बाद में नहीं देना चाहिए। इसी प्रकार **कार्बो वेजीटेबिलिस** को भी **कार्बो एनिमेलिस** से पहले और बाद में नहीं देना चाहिए।
- **कार्बो एनेमिलिस** का प्रयोग करते समय शराब और कुनैन का सेवन निषेध है।
- **कार्बो बेज** : रक्तस्राव से सारा शरीर ठण्डा, कमजोरी, रोगी सदैव पंखा चाहता है चेहरा फीका।
- कार या नाव की यात्रा सहन ना होना या गोभी खाने से दस्त हो - **पेट्रोलियम** निम्न व उच्च शक्ति तीन बार दें।
- कारबंकल रोग में अगर **आर्सेनिक** असफल हो जाये तब **एन्थराकसीनम** देना चाहिए।
- **कारबोलिक एसिड** दवाई के प्रयोग के समय रात में खुली हवा में घूमने से वक्षस्थल में दर्द होने लगता है इसलिए इस बात का ध्यान रखना चाहिए।
- **कास्टीकम, नक्स वोमिका** व **केमोमिला** के बाद कॉफी पीने से कई सारे लक्षण बढ़ जाते हैं जबकि रोगी स्नायु मंडल के पक्षाघात से पीड़ित हो।
- **कोकुलस** दवाई से उपचार करते समय मरीज को शराब पीना मना कर दें।
- **कोफिया क्रूड़ा** से उपचार करते समय **एकोनाईट, बेलाडोना केमोमिला, सिकूटा कोलोसिन्थ, इग्नेशिया, मर्क, नक्स, पल्स, स्ट्रकसीन, सल्फर, वेलेरिआना** दवाइयों का प्रयोग पहले या बाद में न करें क्योंकि ये दवाइयाँ **कोफिया क्रूडा** का असर समाप्त कर देती हैं।
- **कोनियम** को **सोरिनयम** के पहले और बाद में न दें।

- **कोस्टीकम** का प्रयोग **फॉसफोरस, कॉफिया** और **कॉक्यूलस** से पहले या बाद में न करें।
- कोनीन और उससे बनी दवाओं के अधिक प्रयोग से गर्मी, खुश्की, कानों में आवाजें आना, नींद न आना आदि कष्ट और कुप्रभाव **चायना 30** के प्रयोग से शीघ्र दूर हो जाते हैं।
- **कोलोसिन्थ, कोलीक** दर्द को ठीक कर देती है परन्तु उसके बाद **काली फोस** की एक मात्रा देने से रोग से सदैव के लिए छुटकारा मिल जाता है। अगर रोगी दर्द से उन्मत्त हो तो **कोफिया** की जगह **एकोनाईट** देने से लाभ होता है।
- कॉलेरा रोग में अन्य लक्षण के साथ **ऐंठन** के लक्षण हों तब **कुप्रम मेट** का प्रयोग अतिआवश्यक है। **बेराट्रम अल्वम** में भी ऐंठन के लक्षण होते हैं परन्तु ऐंठन के साथ माथे पर ठण्डा पसीना आना इसका प्रधान लक्षण है।
- **कोलचीकम** के इस्तेमाल के बाद **एसिटिक एसिड** का प्रयोग करना चाहिए।
- **कान्थरिस** को **कोफिया** के पहले और बाद में न दें।
- **कॉलोफाइलम** को **एंटीमोनियम टार्ट, ब्रायोनिया, कॉफिया** और **पायरोजीनम** से पहले और बाद में नहीं देना चाहिए।
- कॉलेरा - **आर्स एल्ब** या **केम्फोर** या **कूप्रम मेट** या **वेरेट्रम एल्ब** लक्षणानुसार दें।
- कॉफी पीने से **कॉस्टिकम** के लक्षण और बढ़ जाते हैं और स्नायु रोगी को अधिक कठिनाइयाँ हो जाती हैं।
- **काली बाइक्रोमियम** का इस्तेमाल करते समय कैल्सियम, खट्टे पदार्थों और दूध का सेवन नहीं करना चाहिए।
- **काली बाइक्रोम** का रोगी मोटे शरीर वाला, बलगमी प्रकृति का होता है, जिसे सहज में ठण्ड लग जाती है।
- **काली बाइक्रोम** निम्नशक्तियों में विशेष प्रभाव करती है।
- **काली ब्रोमेटम, स्ट्रामोनियम, डिजिटेलिस, पल्साटिला** और एसेरम यूरो से उपचार करवाते समय सिरका और नींबू का इस्तेमाल नहीं करना चाहिए।
- **काली कार्बोनेट** के बाद **नाइट्रिक एसिड** का प्रयोग उसके प्रभावों को सक्रिय बना देता है।
- काला और सफेद पाखाना बारी-बारी से आये तब **औरम म्यूर नेट्रो निटम** दें।
- कुंवारी लड़की या विधवा स्त्रियों के स्तनों से दूध आने लगे तब **पल्साटीला** का प्रयोग करें।
- कुछ मनुष्यों को ऐसी आदत होती है कि उनको जब कहीं किसी काम के लिए जाना पड़े जैसे किसी पार्टी में जाने पर या मन्दिर में पूजा करने के लिए जाने पर पाखाना आ जाता है और उनको बार-बार पाखाना जाना पड़ता है। ऐसे

मनुष्यों को **अर्जेन्टम नाईट्रीकम** देते रहने से यह कष्ट दूर हो जाता है।

- कुत्ते या किसी पागल जानवर के काटने पर **हाईड्रोफोबिनम** देना उचित होता है।
- **कैंम्फर** को अन्य दवाओं के साथ नहीं देना चाहिए, क्योंकि यह अन्य दवाओं के प्रभाव को निष्प्रभावी कर देता है।
- **कैंम्फर** के प्रभाव को **लाइकोपोडियम** और **फॉसफोरस** समाप्त कर देते हैं।
- **केमामिला** को **नक्स वोमिका** और **जिंकम मेटलिकम** से पहले और बाद में नहीं देना चाहिए और खट्टी चीजों का सेवन नहीं करना चाहिए।
- **कैमोमिला या नक्स वोमिका** जब रोगी को दी जाये तो उसे कॉफी पीने के लिए मना कर देना चाहिए, क्योंकि इससे रोग में वृद्धि होती है।
- **कैप्सिकम** के इस्तेमाल के दौरान **इग्नेशिया** को इस्तेमाल नहीं करना चाहिए और अल्कोहलयुक्त पेय पदार्थों का भी सेवन नहीं करना चाहिए।
- **केन्थिरिस** को **कोफिया** के पहले और बाद में न दें।
- **केडमियम सल्फ** देते समय नशीलें पदार्थ का सेवन बन्द करा देना चाहिए।
- **केनाबिस सेट** से उपचार करते समय रोगी को खट्टे पदार्थ का सेवन करना मना कर देना चाहिए।
- **केनाबिस सेटाइवा, क्यूप्रम मेटालिकम, मक्युरियस सॉलिबिलस** और **अमोनियम कॉस्टिकम** से उपचार के समय खट्टी चीजों से परहेज करना चाहिए।
- केटरल ब्रोकाईटिस रोग की प्रारम्भिक अवस्था में **एकोनाइट** के बाद **मर्क** देना आवश्यक है।
- **केल्के कार्ब** को **ब्रायोनिया, बेरायटा कार्ब सल्फर** और **नाइट्रीक एसिड** से पहले या बाद में न दें।
- **कैल्केरिया कार्ब** के बाद कभी **सल्फर** नहीं देना चाहिए, परन्तु **लाइकोपोडियम** के बाद **सल्फर** दिया जा सकता है।
- **कैल्केरिया कार्ब** के बाद **नाइट्रिक एसिड** व **काली बाइक्रोम** नहीं देनी चाहिए।
- **कैल्केरिया** के रोगी का शरीर मोटा, ढीला, चर्बीयुक्त, पेट बड़ा और सिर पर बहुत पसीना आता कोई काम जल्दी नहीं कर सकता, उसके हाथ-पाँव और सिर ठण्डा रहता है लेकिन **सल्फर** के रोगी का शरीर पतला व मजबूत होता है, वह तकलीफ बर्दास्त कर सकता है हाथ-पाँव व सिर गरम रहता है और शरीर से ज्वाला निकलने का आभास रहता है।
- **केलमिया** में वात रोग ऊपर के अंग से आरम्भ होकर नीचे की ओर फैलता है, परन्तु लिडम का वात रोग नीचे से ऊपर की ओर जाता है।
- **केलमिया** औषधि **स्पाईजिलिया** के प्रयोग के बाद देनी चाहिए।

- कटा, जलन, बेचैनी और प्यासहीनता होने पर **आर्सेनिक** के स्थान पर **इथूजा** देने से अधिक लाभ की प्राप्ति होती है।
- **कूप्रम मेट** के साथ खट्टे पदार्थ देना मना कर देना चाहिए।
- **कल्के कार्ब** को **ब्रायोनिया** और **बेराइटा कार्ब** से पहले या बाद में न दें और **कल्के कार्ब** को **सल्फर** और **नाइट्रीक एसिड** के पहले न दें।
- **कैल्कैरिया कार्ब** और **साइलेशिया** के शारीरिक लक्षण सदृश होते हैं, परन्तु अन्तर इतना है कि **कैल्कैरिया** का रोगी पतला-दुबला नहीं होता है बल्कि मोटा और ढीले-ढाले शरीर का होता है। **साइलेशिया** का रोगी बहुत खाता है, परन्तु फिर भी सूखता जाता है।
- क्लोरोफॉर्म से होने वाले वमन को फॉसफोरस ठीक कर देता है।
- **क्राकस** में काला काला खून की तरह रक्तस्राव होता है
- **क्रोटेलस हॉरीडस** के इस्तेमाल के समय कॉफी, अफीम, अल्कोहल और गरम वातावरण से दूर रहना चाहिए।
- **क्रोटेलस** रक्त तरल व काला (**इलैप्स, सल्फूरिक ऐसिड** से भी ऐसा होता है।)
- **क्रूप्रम मेट** के बाद **सिकेलि कौर** देने से अधिक फायदा होता है।
- मधुमक्खी, बिच्छू व बर्र के काटने पर बाहरी प्रयोग के लिए **एपिस मेल** का प्रयोग किया जाना उचित है।
- मधुमेह में **नेट्रम सल्फ** व **नेट्रम फॉस** उत्तम दवायें हैं। इनका प्रयोग पहले करना चाहिए।
- मधुर, विनीत प्रकृति वाली, क्रन्दन अधिक करने वाली स्त्रियों के पुराने रोगों में **पल्साटीला** की अपेक्षा **साइलेशिया** अच्छा काम करती है।
- म्यूकस झिल्ली में जख्म और साथ में जीवनशक्ति की हीनता **क्रियोसोटम** का विशेष लक्षण है।
- म्यूकस व लेसदार झिल्ली से रस्सी की तरह मोटा, सख्त श्लेष्मा निकलना। यह श्लेष्मा ऐसा होता है कि उसे खींचने से रस्सी की तरह लम्बा होता जाता है, लेकिन टूटता नहीं है। ये लक्षण **काली बाइकोम** के हैं। किसी भी रोग में इस तरह के लक्षण पाए जायें तब इस दवा का प्रयोग करना चाहिए।
- **मर्क कोर** की क्रिया आँत के निचले अंश पर होती है इसलिए इसका प्रयोग नये आमाशय पर उत्तम रहता है और **मर्क डलसिस** की क्रिया आँत के ऊपरी अंश पर अधिक होती है, इसलिए इसका प्रयोग अतिसार में ज्यादा फायदा करता हैं।
- **मर्क कोर** को **कोलोसिन्थ, कार्बो वेज** को **चाइना, कोलीनसोनिया** को **एसक्यूलस, नक्स** को **एकोनाइट** या **सल्फर** के साथ पर्यायक्रम से देने में अधिक लाभ मिलता है।

- मर्क में मुँह से लार बहती है, **बोरेक्स** में नहीं बहती, **ब्रायोनिया** में छाले मुँह की खुश्की से होते हैं, **एरम ट्राईफइलम** में मुख के घाव से मुख सूज जाता है और बच्चे के नाक के अन्दर-बाहर पपड़ियाँ जम जाती हैं।
- मर्क्यूरियस सॉलिबिलस से पहले या बाद में साइलेशिया का इस्तेमाल न करें।
- **मर्क्यूरियस सॉलिबिलस** और **मरक्यूरियस कोरोसिवस** को एसिटिक एसिड और **साइलेशिया** से पहले और बाद में नहीं इस्तेमाल करना चाहिए। मर्करी और उसके संयोजकों के प्रयोग में खट्टी चीजों का सेवन नहीं करना चाहिए।
- **मर्करी** के बाद इस्तेमाल किए जाने पर **आयोडियम** अधिक प्रभावी होती है।
- मोच आ जाने की अवस्था में जब **आर्निका** से लाभ न हो और पीड़ित स्थान शोथयुक्त, गर्म और लाल हो तो **एमोनियम कार्ब** दें।
- मोच आ जाने पर अगर पीड़ित स्थान शोथयुक्त, गर्म और लाल हो तब **एमोनियम कार्ब** देना चाहिए।
- मोटापा कम करने के लिए **फिलिक्स मेस** का प्रयोग अधिकतर सफल रहता है।
- मानसिक परिश्रम से अगर खाँसी बढ़ जाये तब **नक्स वोमिका** या **काली फास** का प्रयोग करें।
- मॉरफीन के आदि व्यक्ति को यदि वह न मिले तो वह अत्यन्त बेचैन हो जाता है, उस स्थिति में **केमोमिला** की खुराक बेचैनी को समाप्त कर सकती है।
- मस्से सूखे, लटकने वाले गोभी जैसे बड़े, **स्टेपिकसेग्रीया 30** तीन बार दें।
- मुँह की बदबू और साँस की बदबू में **बैप्टिसिया** सर्वोत्तम है।
- मुँह के सफेद छाले अगर **बोरेक्स** दवा से ठीक न हों तब **काली म्यूर** दवा देने से आराम आ जाता है।
- **मेजेरियम, एथूजा, चिलीडोनियम** और **सीपिया** का प्रयोग करते समय खट्टे पदार्थों से परहेज रखना चाहिए।
- मूत्ररोग में अगर **केन्थिरिस** असफल हो जाये तब एपिस मेल देना चाहिए।
- मल-मूत्र पसीना या सब प्रकार के स्रावों का बदबूदार होना **बेपटिसिया** के सिद्धहस्त लक्षण होते हैं।
- शियाटिका तथा कब्ज से पीड़ित लोगों को **रस टॉक्स** नहीं देना चाहिए।
- बिच्छू के काटे जाने पर लिडम पाल 200 की 6 गोलियाँ हर 5 मिनट बाद देते रहें।
- किसी कारण चिन्हित औषधि से लाभ नहीं होता है तो **ओपियम** दवा देने से निर्वाचित औषधि काम करने लग जायेगी और फल मिलने लग जायेगा।
- किसी भी रोग में शरीर से अगर पीला व मोटा, रस्सी की तरह रसदार म्यूक्स

(श्लेष्मा) निकले तब **हाइड्रास्टि केनडैन्सिस** का प्रयोग करना चाहिए।

- किसी नई बीमारी के बाद कोई कारण न मालूम होने पर यह देखा जाये कि शरीर ठीक तरह नहीं सुधर रहा है, तब एक खुराक **सोरीनम-200** के प्रयोग से विशेष फायदा होता है।
- **क्रिसोटकम** को **चायना** और **कार्बो वेज** से पहले या बाद में न दें।
- मिठाई खाने से अगर दस्त आने लग जायें तब **अर्जेन्ट नाइट्रिकम** से दस्त बन्द हो जाते हैं।
- मिर्गी रोग में **एसिड हाइड्रो** का प्रयोग फलदायी होता है।
- **हिपर सल्फ** और **नाइट्रिक एसिड** को बदलकर देने से **मर्करी** के दुष्प्रभावों को समाप्त किया जा सकता है।
- **प्लमवम** मेट दवाई से उपचार करते समय रोगी को शराब पीना मना कर देना चाहिए।
- पित्त पथरी के दर्द और पाण्डू रोग में **हाईड्रास्टि केन** के व्यवहार से विशेष फायदा होता है।
- पित्ती उछलने के और गठिया के लक्षण साथ-साथ बारी-बारी से हों, तब **आर्टिका यूरेनस** सफल दवा है।
- **थूजा** के प्रयोग के समय रोगी को चाय और प्याज का सेवन नहीं करना चाहिए।
- स्त्रियों के पाकाशय रोग में **पल्सेटिला-200** से कम शक्ति में न दें, उच्चशक्ति की एक मात्रा बहुत फायदा करती है।
- स्त्रियों के मूत्र रोगों में **यूपटोरियम परप्यूरियम** की निम्न शक्ति का सबसे पहले प्रयोग करना चाहिए।
- **सिकेल कौर** कमजोर रोगी में काला रक्तस्राव होता है।
- **सिपिया** का प्रयोग शाम के समय में करें क्योंकि सुबह के समय देने से यह रोग बढ़ा देती है और रोगी को दिनभर तकलीफ रहती है। **सिपिया** के लक्षण होने पर अगर **सिपिया** काम न करे तो उसके स्थान पर **म्यूरेक्स पी** का प्रयोग करना चाहिए, **म्यूरेक्स** पी में भी **सिपिया** के से ही लक्षण होते हैं।
- **सिपिया** के सर्वप्रथम लक्षण है कि रोगिणी महसूस करती है कि उसके पेड़ू के तमाम अंग योनिद्वार से बाहर निकल पड़ेंगे। इस कारण एक जांघ को दूसरी जांघ पर रखकर बैठती है। उसे महसूस होता है कि पेड़ू में से गरमी उठ कर सारे शरीर में फैल रही है। हाथ और पैर पर्याक्रम से ठण्डे व गरम रहते हैं।
- **सिपिया** को **ब्रायोनिया** और **लेंकेसिस** के पहले या बाद में न दें।
- सिर के बाल जुड़ जाने पर यदि **बोरेक्स** और **सोरीनम** से आरोग्य न हो तो **टूबरकुलिनम** देना चाहिए।

- सिर में मोटे खुरण्ट वाली गीली दादं हो जाये और उसमें से स्राव निकले और बाल जुड़ जाते हैं तब **वायोला ट्राइकलर** सफल दवा है।
- सिरका एवं खट्टे पदार्थ रोगी को नहीं लेने चाहिए जब उसका उपचार **एसेरम युरोपियम** द्वारा हो रहा हो।
- सिफलिनम के रोगी के कष्ट रात में बढ़ते हैं और दिन में ठीक हो जाते हैं। इसी प्रकार से मैडोरियम के रोगी के कष्ट दिन में बढ़ते हैं और रात में कष्ट दूर हो जाते हैं।
- **सिनकोना ओफोसिलेनिस** से उपचार करते समय रोगणी को चाय पीना मना कर दें क्योंकि चाय के अधिक प्रयोग से गर्भाशय से रक्त आने की सम्भावना हो जाती है।
- **सिना** दवा के प्रयोग के साथ गर्म मसाले जैसे लाल मिर्च, काली मिर्च, दाल चीनी आदि को खाने को मना कर दें।
- **डिप्थीरिया** में **डिप्थीरिनम 1** एम की एक मात्रा दें।
- डिप्थीरिया रोग के लिए **बेलेडोना** उपयुक्त दवा नहीं है।
- **डिप्थीरिया** रोग में जब नाक से लगातार खून गिरे तब **क्रोटेलस** लाभदायक है।
- **डिजिटेलिस, सेलेनियम** और **क्रेयोसोटम** को सीना से पहले या बाद में नहीं देना चाहिए। **डिजिटेलिस** को रात के समय प्रयोग करने से नींद नहीं आती है।
- दिन या रात के समय सोने पर अगर पसीना आता है तब **कोनियम** दवा इस रोग को ठीक कर देती है।
- दिल के रोगों में अगर रोगी को मूत्र बार-बार आता है तब हिमामेलिस दवा का विचार करना चाहिए।
- विकार में **बैलडोना, हाइयोसायनम** और **स्ट्रामोनियम** तीनों का प्रयोग होता है। इन तीनों में फर्क इतना ही है कि **बैलडोना** में दिमाग में खून का दौरा सबसे अधिक होता है और विकार उग्र होता है। **स्ट्रामोनियम** में दिमाग में खून का दौरा बिल्कुल नहीं होता लेकिन दिमागी हलचल सबसे अधिक होती है।
- **विस्मिथ, वोरक्स** आदि दवाइयों के प्रयोग में कॉफी सेवन वर्जित है।
- विटामिन 'ए' की कमी के कारण शरीर की दुर्बलता तथा रतौंधी होने पर **काडलिवर आयल क्यू** की 30 बूँदों की मात्रा खाने के बाद दूध के साथ प्रतिदिन सेवन करने से शरीर पुष्ट हो जाता है।
- चिन्ताओं के कारण नींद न आये और रोगी दुर्बलता और थकावट महसूस करता है तब **एम्ब्ररा ग्रिरेशिया** का प्रयोग उपयुक्त होता है।
- **जिंकम मेट** से पहले या बाद में **नक्स, केमोमिला** और शराब न दें।
- **जिंकम मेटेलिकम** रात को देने से विशेष प्रभाव करती है।

- जिस प्रकार पुरुषों **में चायना** टॉनिक के रूप में काम करती है, इसी प्रकार स्त्रियों के लिए **एलेट्रीरिस फेरीनोसा** एक अच्छा टॉनिक है।
- जिन रोगियों के खुले अंगों पर पसीना आता है उन्हें **थूजा** देना चाहिए।
- जिन लोगों को तम्बाकू खाने की आदत हो उन्हें **केलाडियम-सेगुइनम क्यू** की 3 बूँद रोज तीन बार सेवन कराने से तम्बाकू खाने की आदत छूट जाती है।
- निमोनिया में **आर्सनिक** देने से रोग का ह्रास होगा परन्तु वह पूर्णरूप से ठीक नहीं होगा, जब तक उसको **फासफोरस 30** या **सल्फर 30** की एक मात्रा नहीं दी जाती।
- निचले होंठ के कैंसर में **एन्टिमोनियम म्यूरियेटिकम** निचली शक्ति में दें।
- **लिडम पाल** के रोगी को दर्द ठण्डे पानी से धोने पर आराम मालूम होता है, लेकिन रोगी **साइलिशिया** की तरह सदा शीत का बोध करता है और सोचता है कि उसके शरीर में प्राणीसुलभ ताप नहीं है।
- **लिडम पाल** आघात के दर्द में **आर्निका** के सदृश उपकारी है। आघात लगकर रक्त जमा हो जाता है। आघात स्थान दूसरे आदमी को ठण्डा मालूम होता है, परन्तु रोगी को स्वयं गरम मालूम होता है। आघातादि में **आर्निका** के प्रयोग से सम्पूर्ण आरोग्य न होने पर **लिडम पाल** का प्रयोग सम्पूर्ण आरोग्य ला देता है।
- हर बार खाना खाने के बाद कमर में दर्द हो जाये तब **काली कार्ब** सफल दवा है।
- हर बार खटाई खाने से ज्वर हो जाये तो **लैक्सिस** एक उत्तम दवा है।
- हर प्रकार के जहरीले रोग में **पाइरोजेन** उपकारी होती है जैसे प्रसव, अस्त्र चिकित्सा या गलित भाप सूँघने से शरीर का रक्त दूषित हो जाता है। रोगी को बिछावन कठोर लगता है और वह जिस ओर करवट लेता है, उसी जगह जख्म सा दर्द होता है।
- हर चाय पीने के बाद दाँतों में दर्द हो जाये तब थूजा का प्रयोग करें।
- **हायोसायमस** से उपचार के समय खट्टे पदार्थ रोगी को न दें।
- हड्डी की टी.बी. मे **थेरिडियोन 200** लाभ करता है।
- हुक के समान कीड़े में **थायमोल 6 एक्स** तीन बार दें।
- हैजा या किसी बीमारी में पेशाब बन्द हो जाने पर **कोलियस-एरोमेटिकस क्यू** की 10 से 30 बूँद हर 10 मिनट पर प्रयोग करने से शीघ्र आराम आ जाता है।
- हैजा में **केम्फर मदर टिंचर** की 8-10 बूँदें लाभकारी होती हैं। प्रत्येक वमन के बाद इसे बार-बार दें।
- हैजा में **केम्फर 200** या **लेकेसीस 200** या **सल्फर 200** लक्षण अनुसार दें।

- हैजा **कालेराटोक्सीन, केम्फर 200** या **लेकेसीस 200** या **सल्फर 200** का क्रम वार प्रयोग करें।
- हैजे के साथ में माथे पर पसीना, पागलपन के साथ विशेषकर कपड़ों को काटता व फाड़ता है। दस्त के साथ तेज वमन, दस्त के साथ पेट में काटने वाला दर्द व ऐंठन व कब्ज, मल सख्त लम्बा, काला व गेंद के समान, ऋतुस्राव के दौरान कमजोरी, वात रोग बरसात के मौसम में बढ़ जाता है **वेरेट्रम एल्बम 30** से आराम मिलता है।
- प्यासहीनता के साथ कै, जलन और बेचैनी होने पर **आर्सिनिक** के स्थान पर **इथुजा** अधिक लाभ करता है।
- पढ़ने-लिखने वाले विद्यार्थियों के सिर के दर्द और साथ ही उनका कद बढ़ रहा हो तब **एसिड फॉस** सफल दवा है।
- पाँव के तलवों या एड़ी के घाव जो बहुत समय तक चलने से हो गये हों उनके लिए **नैट्रम कार्ब** उचित दवा है।
- पारे के अपव्यवहार के कारण कुफल में **हिपर** महौषध है।
- पोलिमाईलाइटिस में **लेथाइरस** या **कार्बोलिक एसिड** या **आर्सनिक एल्बम** 10 एम या **फाइसोस्टिग्मा 200** लक्षण अनुसार प्रयोग में लायें।
- **पोडोफाइलम** के बाद **नैट्रम म्यूर, पोडोफाइलम** की क्रिया बढ़ाता है।
- **पोडोफाइलम** के प्रयोग के समय नमक का कम से कम प्रयोग करना चाहिए।
- पानी या अन्य तरल पदार्थ पीते समय अगर गुड़गुड़ आवाज आती है और रोगी खाँसी से पीड़ित हो तब **सीना** दवा से फायदा होता है। गुड़गड़ के लक्षण के साथ अगर रोगी फेफड़े और मस्तिष्क के लकवे से पीड़ित हो तब **एसिड हाइड्रो** देना लाभदायक होता है और गड़गड़ लक्षण के साथ रोगी अगर मस्तिष्क सम्भ्रम या शोध से पीड़ित हो तो उसे **हेलीबोरस** अधिक लाभदायक है।
- पुरानी बीमारियों में यदि होमियोपैथी दवायें प्रभावी न हों तो अच्छे परिणामों के लिए बीच-बीच में **सोरिनम** दें।
- पुराने एड़ी के दर्द के लिए **वेलरियाना** एक अच्छी दवा है।
- पुराने गठिया में **काली कार्ब** का इस्तेमाल हानिकारक है। उसके स्थान पर उपचार के लिए **काली आयोडेटम** का प्रयोग किया जा सकता है। जबकि **काली कार्ब** के इस्तेमाल के बाद यदि **नाइट्रिक एसिड** दिया जाये तो वह लाभदायक होता है।
- पेट में पानी (Dropsy) में जब **एपिस, आर्सनिक एपोसाईनम डिजीटेलिस,** और **कालचीकम** इत्यादि फेल हो जायें तो कई बार **ब्लाटा ओरियन्टेलिस** बहुत लाभप्रद होती है।

- पेट में दर्द अधिक रहने पर **मर्क वाइवस** और **कूथन** व पेशाब में जलन अधिक रहने पर मर्क कोर दें।
- **पल्साटिला** के साथ ह्विस्की को पीना, मरीज को मना कर देना चाहिए।
- **पल्साटिला** की तरह क्रन्दनशीलता, प्यासहीनता और विषमता के लक्षण **आलियम जेकेरिस** में भी हैं।
- **पल्साटिला, सीना** और **चायना** के साथ उपचार के दौरान चाय का सेवन करने से उनके प्रभाव समाप्त हो जाते है।
- **प्लैटिना** मे : निकलने वाले रक्त का कुछ अंश तरल और कुछ अंश काला सख्त व जमा हुआ होता है।
- **प्लेन्टागो** औषधि सेवन से तम्बाकू पीने की इच्छा दूर हो जाती है। अगर उससे फायदा न हो तो **टेबेकम** की उच्चशक्ति के सेवन से फल मिलता है।
- प्लूरिसी में **ब्रायोनिया** के बाद **सैबेडीला** देना अति आवश्यक है।
- प्लूरो-निमोनिया रोग की **ब्रायोनिया** एक सिद्ध दवा है।
- प्रमेह के कारण गठिया रोग में **मेडोराइनम** विशेष लाभदायक होती है।
- प्रसव के पश्चात होने वाली व्याधियों में **पायरोजिनम 200** एक अच्छी दवा है।
- प्रसूता स्त्री पाखाना करते समय किसी को अपने साथ न रहने दे। इसकी दवा **एम्बरा ग्रेसिया** है। इसी प्रकार रोगी दूसरे की उपस्थिति में पेशाब न कर सके, की अवस्था में **नेट्रम म्यूर** का प्रयोग करना चाहिए।
- प्रत्येक बार अगर खाँसी-जुकाम के बाद दस्त आने लगें तो **सिलिशिया** देना चाहिए।
- रक्त की कमी के लिए जबकि किसी दूसरी दवाई के लक्षण न मिलें तो **फैरम म्यूर 1** एक्स प्रयोग करें।
- रात को रोगी को आराम व दिन में तकलीफ होने पर **पिकरिक एसिड** का प्रयोग करें।
- रात को लेटने पर सूखी खाँसी में **स्टिकटा** या **हायोसाइमस** से लाभ अवश्य मिलता है।
- रात में दिए जाने पर **जिंकम मेटलिकम** अधिक प्रभावी होता है। **नक्स वोमिका** का इस्तेमाल जिंकम मेटलिकम से पहले और बाद में नहीं करना चाहिए।
- रात भर शराब पीने के कारण सवेरे सिर में चक्कर या तबियत बिगड़ने पर **लुपुलस** दें।
- रोगिणी का शरीर इतना हल्का मालूम होता है कि शरीर हवा में उड़ रहा है **वेलेरियाना** का प्रधान लक्षण है।
- रोगिणी अपने लक्षण बताते समय रोती है, ये लक्षण **पल्साटिला** और **नेट्रम म्यूर**

में पाए जाते हैं। पल्सेटिला की स्त्री को तसल्ली देने से आराम मिलता है जबकि **नेट्रम म्यूर** की रोगिणी को दिलासा देने से वह फूट फूट कर रोने लगती है।

- रोग में **रिसिनस कम्युनिस** और **कार्बोबेज** को पर्यायक्रम से देने से अच्छा प्रभाव मिलता है।
- रोग में पहले दाहिने अंग से पीड़ा होकर बायें अंग में फैलती है। दाहिना भाग गर्म, **वायाँ** भाग ठण्डा रहता है। ये लाइकोपोडियम के मूल्यवान लक्षण हैं।
- रोग जिसमें दर्द जलने के कारण हो, **केन्थेरीस** देने से सदैव आराम मिलता है।
- रोग एकाएक तेजी से आये उसे **एकोनाइट** और जो कष्ट एकदम ठीक होकर चला जाये उसे **बैलाडोना** देना उचित होता है।
- रोगी शोरगुल में अच्छा सुन सकता है, उसका उपचार **ग्रेफाइटिस** दवा से किया जाना चाहिए।
- रोगी को **एकोनाइट** से उपचार करते समय उसे शराब पीना मना कर देना चाहिए।
- रोगी को कॉफी पीना मना कर देना चाहिए जब उसका उपचार एमब्रासिया, **ऐमोनियम म्यूर, अमिगडाला ओरा, ऐनाकारडियम, अनागालीस** और **अंगुस्टा** द्वारा किया जा रहा हो।
- रोगी को वहम कि उसकी आँखें बड़ी हो गई हैं, **ओपियम, बैलेडोना** दें।
- रोगी को नशीले पदार्थ का प्रयोग नहीं करना चाहिए जब उसका उपचार **ऐगेरिकस** द्वारा किया जा रहा हो।
- रोगी को नमक की कम मात्रा खाने को कहा जाये अगर उसका उपचार ऐपिस या **अर्जेन्टम नाइट्रिकम** से किया जा रहा हो।
- रोगी को अगर **चेलीडोनियम** दवाई दी गई हो तो उसे शराब, कॉफी व खट्टी चीजें खाने से मना कर देना चाहिए और ना ही कोई एसिड वाली दवाई का प्रयोग करना चाहिए, क्योंकि सभी एसिड **चिलेडोनियम** का प्रभाव नष्ट कर देते हैं।
- रोगी के लेटने-बैठने किसी हालत में भी पैर का काँपना बन्द नहीं होता है। रोगी लगातार पैर को हिलाता रहता है। यह **जिंकम मेट** का लक्षण है।
- रोगी जब मूत्र नहीं कर रहा होता है तब मूत्रनली में जलन होती है, तब **स्टेफिसिगेरिया** से इस अवस्था को ठीक किया जा सकता है।
- रोगी अगर यक्ष्मा से पीड़ित रहा हो तो **फॉसफोरस, साइलीशिया** और **लैकेसिस** की उच्च शक्ति के बार-बार प्रयोग से रोगी को फिर से यक्ष्मा हो सकता है।
- **रस टाक्स** का प्रभाव पूरा करने के लिए वात रोग में **ब्रायोनिया** या **फाइटोलेका** का प्रयोग अधिक लाभकारी होता है।
- **रस टॉक्स** का प्रयोग, **ऐनाकारडियम, अनागालीस अरवेनसीस** और **एनर्थीकनम**

से पहले व बाद में न करें क्योंकि इसके द्वारा इन सबका प्रभाव नष्ट हो जाता है।

- **रस टोक्स** को **एपीस मेल** से पहले और बाद में न दें।
- **रेफेनस सेटाइवा** का प्रयोग करते समय ठण्डा पानी नहीं पीना चाहिए।
- **रेननकुलस बल्ब** को **स्टेफाइसेग्रिया** से पहले और बाद में इस्तेमाल नहीं करना चाहिए।
- शहद, सिरका, अधिक ठण्डा पानी का प्रयोग **कोलचिकम ओटोननेल** का गुदा की बीमारियों में असर समाप्त कर देता है।
- शराब पीना **आर्निका** द्वारा उपचार में रोगी के रोग को बढ़ा देता है।
- शराब पीने की वंशानुगत लत, प्राथमिक व द्वितीयक उपदंश, नाक से बदबूदार स्राव, नवजात शिशुओं में रोने की आदत में **सिफलीनम** उच्च शक्ति देते हुए इसे दोहराना नहीं चाहिए।
- शराब और रूम हीटर का प्रयोग **इलेप्स** द्वारा उपचार करते समय न करें क्योंकि दवा बेअसर हो जाती है।
- शराब और रूम हीटर का प्रयोग **क्रोटलस होरूडस** से बीमारी का इलाज करते समय न करें।
- शराब, कॉफी, अफीम, कुनैन का सेवन **केपिसकम** दवा का असर प्रभावहीन बना देती है।
- शराब, अफीम, तम्बाकू और जर्दा मिला पान खाने के कारण स्नायविक दुर्बलता और धातु-दौर्बल्य में तथा नपुंसकता में **एवेना-सेटाइवा** क्यू से विशेष लाभ होता है।
- **सीना** और **पल्सेटिला** के इस्तेमाल के दौरान रोगी को चाय बन्द करने के लिए कहा जाना चाहिए।
- सिगरेट पीना, तम्बाकू खाना **अरेलिया डी.** द्वारा इलाज करने पर वर्जित कर देना चाहिए।
- **स्पोंजिया** से चिकित्सा करते समय रोगी को मिठाई खाने से मना कर देना चाहिए।
- **साइलेशिया** देते समय रोगी को शराब पीना मना कर देना चाहिए और इसे **चायना** से पहले या बाद में न दें।
- **साइलेशिया** के रोगी में अजीब प्रकार का कब्ज होता है। बडे कुन्थन के बाद थोड़ा सा मल निकलता है और फिर भीतर वापस चला जाता है।
- **सारसापेरिला** से पहले और बाद में **एसिटिक एसिड** का इस्तेमाल नहीं होना चाहिए।
- सारे शरीर के शोथ में रोगी अधिक कमजोर यानी मृतवत चेहरे वाले को **मर्क**

डलसिक लाभ करती है।

- **सोराइनम** का प्रयोग करने पर कॉफी पीने से लाभ नहीं होता है।
- **सोराइनम** का रोगी शीत प्रधान होता है परन्तु एलर्जी रोग में रोगी के उष्ण प्रधान होने पर भी इस का प्रयोग लाभदायक होता है।
- **सोराइनम** को **ऐपिस, सिपिया, क्रोटन, कोनियम** व **लेकेसिस** से पहले या बाद में न दें।
- सोते समय पसीना आना, आँख मुँदने पर ओर उंघाई आने पर पसीना आना यह प्रिय लक्षण **कोनियम** का है।
- साँप के काटने पर **पनामा** व **सिड्रान** लगाने के लिए व खाने के लिए देनी चाहिए।
- **सेलेनियम** के साथ शराब का पीना निषेध है।
- सन्यास रोग में रोगी बेहोश पड़ा हो तब **ओपियम** का प्रयोग करें और उससे भी फायदा न हो तो **एपिस मेल** देना चाहिए।
- स्नायविक रोगों में **एकोनाइट** को ऊँची शक्तियों में दें, क्योंकि निम्न शक्तियाँ लाभ नहीं करतीं।
- स्नायु दर्द में यदि किसी औषधि से लाभ न मिले तब **वैलरियाना** और **एम्ब्राग्रेसिया** से विशेष लाभ होता है।
- **स्टेफिसेग्रिया** से उपचार करते समय उसको **रेननकुलस** पहले या बाद में न दें।
- सूखी खाँसी के साथ हृदयरोग होने पर **नैजा ट्राईपुडियस** लाभदायक सिद्ध होती है।
- **सल्फर** का प्रयोग **केल्केरिया** व **ऑरम मेट** के बाद में न करें।
- **सल्फर** का रात में प्रयोग करने पर नींद नहीं आती इसलिए यह दवाई दिन के समय में ही देनी चाहिए।
- **सल्फर** का रोगी गर्मी से कष्ट पाता है और सोराइनम का सर्दी से।
- **सल्फर** के बाद **कष्टिकम** और कष्टिकम के बाद **सल्फर** का प्रयोग उपकारी फल देता है।
- **सल्फर** के बाद **कैल्केरिया** देना चाहिए और कैल्केरिया के बाद सल्फर देने से अनिष्ट होता है। **कैल्केरिया** का जल्दी प्रयोग नहीं करना चाहिए।
- **सल्फर** में पेट जलता है और जिंकम मेट में पैर टिकते नहीं हैं।
- **सल्फर** और **सोराइनम** दोनों एण्टी सोरिक दवायें चर्म पर प्रभाव करती हैं। **सल्फर** नए रोग की दवा है और **सोराइनम** पुराने चर्मरोग की दवा है। इस बात का विशेष ध्यान रखना चाहिए।
- **सल्फर, डिजिटेलिस** तथा **बेलिस पेरेनिस** को रात में इस्तेमाल करने से बचें,

क्योंकि वे अनिद्रा उत्पन्न कर सकते हैं।

- उष्ण प्रकृति के लोगों के लिए **फ्लोरिक एसिड** व शीत प्रकृति वालों को **साइलीशिया** देना चाहिए।
- ड्यूडिनम अल्सर के दर्द के दौरान **लाइकोपोडियम** की उच्च शक्तियों का प्रयोग करना हानिकारक है।
- ड्राप्सी (पेट में पानी) में अन्य दवाओं से ब्लाटा ओरियन्ट बहुत लाभदायक सिद्ध होती है।
- **डीप्थीरिया** में **एपिस मेल 30, डीप्थेरियम 200, मर्क साइनाइड 30** लक्षण अनुसार दें।
- **डीजीटेलिस** व **बैलिस पेरेनिस** का प्रयोग रात में करने से अनिद्रा उत्पन्न होती है।
- उपदंश में **मरक्यूरियस** से पूर्ण लाभ न हो तब **नाइट्रिक ऐसिड** दें। सायनोविटिस (घुटनों की झिल्ली के शोथ) में **ब्रायोनिया** और **एपिसमेल** काम न करे तब **सल्फर** सफल सिद्ध होती है।
- उपचार में जब **कोलचीकम** का प्रभाव सिद्ध न हो तब एक खुराक **एकोनाईट** की देना चाहिए।
- **डाईजिटेलिस** से रोग का उपचार करते समय इसको **चायना** से पहले या बाद में न दें।
- **डेफेएन इण्डिका** का प्रयोग **क्रोमिकम एसिड** से पहले या बाद में न करें।
- **डल्कामारा** का प्रयोग **बेलाडोना** व **लेकेसिस** से पहले या बाद में न करें।
- दमा रोग का प्रकोप जब अर्ध रात्रि में बढ़े तो **आर्सनिक** एक उत्तम दवा है।
- दीर्घ रोगों में **मर्करी** के लक्षण मिलने पर अवश्य प्रयोग करें परन्तु लगातार देने से इसका असर समाप्त हो जाता है। उस समय लक्षण अनुसार कोई दूसरी औषधि देना चाहिए।
- दीर्घकाल तक चाय पीने से या दीर्घ कालीन रोग के बाद अत्यन्त स्नायविक अवसाद पैदा हो जाने पर **सीप्रीपीडियम** श्रेष्ठ दवा है।
- दाँतों के दर्द में **पलांटागो क्यू** का बाहरी उपयोग सफलप्रद साबित होता है।
- छोटी माता में **वेरियोलिनम** या **मेलेण्ड्रीनम** या **एन्टिम टार्ट** या **बेक्सीनम** लक्षण अनुसार दें और **वेरियोलिनम** का प्रयोग शुरू से अन्त तक करना चाहिए।
- छोटे बच्चों को अगर कब्ज हो जाये तब **एलुमिना** एक सफल दवा है।
- दर्द का एक स्थान से दूसरे स्थान पर परिवर्तन होने पर काली वाइक्रोम, दर्द का स्थान बदलने पर **पल्साटिला, काली सल्फ, लेक कोनियम** और **मैंगेनम** दवाइयों को ध्यान में रखना चाहिए परन्तु दर्द अंगुली से ढक जाये तो **काली वाईक्रोम** दवा का प्रगोग उत्तम है।

- दुःख और सदमे से पैदा रोग, प्रेम में असफल रहने से रोग, रोगी साँसारिक कर्त्तव्यों से विमुख होता है **फॉस्फोरिक एसिड-6** सुबह-शाम दें।
- दुर्बल रोगी की चिकित्सा में **चायना** के प्रयोग के बारे में अवश्य ध्यान रखना चाहिए।
- वृद्ध व्यक्तियों में घुटन के कारण अस्थमा साथ ही मितली और दस्त हो जाये तब **हीपोजेनियम 30** दिन में तीन बार दें।
- **वर्बेरिस वल्गेरिस** का प्रभाव **एकोनाइट, केम्फर** और **बेलाडोना** द्वारा समाप्त हो जाता है।
- **वर्बेरिस वल्गेरिस** और **बोरेक्स** से उपचार करते समय रोगी को कॉफी पीना मना कर देना चाहिए।
- **वोफोराना** से उपचार करने पर **लेकेसिस** एवं **सेनिगा** नहीं देनी चाहिए।
- **वेलाडोना** : दिमाग में अधिक रक्त के कारण रक्तस्राव, गर्म रक्तस्राव का धक धकाना।
- चबाते समय कान में और चलते समय जोड़ों में खटखट की आवाज आये तब **नाइट्रिक एसिड** का व्यवहार उपयोगी सिद्ध होता है।
- चर्म पीड़ित बच्चों को गर्मियों के दिनों में अधिकतर हैजा हो जाता है, उन्हें **सोराइनम** की उच्च शक्ति की एक मात्रा दें।
- चर्म व पेशाब रोग आदि अगर ठण्डी-गीली हवा लगने से हो तब **डल्केमारा** का प्रयोग आवश्यक हो जाता है।
- चर्मरोग मस्तक, कान के पीछे, योनि, हाथ-पैर आदि में होता है और रोग शीतकाल में बढ़ता है, ग्रीष्मकाल में आराम आ जाता है, तब **पैट्रोलियम-200** का प्रयोग करना चाहिए। (हिपरसल्फ का रोग भी शीतकाल में बढ़ता है)
- **चायना** : अत्यन्त रक्तस्राव, दुर्बलता, मूर्च्छा, कान में भन-भन की आवाज।
- **चायना** दवा के प्रयोग के समय इसे **डिजिटेलिस, सेलेनियम, क्रियोसोटम** के आगे या बाद में न दें।
- चेचक रोग के प्रतिरोधक के रूप में और रोग ठीक करने की उत्तम दवा है **सारासीनिय पर्प्यूरिया** है।
- चेचक रोग में अन्य औषधियों के अलावा **ऐन्टिम टार्ट** एक अच्छी दवा है इसका प्रयोग सबसे पहले करना चाहिए।
- **फासफोरिक एसिड** से उपचार करते समय मरीज को कॉफी पीना बन्द करा दें।
- **फॉसफोरस एसिड** रोगी में रतिक्रिया की प्रबल इच्छा रहती है, जिसके कारण वह अनेक प्रकार के व्यभिचार करता है, जिसके कारण ध्वजभंग हो जाता है। रतिक्रिया की इच्छा बहुत होने पर भी वह उसको पूरा नहीं कर सकता। इस

हालत में फास्फोरस की 1 एम शक्ति का प्रयोग करना चाहिए। जिसको जल्दी-जल्दी नहीं देना चाहिए।

- **फासफोरस** का रोगी लम्बा और गोरा होता है लेकिन लम्बी स्त्रियों के लिए **सीपिया** को याद रखना चाहिए।
- **फासफोरस** को **एपीस** और **कोसटीकम** के पहले या बाद में न दें।
- **फॉस्फोरस** के विशेष लक्षणों में ठण्डे पानी की न बुझने वाली प्यास है। परन्तु और लक्षणों के साथ प्यास न लगती हो तब भी इससे ध्यान नहीं हटाना चाहिए और प्रयोग में लाना चाहिए।
- **फॉस्फोरस** : सामान्य जख्म या टिउमर से बहुत परिमाण में रक्तस्राव का निकलना।
- फोड़ों में **मरक्यूरियस साल** की निम्न शक्ति देने से फोड़े में पीव पैदा हो जाती है पर इस दवा की उच्च्य शक्ति देने से फोड़ा सूख जाता है।
- **फॉस्फोरस** की उच्च्य शक्ति यक्ष्मा के मरीज में रक्तस्राव पैदा कर सकती है जो हानिकारक हो सकता है।
- **फॉस्फोरस** की जलन स्नायविक हो सकती है, **सिकेल कोर** की जलन में गर्मी को रोगी बर्दाश्त नहीं कर सकता।
- **फेरम मेट** के बाद **चायना** व **चायना** के बाद **फेरम मेट** का उपयोग अधिक उपकारी होता है।
- **फैरम फास-30** निद्रा उत्पन्न करती है और 3 या निम्न शक्तियाँ नींद नहीं आने देती है।
- **फेरम आर्सेनिक** के साथ उपचार करते समय बीयर, नमक और शराब से परहेज रखना चाहिए।
- तरुण रोगों के बाद स्मरण शक्ति की दुर्बलता और बुढ़ापे में भी स्मरण शक्ति के लोप हो जाने पर **एनाकार्डियम** एक उत्कृष्ट दवा है।
- तम्बाकू के सेवन से कुफल मिले जैसे हिचकी में इग्नेशिया या दाँत पीड़ा में **क्लिमेटिस** या **प्लान्टागो**, दाहिनी तरफ के निउरलजिया में **सिपिया**, ध्वजभंग में **लाइकोपोडियम** और सिर चकराने में **जेल्स** का प्रयोग करना चाहिए।
- तीव्र दमा रोग में जिससे छाती में घड़घड़ होती हो उस समय **ऐपीकाक** के बाद **ब्रायोनिया** देने से रोगी को लाभ होता है।
- तीव्र वात रोग में और ब्रोन्काइटीस रोग में **ब्रायोनिया** का प्रयोग करने से पहले **एकोनाइट** की 2-3 मात्रा देने से **ब्रायोनिया** अधिक प्रभावशाली हो जाता है।
- तपेदिक से पीड़ित व्यक्ति के लिए **लैकेसिस, फॉस्फोरस** तथा **साइलेशिया** की ऊँची पोटेंसी को न दुहराएँ, वरना उसे फिर से तपेदिक हो सकता है।

- **नक्स वोमिका, सल्फर** और **कॉलिनसोनिया** के बाद पूर्ण उपचार के लिए **एसकुलस हिस्पेनिया** दी जानी चाहिए।
- **नक्स वोमिका** में शौच जाने की बार-बार इच्छा होती है जबकि **ऐलो** रोगी शौच के लिए रुक नहीं सकता इसलिए मल अपने आप निकल पड़ता है। **ऐलो** का रोगी खाना खाते ही झट शौचालय दौड़ता है जबकि **सल्फर** का रोगी सोने से उठते ही शौचालय को दौड़ता है।
- नींद में खाँसी आती है परन्तु रोगी की नींद नहीं खुलती है ऐसी स्थिति में **कैमोमिला** या **लैक्सिस** लक्षण अनुसार देने से खाँसी दूर हो जाती है।
- नींद में हँसने की आदत के लिए वाइयोला ओडोरेटा सफल दवा है।
- नीची पोटेंसी में **लैकेसिस** का इस्तेमाल नहीं करना चाहिए। नीची पोटेंसी रोग का उपचार तो कर सकती है, लेकिन मानसिक रोगों को उत्पन्न कर सकती है, जैसे - डिप्थीरिया में रोगी नीची पोटेंसी द्वारा स्वस्थ हो सकता है, लेकिन बाद में उसका पक्षाघाती प्रभाव हो सकता है।
- **नाइट्रिक ऐसिड** मे : गाढ़ा लाल रक्तस्राव होता है।
- **नेट्रम म्यूर** को आन्त्रिक बुखार के समय में न दें और जब बुखार आने का दिन हो तब ही दें।
- **अमोन कार्ब** को **लेकेसिस** के पहले या बाद में न दें।
- अधिक मात्रा में दूध और चीनी के साथ अण्डे की सफेदी का सेवन करने पर **क्यूप्रम मेटलिकम** के प्रभाव विषाक्त हो जाते हैं।
- अधिक मैथुन और बुरी आदतों के कारण अगर कमजोरी और स्मरण-शक्ति कम हो जाये तब **एसिड फॉस** सफल दवा है।
- अधिक चाय पीने के कुप्रभाव को **चायना** दवा दूर करती है।
- अति चिड़चिड़े स्वभाव के रोगी के रोगों में **कैमोमिला** एक उत्तम दवा है।
- टीबी ग्रन्थि, गठिया और गलित कुष्ठ के रोगी का **केलोट्रोपिस जाइगैशिया** फायदा करती है।
- टी.बी. के कारण सिकुड़न बच्चों के अंगों के **ओलियम जेकोरिस असेली** बाहरी प्रयोग के लिए काम में लाये।
- टिटनस मे **हाइपेरिकम** या **मेग फॉस** या **लीडम पाल** लक्षणानुसार दें।
- टिटनस मे **लेडमपाल** या **थूजा** या **आर्निका** तीनों 10 एम में देनी चाहिए।
- आधी रात के बाद बहुत भूख लगे और बिना खाए चैन न आये तब **सोराइनम** से लाभ होता है।
- आघात के कारण चमड़ी के नीचे नीलापन आ जाने पर **आर्निका** की अपेक्षा **लेडम पाल** अधिक श्रेष्ठ दवा है।

- आँखों का अधिक परिश्रम करने पर **रूटा** की उच्चशक्ति का प्रयोग करें।
- **आर्निका** : आघात जनित रक्तस्राव साथ में शरीर में थकावट होने पर दे।
- **आर्निका** का प्रयोग ऐसे रोगी जिसको कुत्ते या जंगली जानवर ने काट लिया हो न करें।
- **आर्निका** से उपचार करते समय रोगी को शराब पीना मना कर देना चाहिए क्योंकि वह **आर्निका** का प्रभाव समाप्त कर देती है।
- **आरजेन्टम निट** और **ऐकोनाइट** द्वारा चिकित्सा करते समय रोगी को दूध पीना मना कर देना चाहिए।
- **आर्सेनिक एल्बम** की निम्न शक्तियाँ पाकाशय, नाड़ियों और गुर्दों के रोगों में बड़ी लाभदायक हुई है। स्नायुविक दर्द, मानसिक कष्ट व त्वचा के रोगों में ऊँची शक्तियाँ देना अधिक लाभदायक है।
- **आर्सेनिक एलबम** और **आर्सेनिक आयोडेटम** की निम्न पोटेंसी को पाऊडर में मिलाकर देने पर अधिक प्रभावपूर्ण होता है।
- **आर्सनिक एल्बम** का प्रयोग उसका असर होने के बाद बन्द कर देना चाहिए जैसे फेफड़ों के शोथ में जब रोगी हृदय रोग से पीड़ित है, यह शोथ को जल्दी ही समाप्त कर देती है परन्तु इसका प्रयोग लगातार करने से कोई लाभ नहीं होगा क्योंकि यह अपना असर कर चुकी होती है, जैसे पपड़ीयुक्त खाज में **आर्सनिक** देने पर **सोराइसिस** के दाने लाल होकर जल्दी उभर आते हैं, इसके बाद **आर्सनिक** देना बन्द कर देना चाहिए।
- **आर्सनिक** की जलन में सेंक से आराम मिलता है।
- **आर्सनिक** के लक्षण नहीं मिलने पर उसका कभी प्रयोग न करें। ज्वाला, बेचैनी, कमजोरी आदि **आर्सनिक** के विशेष लक्षण हैं (रोग की वृद्धि दोपहर और रात में 12 बजे से 2 बजे होती है)।
- **ऑरम मुरिएटिकम** और **कैल्केरिया** को **सल्फर** से पहले और बाद में नहीं देना चाहिए।
- ऑपरेशन से पहले डर लगता हो या चिन्ता घेर ले तो **फॉस्फोरस 200** या **10 एम** दें।
- **ऑरम टाइफाइलम** के प्रयोग के समय **केलेडियम** दवा का प्रयोग पहले या बाद में करें।
- अस्थमा रोग में **आर्सनिक** के लक्षण होने पर **नेट्रम सल्फ** का प्रयोग अधिक गुणकारी होता है।
- अत्यन्त स्पर्श सहिष्णुता और ठण्डी हवा सहन न कर सकना **हिपर सल्फर** के लक्षण हैं इस बात का ध्यान रखना चाहिए।

- **टेबेकम** का प्रयोग करते समय खट्टी चीजों और शराब का इस्तेमाल नहीं करना चाहिए।
- **टेबेकम** का प्रयोग करने में **इगनिशिया** को पहले या बाद में न देवें।
- टेरेंटुला हिस्पेनिया का रोगी एक बीमार व्यक्ति को देखने पर खुद को बीमार महसूस करता है।
- टेटेनस से बचने के लिए **हाइपेरिकम** एक बहुत सफल और विश्वसनीय दवा है।
- टेटेनस के लिए **मेग फॉस** एक उत्तम औषधि है।
- **अर्जेटम नाइट्रिकम, कैंथरिस** और **मैग्नीशिया कार्बोनिकम** से उपचार के समय कॉफी पीना मना कर देना चाहिए।
- **अर्जेटम नाइट्रिकम** के बाद **कॉफिया** और **आर्निका** का सेवन नुकसानदायक होता है।
- **अर्जेटम नाइट्रिकम** द्वारा चिकित्सा करते समय रोगी को दूध पीना मना कर देना चाहिए परन्तु बच्चा माँ का दूध पी सकता है।
- **अर्जेटम नाइट्रिकम** के प्रयोग के दौरान **कॉफीया क्रूडा** से पहले या बाद में इसका इस्तेमाल न करें।
- अगर किसी स्थान पर किसी प्रकार का दर्द हो तथा यह दर्द अचानक बिजली की तरह चमक कर फौरन चला जाये तो **बैलडोना** का व्यवहार करें, अगर दर्द धीरे-धीरे बढ़कर धीरे-धीरे कम हो जाता है तब **प्लेटेनम** प्रयोग करें और अगर दर्द में धीरे-धीरे वृद्धि होती है और अचानक दर्द कम हो जाता है तब **सल्फियुरिक** ऐसिड दें, किन्तु **पल्साटीला** का दर्द अचानक शुरू होता है और धीरे-धीरे कम होता है।
- अगर थोड़े से भी शब्द कहने से मरीज बुरा मानता है तो **नक्स वोमिका** के लक्षण होते हैं।
- अगर **सिलीशिया** के अधिक प्रयोग से जख्म खराब हो जाय तो **फ्लोरिक एसिड** का प्रयोग कर लाभ उठावें।
- अगर पसीना आये और उस पर मक्खियाँ बैठें यानी पसीना मीठा हो तब **कैलेडियम** का प्रयोग करना चाहिए।
- अगर पूरी समझ के साथ जानबूझ कर रोगी नाक में अंगुली ठूँसे तो एरम **ट्राइफाइलम** का प्रयोग करें।
- अगर रोगी को पसीना अधिक मात्रा में आता हो तो **एकोनाईट** बिल्कुल न दें। इसके विपरीत उसको यदि पसीना न आता हो तो **मरक्यूरिस** उचित दवा है।
- नाक और गुदा में असह्य खुजली होने पर **यूफोर्बियम कोरोलेटा** श्रेष्ठ दवा है।

- अंगुली कुचल जाने पर **हाईपेरिकम** का प्रयोग निश्चित रूप से एक सफल उपचार होता है।
- अल्कोहल युक्त पेय पदार्थों के इस्तेमाल के कारण माँसपेशियाँ कमजोर हो जायें तो **एसिड मुरिएटिकम** से उपचार, रोगी को स्वस्थ कर देता है।
- गठिया के रोगी को जब **काली कार्ब** दवा से रोग में वृद्धि होती है ऐसी अवस्था में इस दवा का प्रयोग अधिक सोच-विचार करके करना चाहिए।
- गति से कष्ट बढ़ना **ब्रायोनिया** के लक्षण हैं लेकिन यदि गति से खाँसी बढ़ जाये तो **फास्फोरस** दवा है। यदि बिना गति के खाँसी में कमी हो तो **रेडियम ब्रोमाइड** का लक्षण है।
- गर्भाशय में रक्तस्राव में इपिकाक के लक्षण होने पर भी इपिकाक फलदायी साबित न हो तो **पाइरोजनम** उच्चशक्ति से लाभ मिल जाता है।
- गर्भावस्था में यदि खाँसी दूसरी दवाओं से ठीक न हो तब **कोनियम** और **काली ब्रामाइड** सफल सिद्ध होती है।
- गर्भ न होने पर भी स्त्री को गर्भ होने का वहम हो तो **सेबेडिला** या **थूजा** दें।
- गाऊट (छोटे जोड़ों का दर्द) अगर पाचन क्रिया के दोष से हो और **पल्साटीला** असफल हो जाये तो **कालचीकम** का प्रयोग करें।
- **ग्रेफाइटिस** की रोगिणी भी **कैल्केरिया** की तरह ढीली और मोटी होती है लेकिन **कैल्केरिया** की तरह इसमें ऋतुस्राव जल्दी-जल्दी और ज्यादा न होकर देर से और कम आता है। वह चर्म रोग से भी ग्रसित रहती है।
- गन्ने का रस का प्रयोग **केलेडियम** से उपचार करते समय वर्जित है।
- **ग्लोनाइन** लू लगने की एक महा औषधि है।
- ग्लैण्डस का फूलना स्तन के ट्यूमर व टाँसिल के बढ़ने पर **कल्केरिया आइयाडेटा 3X** विचूर्ण तीन समय दें।
- ग्रन्थि की चोट में **रूटा.जी** के बाद एसिड सल्फ देने से पूर्ण लाभ होता है।
- **ग्रेफाइटिस, ग्लोनाइन** के साथ नशीले पदार्थ का सेवन बन्द कर देना चाहिए।
- लक्षण बताते समय रोना **पल्साटीला** और **नैट्रम म्यूर** में पाया जाता है। **पल्साटीला** की स्त्री को तसल्ली देने से आराम मिलता है जबकि **नैट्रम म्यूर** रोगी दिलासा देने से और अधिक फूट-फूट कर रोने लगता है। लक्षण बताते समय रोना **सीपिया, काली कार्ब** और **मैडोरिनम** में भी मिलता है।
- **लीडम पाल** दवाई के प्रयोग के समय नशीले पदार्थ लेना मना कर देना चाहिए।
- **लीडम पेलुस्टर** का इस्तेमाल **सीना** से पहले या बाद में नहीं करना चाहिए।
- **लाइकोपोडियम** की 200 पोटेंसी प्रयोग में लाने से पहले विचार किया जाना चाहिए, क्योंकि कभी-कभी यह गड़बड़ी पैदा कर देता है, जैसे **लाइकोपोडियम**

200 गर्भपात कर देता है, इसलिए गर्भवती स्त्री को **लाइक्रोपोडियम** देते समय ध्यान रखना चाहिए।

- **लाइकोपोडियम** को **कॉफिया क्रूडा** के पहले और बाद में न दें।
- **लाइकोपोडियम** के प्रभावों को सक्रिय करने के लिए बीच-बीच में कोई एण्टी सोरिक दवा दी जानी चाहिए।
- **लाइकोपोडियम** में हर रोग में शाम 4 बजे से 8 बजे के बीच वृद्धि होती है। **हेलीबोरस** में शाम 4 बजे से 9 बजे के अन्दर सिरदर्द और सर्दी रोग बढ़ता है और **कोलोसिन्थ** में भी 4 से 9 बजे के अन्दर दर्द बढ़ता है।
- **लाइकोपोडियम-1एम** की एक मात्रा हफ्ते या दो हफ्ते के अन्तर से दें।
- **लाइकोपोडिम** दवा **ऐलियम सेटाईवा** के प्रभाव को नष्ट कर देता है।
- **लाईकोपोडियम** की खुराक **बरवेरिस** की क्रिया में मदद करती है।
- **लाईकोपोडियम** और **चैलीडोनियम** एक-दूसरे के सहायक हैं और एक के पश्चात दूसरी दवा अच्छा काम करती है।
- **लैक कैनीनम** को बार-बार न दें। इसकी एक मात्रा का ही प्रभाव देखें।
- **लेकेसिस 200** का कुप्रभाव **सीपिया 200** की एक खुराक से दूर किया जा सकता है।
- **लेकेसिस** का इस्तेमाल करते समय उससे पहले या बाद में **एसिटिक एसिड, अमोनियम कार्ब, डुल्केमेरा, नाइट्रिक एसिड, सोरिनम** और **सीपिया** का इस्तेमाल नहीं करना चाहिए।
- **लेकेसिस** को **ऐसेटीक एसिड** और **साइलिशिया** से पहले और बाद में न दें और खट्टे पदार्थ खाने के लिए भी मना करें जब **लेकेसिस** द्वारा उपचार किया जा रहा हो।
- **लेड पाल** को **चायना** से पहले और बाद में न दें।

●●●